Gesunder Rücken

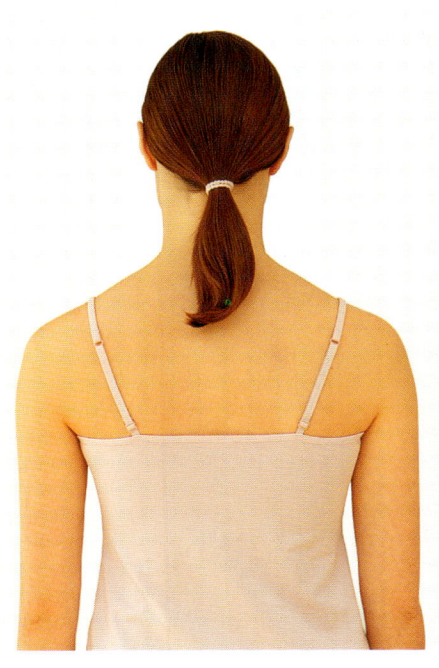

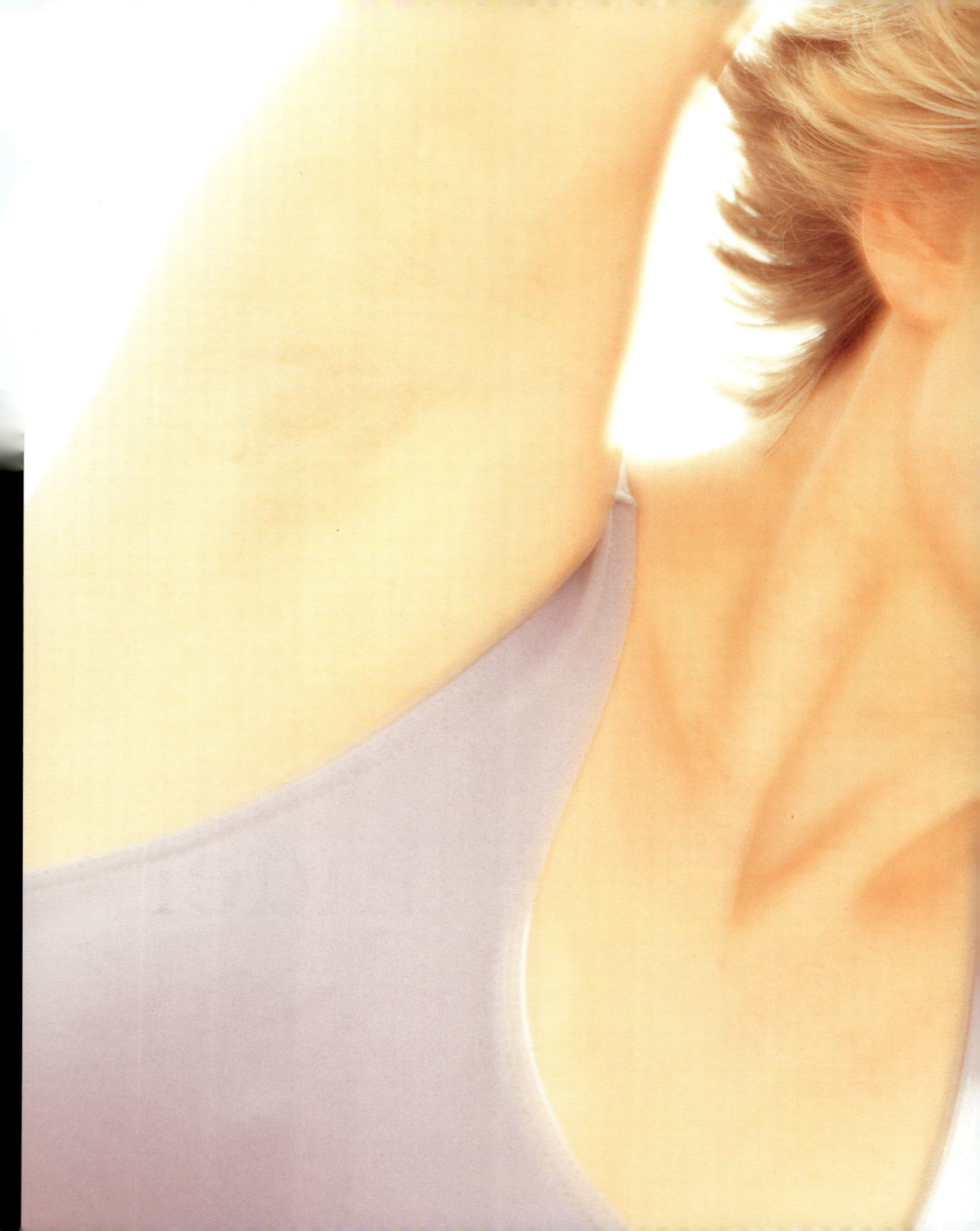

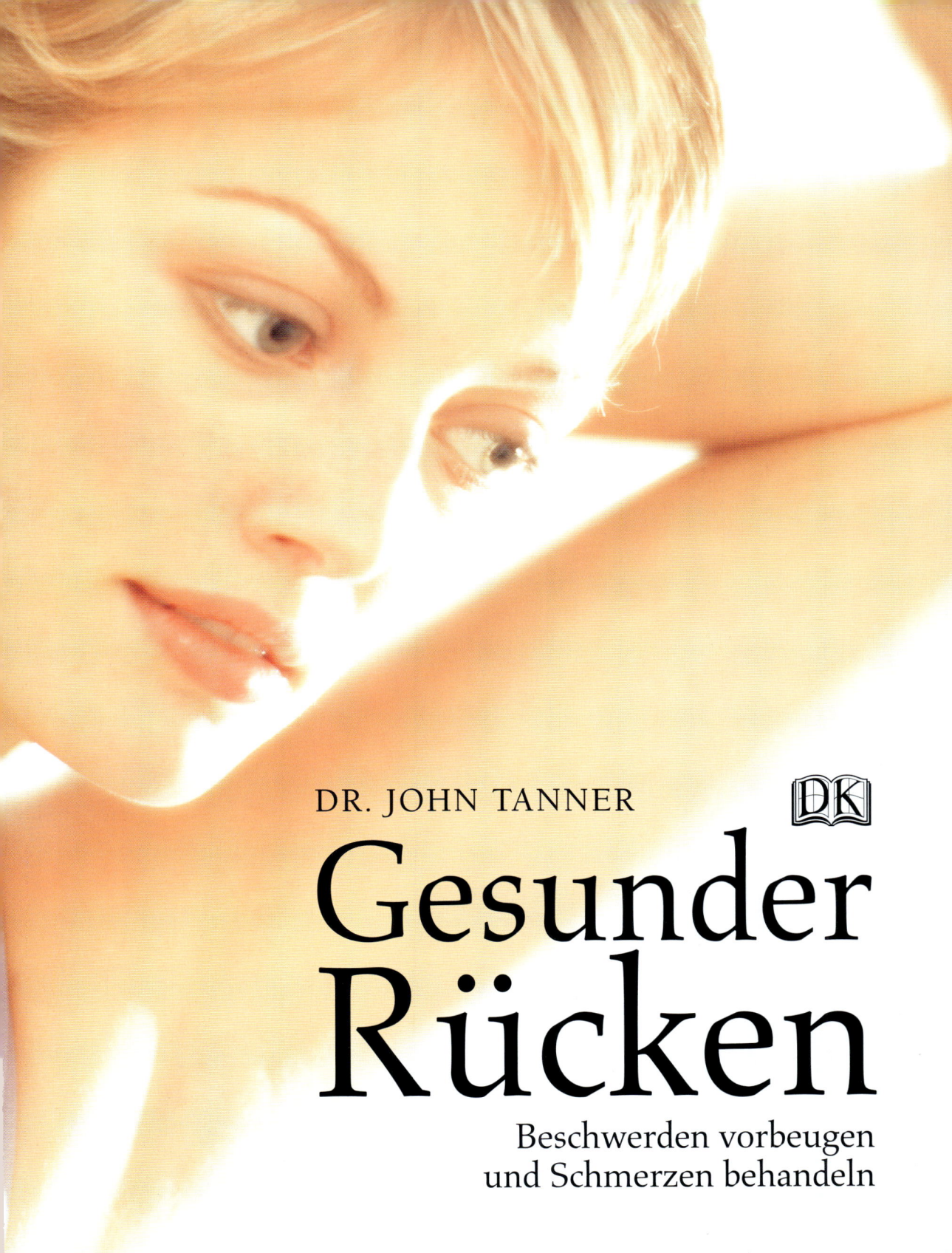

DR. JOHN TANNER

Gesunder Rücken

Beschwerden vorbeugen
und Schmerzen behandeln

LONDON, NEW YORK, MELBOURNE, MÜNCHEN UND DELHI

Für meine Frau Petra, die mich daran erinnert, dass nicht nur kranke Rücken Fürsorge und Liebe brauchen.

Projektbetreuung Pip Morgan
Gestaltung Jo Grey
Lektorat Penny Warren
Cheflektorat Stephanie Farrow
Chefbildlektorat Mabel Chan, Sarah Rock
Herstellung Louise Daly
DTP-Design Sonia Charbonnier
Fotos Ruth Jenkinson

Bibliografische Information Der Deutschen Bibliothek
Die Deutsche Bibliothek verzeichnet diese Publikation
in der Deutschen Nationalbibliografie;
detaillierte bibliografische Daten sind im Internet über
http://dnb.ddb.de abrufbar.

Titel der englischen Originalausgabe:
Better Back

© Dorling Kindersley Limited, London, 2003
Ein Unternehmen der Penguin-Gruppe
Text © John Tanner, 2003

© der deutschsprachigen Ausgabe by Dorling Kindersley Verlag
GmbH, Starnberg, 2004
Alle deutschsprachigen Rechte vorbehalten

Übersetzung und Redaktion: Rhein Concept, Wesseling
Satz: Julia Mayer-Schlagintweit

ISBN 3-8310-0540-0

Colour reproduction by GRB Editrice, Italy
Printed and bound in Portugal by Printer Portuguesa

Besuchen Sie uns im Internet
www.dk.com

Hinweis:
Die Informationen und Ratschläge in diesem Buch sind von
den Autoren und vom Verlag sorgfältig erwogen und geprüft, dennoch
kann eine Garantie nicht übernommen werden.
Eine Haftung der Autoren bzw. des Verlags und seiner Beauftragten für
Personen-, Sach- und Vermögensschäden ist ausgeschlossen.

Inhalt

Einführung

Rückenprobleme gehören zu den am weitesten verbreiteten Beschwerden in den westlichen Industrienationen: Etwa 80% der Bevölkerung dort leidet zumindest phasenweise unter Rückenschmerzen.

Dieses Buch wendet sich an alle, die derzeit Rückenschmerzen haben und an alle, die vorbeugende Maßnahmen ergreifen möchten, um Rückenprobleme in Zukunft zu vermeiden. Auch Ärzte und Physiotherapeuten können hier weiterführende Informationen über mögliche Behandlungsmethoden für ihre Patienten finden.

In diesem Buch gehen wir den Hintergründen und Ursachen von Rückenschmerzen genauer auf den Grund. Zusammenhänge werden in klarer, allgemeinverständlicher Begrifflichkeit beschrieben. Sie finden praktische Ratschläge zur Bewältigung von Rückenproblemen, Hilfen für den Arztbesuch sowie eine sorgfältige Bewertung der Behandlungs- und Heilmöglichkeiten.

Die richtige Methode

Im Bereich der Rückensymptomatik gibt es zahlreiche sich verändernde Theorien und widersprüchliche Standpunkte. Bei der Frage des Wertes verschiedener Behandlungsmöglichkeiten für Rückenschmerzen habe ich versucht, zwischen harten Fakten, sinnvoll erscheinenden Theorien und reiner Spekulation zu unterscheiden.

Ich bevorzuge eine holistische Herangehensweise an dieses Thema und räume durchaus ein, dass es viele unterschiedliche Möglichkeiten für den Umgang mit Rückenproblemen gibt.

Es lässt sich leider nur sehr schwer vorhersagen, wie rasch sich jemand von Rückenschmerzen erholen wird. Wenn sich also gelegentlich eine etwas vage Formulierung in dieses Buch einschleicht, dann liegt das einfach daran, dass es noch keine konkreten Beweise für die Wirksamkeit der Therapie oder aber unvorhersehbar abweichende Reaktionen auf die verschiedenen Behandlungsmethoden gibt.

Eine holistische Medizin behandelt nicht Beschwerden, sondern Menschen. Jeder Fall ist einzigartig. Dieses Prinzip zieht sich durch das ganze Buch. Der holistische Therapeut, sei er nun Arzt, Pfleger, Physio- oder Komplementärtherapeut, verliert den Patienten als ganzheitliche Person nie aus den Augen, er trennt nie einzelne Symptome vom allgemeinen Gesundheitszustand.

Doch Ihre Einstellung zu Ihrem Therapeuten ist natürlich von ebenso großer

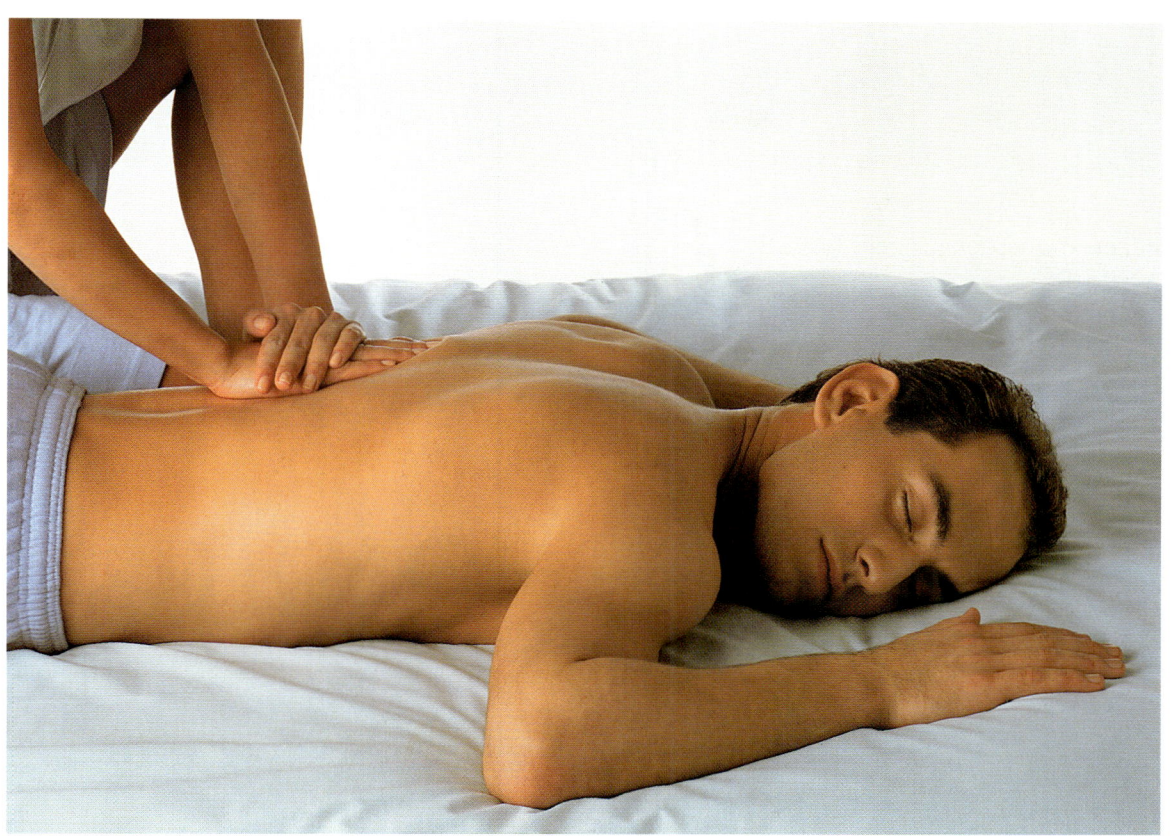

Bedeutung wie die seine zu Ihnen. Wenn Sie Ihrem Therapeuten vertrauen, stehen Ihre Heilungschancen weitaus besser, als wenn Sie von seinen Fähigkeiten nicht sehr überzeugt sind. Noch wichtiger als die Fähigkeiten des Therapeuten sind nämlich Ihre eigenen Ansichten, was Schmerzen, Krankheiten und Beeinträchtigungen betrifft.

Rückenschmerzen sind mehr als nur eine mechanische Fehlfunktion. Zur Heilung gehören die richtige Haltung, Verspannungsvermeidung und eine gesunde Grundeinstellung. Eine Methode allein kann selten alle Probleme lösen. Behandeln Sie Ihren Rücken am besten von vornherein so schonend, dass alle Therapien überflüssig werden.

Der
gesunde Rücken

Die Wirbelsäule ist ein überaus faszinierendes Stück Körpermechanik. Sie bildet den zentralen Stützapparat für den ganzen Körper und spielt eine wichtige Rolle bei all unseren Bewegungen. Zusätzlich schirmt sie das Rückenmark ab. Bei einem gesunden Rücken ist die Wirbelsäule im aufrechten Stand fest genug, um das Körpergewicht zu tragen, aber auch biegsam genug, um die Gliedmaßen bei all ihren Bewegungen stabil zu verankern. Außerdem muss die Wirbelsäule einen gut gepolsterten und sicheren Kanal für die Nerven abgeben.

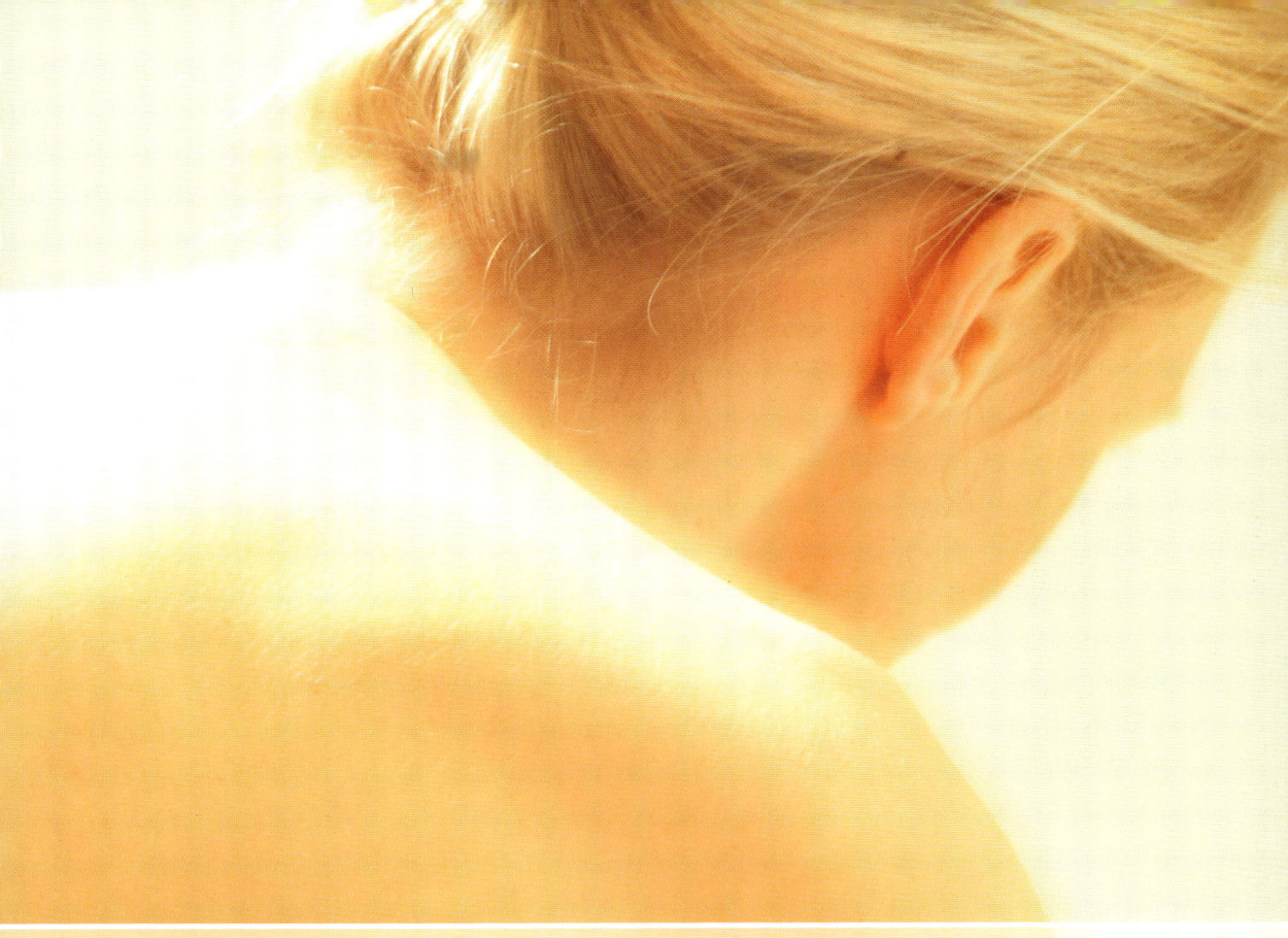

Für einen gesunden Rücken müssen alle Teile der Wirbelsäule – Knochen, Gelenke, Bandscheiben, Sehnen, Muskeln und Nerven – harmonisch zusammenarbeiten, wobei jeder einzelne Teil Stabilität, Kraft, Bewegung oder Elastizität beiträgt. Meist bewegen wir uns beim Laufen, Strecken, Lastentragen, Autofahren oder auch beim Sex, ohne an unseren Rücken zu denken. Wenn Sie unter Rückenschmerzen leiden, sollten Sie daran denken, dass die meisten Betroffenen mit etwas Geduld und der richtigen Behandlung zu dieser glücklichen Selbstverständlichkeit eines gesunden Rückens zurückfinden können.

Die Wirbelsäule

Die Wirbelsäule ist der zentrale Stützapparat des menschlichen Skeletts. Der Schädel wird vor allem von den Hals- und oberen Brustwirbeln getragen. Jeder Brustwirbel ist auf beiden Seiten mit einer Rippe verbunden – der Brustkorb umgibt und schützt das Herz, die Lunge und die Leber. Das Becken, das aus Kreuz- und Darmbein gebildet wird, schützt die unteren Organe. Die Wirbelsäule ist äußerst beweglich gebaut: Sie kann sich in fast jede Richtung drehen und beugen. Hals- und Lendenwirbelbereich sind am beweglichsten, die Bewegungen im Brustwirbelbereich sind wegen des Brustkorbs begrenzt.

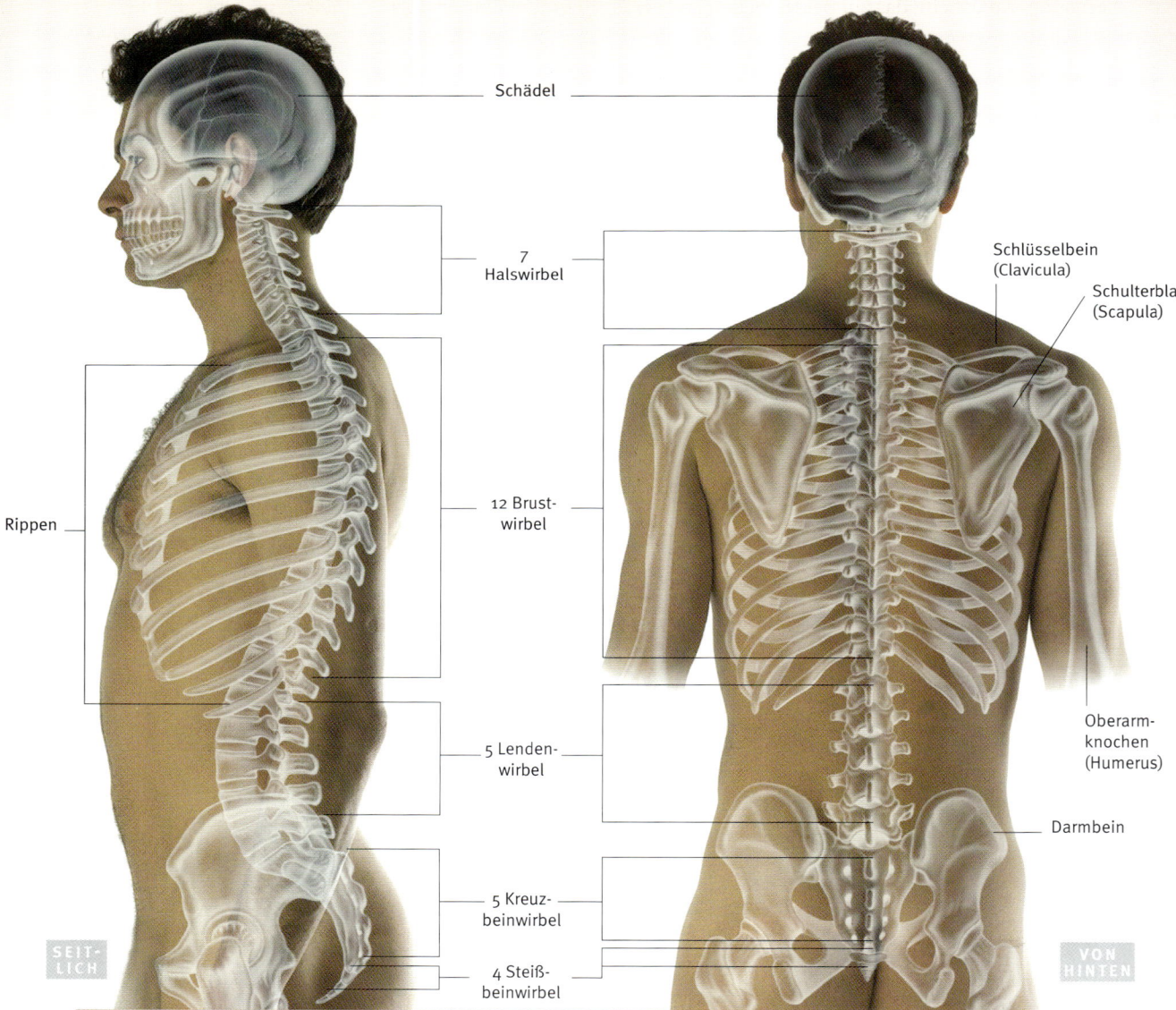

Schädel

7 Halswirbel

12 Brustwirbel

Rippen

5 Lendenwirbel

5 Kreuzbeinwirbel

4 Steißbeinwirbel

Schlüsselbein (Clavicula)

Schulterbla (Scapula)

Oberarmknochen (Humerus)

Darmbein

SEIT-LICH

VON HINTEN

Die Wirbelsäule

Die menschliche Wirbelsäule besteht aus bis zu 34 Wirbelknochen. Bis auf zehn Wirbel sind alle beweglich. Man unterteilt die Wirbel in drei Gruppen: sieben Halswirbel (zervikal), zwölf Brustwirbel (thorakal) und fünf Lendenwirbel (lumbal). An der Basis bilden fünf fest verwachsene Segmente das so genannte Kreuzbein, das auf beiden Seiten an je ein Darmbein angrenzt und mit ihnen zusammen das Becken bildet. Darunter sitzen drei bis fünf (meist vier) feste oder teilbewegliche Segmente – das Steißbein, unser evolutionäres Schwanzrudiment.

Aufbau der Wirbel

Das Hauptstück eines Wirbelknochens, der Wirbelkörper, ist grundsätzlich zylindrisch geformt, oben und unten läuft er in flachen Flächen aus. Dahinter befindet sich ein Loch – wenn die Wirbel übereinander liegen, bilden alle Wirbellöcher einen durchgehenden Kanal (Wirbelkanal) mit dem Rückenmark.

Hinter dem Wirbelkanal sitzen an jedem Wirbel sieben Verlängerungen, die so genannten Fortsätze. Sie sind paarweise vorhanden, nur der hinterste Dornfortsatz bleibt einzeln. Die Dornfortsätze sind die am Rücken deutlich fühlbaren kleinen Höcker.

Die drei Fortsatzpaare liegen links und rechts vom Dornfortsatz. Zwei davon – die oberen und unteren Gelenkfortsätze – fungieren als Verbindung für die Wirbelknochen und geben so der ganzen Wirbelsäule Halt. Die Rückenmuskeln sind mit dem anderen Paar, dem Querfortsatz, sowie auch mit dem Dornfortsatz verbunden, so dass eine fest verankerte, aber bewegliche Gesamtstruktur entsteht.

Die Wirbel

Jeder einzelne Wirbel unterscheidet sich von den anderen. Wenngleich die Wirbel perfekt zueinander passen, weisen sie alle ganz eigene Merkmale auf. Hier ein Schema der untersten beiden Brustwirbel mit jeweils zwei kleinen Facettenflächen an den Verbindungsstellen zum Brustkorb. Außerdem die ersten beiden Lendenwirbel mit ihren wesentlich größeren Dornfortsätzen.

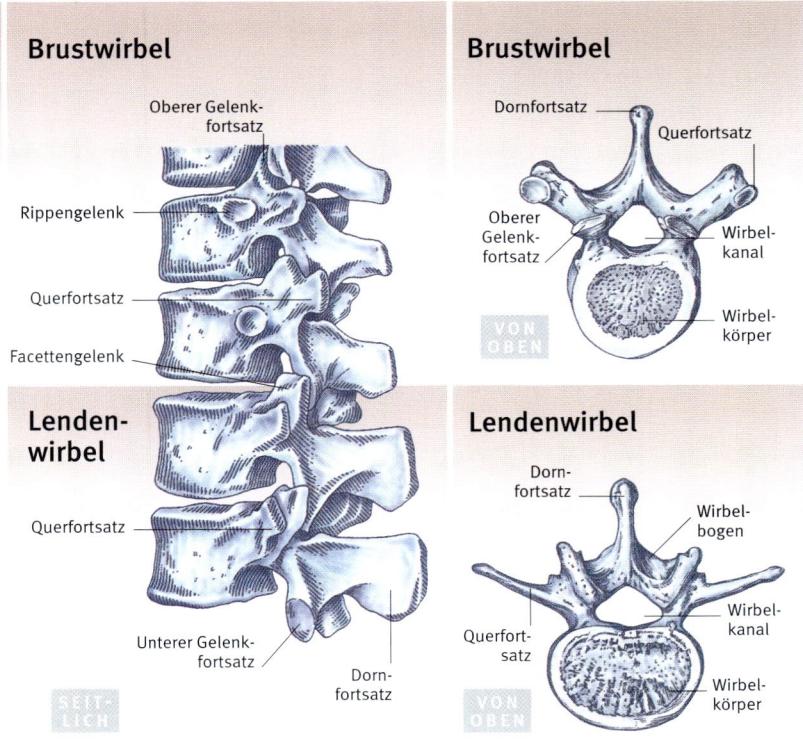

Facettengelenke

Die oberen Gelenkfortsätze verbinden einen Wirbel mit den unteren Gelenkfortsätzen des darüber liegenden Wirbels. Diese Fortsätze haben flache, glatte Oberflächen wie die Facetten eines Diamanten – daher der Name Facettengelenk.

Die aufeinander treffenden glatten Flächen der Facettengelenke sind mit Knorpeln besetzt und werden durch Gelenkschmiere (Synovia) beweglich gehalten. Das ganze Gelenk sitzt im Innern einer Kapsel. Regelmäßige, wiederholte Bewegungen sind für ein gesundes Knorpelgewebe und bewegliche Gelenke unerlässlich.

Bandscheiben

Die abgeflachten Enden an Ober- und Unterseite eines Wirbelkörpers sind mit Knorpelgewebe bedeckt. Jeder Wirbel wird von dem darüber und dem darunter liegenden Wirbel durch eine so genannte Bandscheibe getrennt. Der äußere faser-

Wirbelgelenke

Die Gelenke zwischen den Wirbelknochen bestehen aus zwei Elementen: einer Bandscheibe, die wie ein Kugellager arbeitet, so dass die Wirbelsäule sich drehen, beugen *(s. S 13)* und Erschütterungen abfangen kann, und aus Facettengelenken, die den Drehpunkt bilden *(siehe unten)*.

Die Bewegung

Wenn die Wirbelsäule gebeugt wird, kommt es zu einer Zangenbewegung des Facettengelenks. Das Gelenk wird durch die Bandscheibe abgefedert.

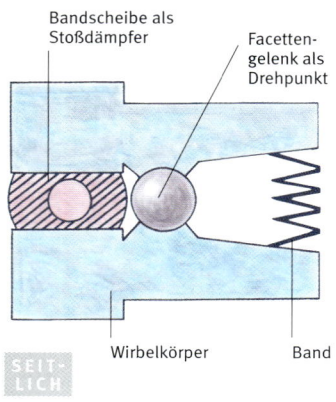

Bandscheibe als Stoßdämpfer

Facettengelenk als Drehpunkt

Wirbelkörper   Band

Aufbau der Bandscheiben

Bandscheiben bestehen aus einem äußeren Knorpelfaserring (*Annulus fibrosus*) und aus einem inneren Gallertkern, dem so genannten *Nucleus pulposus*.

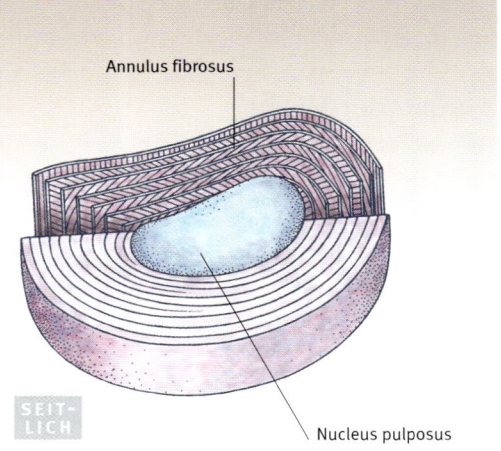

Annulus fibrosus

Nucleus pulposus

Aufbau des Facettengelenks

Die Gelenkfortsätze eines Facettengelenks sind mit schützendem Knorpel beschichtet. Die Membran, die das Gelenk umgibt, sondert eine Schmierflüssigkeit ab.

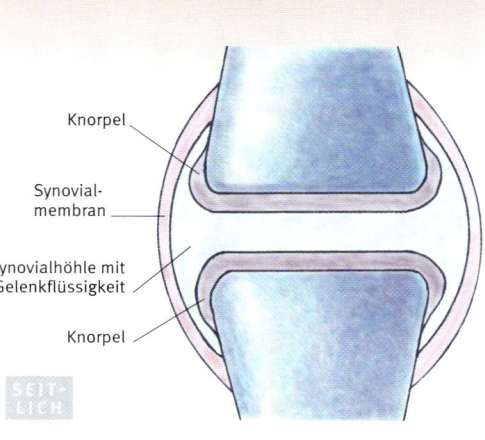

Knorpel

Synovialmembran

Synovialhöhle mit Gelenkflüssigkeit

Knorpel

haltige Knorpelring einer Bandscheibe wird als *Annulus fibrosus* bezeichnet. Der *Annulus fibrosus* verbindet sich am Wirbelkörperende mit dem Knorpelgewebe. Er umgibt einen gallertartigen Kern, den so genannten *Nucleus pulposus*. Dieser Kern ermöglicht es der Bandscheibe, sich wie ein flüssiges Kugellager zu bewegen, so dass sie zusätzlich zu ihrer Funktion als Gelenk auch noch als unverzichtbare Federung zwischen den Wirbeln wirkt.

Eine gesunde Bandscheibe ist äußerst belastbar – sie ist stärker als der Wirbelknochen selbst. Als Stoßdämpfer des menschlichen Körpers muss sie auch so viel aushalten. In komprimierter Position hat die Bandscheibe eine Bruchfestigkeit von 800 kg bei jungen Menschen und von 450 kg bei älteren. Die Bandscheibe dämpft Kompressions- und Rüttelkräfte effektiv ab und verteilt die Belastungen, indem sie ihre Form anpasst. Belastungen durch Drehbewegungen gibt sie jedoch eher nach; die äußeren Schichten können dabei reißen.

Der *Annulus fibrosus* enthält nur wenige schmerzempfindliche Nerven. Der Schmerz bei einem Bandscheibenvorfall stammt häufig von einer verletzten Bandscheibe, die auf die Außenhülle des Rückenmarks oder auf einen Nerv dort drückt, oder auch direkt von einem Riss im *Annulus fibrosus*.

Die Bandscheibe besteht zum Großteil aus Wasser – zu 90% bei einem Baby und 70% bei einem 70-Jährigen. Ausgewogene Gymnastik regt die Flüssigkeitsabgabe in die Gewebefasern an und schützt vor Austrocknen und Altersdegeneration.

Die Bandscheiben brauchen Ruhepausen, in denen das Gewicht des Oberkörpers sie nicht belastet. Im Lauf eines Tages kann eine Bandscheibe um 10% schrumpfen, deshalb ist man morgens ein wenig größer als abends – insgesamt bis zu 2 cm. Während des Nachtschlafs kann die Bandscheibe durch die Wirbelenden Flüssigkeit und Nährstoffe aufnehmen und den Größenverlust wieder ausgleichen.

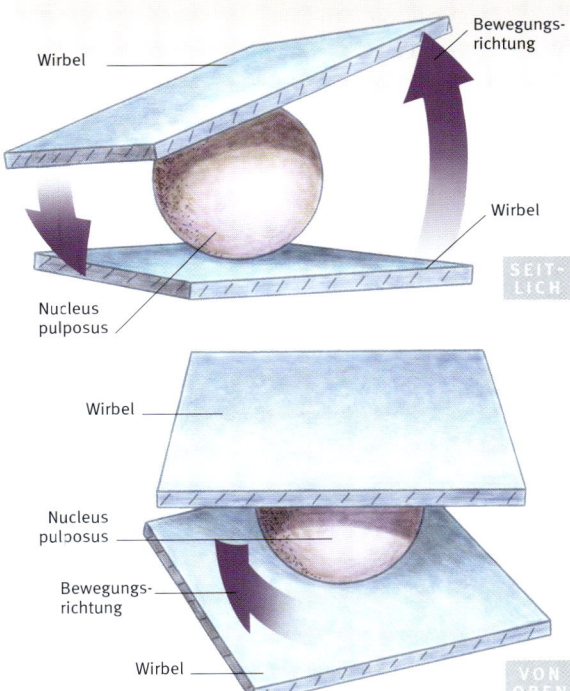

Bandscheiben in Bewegung

Wenn man sich die Wirbelknochen in einem Wirbelgelenk als zwei Holzplättchen vorstellt und den *Nucleus pulposus* als ein Gummikugellager, lässt sich leicht erkennen, warum die Bandscheiben ein so bewegliches System bilden.

Wirbel

Bewegungsrichtung

Wirbel

SEIT-LICH

Nucleus pulposus

Wirbel

Nucleus pulposus

Bewegungsrichtung

Wirbel

VON OBEN

Der Wirbelkanal

Die Wirbel bilden einen durchgehenden Kanal, den Wirbelkanal, durch den das Rückenmark verläuft. Das Rückenmark besteht aus einem Nervenstrang, der die Körpernerven mit dem Gehirn verbindet. Es verläuft von der Schädelbasis bis hinunter zu den Lendenwirbeln.

Drei Membranen – die Meningen – umhüllen das Rückenmark. Die äußerste Schicht, die *Dura mater*, erstreckt sich bis zum zweiten der fünf festgewach-

Das Rückenmark

Das Rückenmark steht in direkter Verbindung zum Hirnstamm und endet am ersten oder zweiten Lendenwirbel. Darunter verlaufen die Nerven in Faserbündeln, die wegen ihrer äußeren Form als *Cauda equina* (Pferdeschwanz) bezeichnet werden. Das Rückenmark wird von denselben drei Membranen umhüllt, die das Gehirn schützen.

Gehirn

Hirnstamm

Membran mit Gehirn-Rücken-marksflüssigkeit

Erster Halswirbel

Erster Brustwirbel

Rücken-mark

Wirbelkana

Cauda equina

Erster Lendenwirbel

Ende des Wirbelkanals

Kreuzbein

Steißbein

VON HINTEN

Rückenmarksnerven

Diese Nerven treten paarweise an beiden Seiten des Rückenmarks durch die Löcher zwischen den Wirbeln und Facettengelenken (Foramen) hervor.

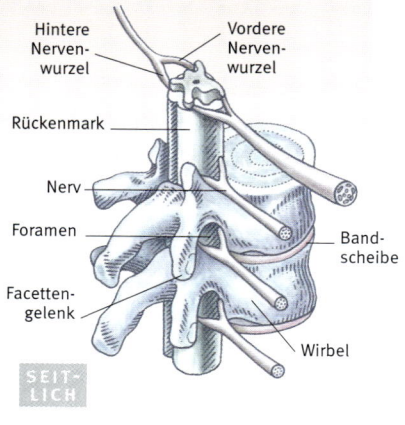

Hintere Nerven-wurzel

Vordere Nerven-wurzel

Rückenmark

Nerv

Foramen

Band-scheibe

Facetten-gelenk

Wirbel

SEIT-LICH

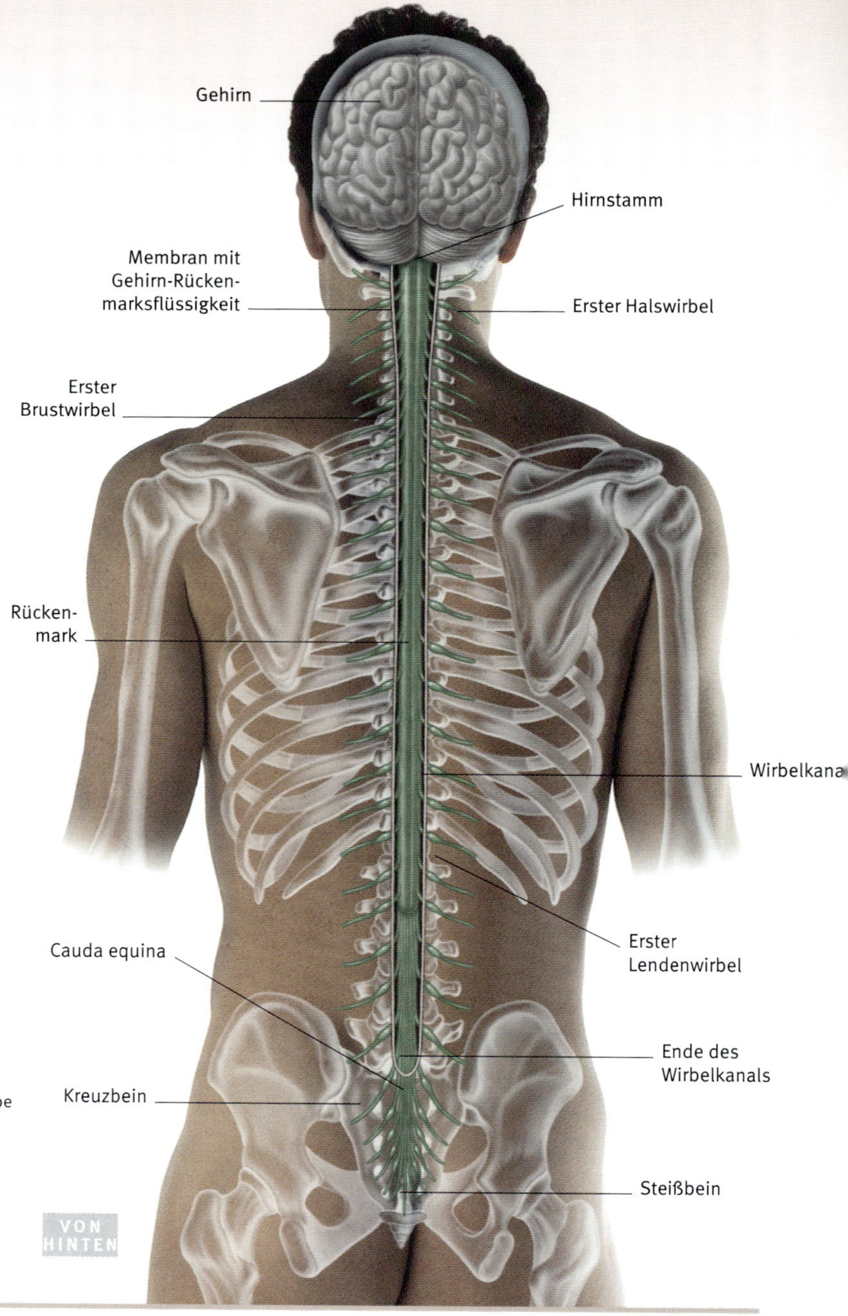

senen Kreuzbeinknochen. An den Punkten, an
denen die Nervenwurzeln durch die Löcher in der
Wirbelsäule (Foramen) aus dem Rückenmark he-
rausragen, verlängert sich auch die *Dura mater* zu
Wurzelschutzhüllen.

Die Durascheide (Hülle der *Dura mater*) reagiert
auf ihrer ganzen Länge extrem druckempfindlich.
Durascheide und Wurzelhüllen sind zwar beweglich,
aber Bück- und Streckbewegungen können dazu
führen, dass die Hülle der Nervenwurzel gegen
einen Wirbel stößt. Daher kann das Strecken des
Nervs beim Lasègue-Test im Fall einer Bandscheiben-

protrusion (s. S. 36) auch Schmerzen verursachen. Im
Inneren fließt zwischen den beiden inneren Menin-
gen die Gehirn-Rückenmarksflüssigkeit. Das ganze
Rückenmark wird davon umspült, und sie geht in die
Hirnflüssigkeit über. Die Flüssigkeit schützt das
Rückenmark noch zusätzlich gegen Erschütterungen.

Die Bänder

Die Gelenke werden von kräftigen, elastischen Bändern aus Bindegewebe gestützt. Diese Bänder halten
die Knochen zusammen und stärken die kleinen
Gelenke an jedem Segment, wo die Wirbel aufeinander treffen. Zusammen mit den Facettengelenken sorgen die Bänder für eine gut zusammenhän-
gende Wirbelsäule. Je nach Bandlänge ist nur ein
bestimmtes Maß an Bewegung in jede Richtung
möglich. Die Bänder enthalten viele Nervenenden.

Die wichtigsten Bänder verlaufen hinten und vorne
längs die Wirbelsäule hinunter, während andere die
Gelenke stützen. Die Gelenke müssen regelmäßig
bewegt werden, sonst verhärten oder erschlaffen die
Bänder. Wenn das im Alter, durch Vernarbungen oder
mangelnde Bewegung geschehen ist, kann man sie
nur schwer wieder in ihren Urzustand zurückverset-
zen. Sie können aber auch überdehnt werden.

Die Muskeln

Jedes Gelenk umgibt eine Muskelgruppe. Jedes
Muskelende ist fest mit einem neuen Knochen verbunden, und zwar direkt oder indirekt durch ein als
Sehne bezeichnetes Gewebeband. Muskeln arbeiten
meist paarweise: Wenn ein Muskel sich zusammen-
zieht, erschlafft der andere. Viele kleine Muskeln
sorgen um die Wirbelknochen herum für kleine
Bewegungsveränderungen. Diese Muskeln nennt
man Stabilisatoren, da sie die Haltung der Wirbelsäule korrigieren.

Bänder im Rücken

Ein kompliziertes Netzwerk aus Bändern hält
alle Wirbelgelenke zusammen. Die vorderen und
hinteren Bänder am Wirbelkörper verlaufen als
wesentlicher Halteapparat die ganze Wirbelsäule hinunter.

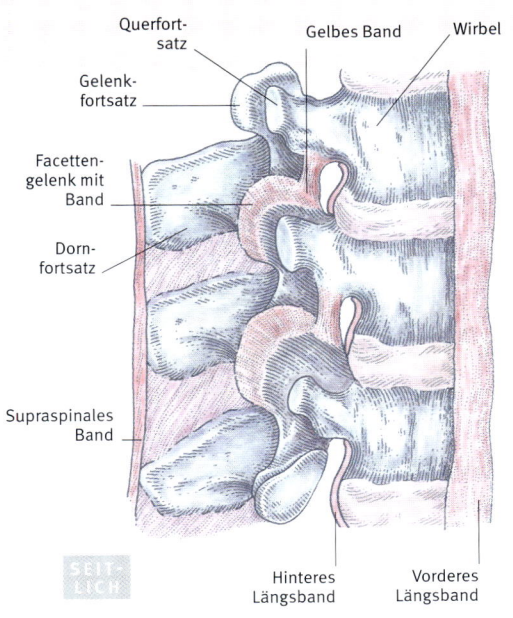

Querfort-
satz

Gelenk-
fortsatz

Facetten-
gelenk mit
Band

Dorn-
fortsatz

Supraspinales
Band

Gelbes Band   Wirbel

Hinteres   Vorderes
Längsband   Längsband

SEIT-
LICH

Die großen Muskeln

Besser erkennbar sind (vor allem bei schlanken Menschen) die kräftigen Muskelstränge, die die Hauptbewegungen des Rumpfes steuern. Diese Muskeln sind die Mobilisatoren. Im Rücken sitzen Streckmuskeln, die die Wirbelsäule stützen. Sie strecken sich, wenn man sich nach vorn beugt, widerstehen der Schwerkraft und ziehen sich sogar noch stärker zusammen, wenn man sich aufrichtet, so dass eine starke Kompressionskraft in der Wirbelsäule entsteht.

Auf der Vorderseite des Körpers und an den Seiten verlaufen Bauchmuskeln, die die Wirbelsäule entlasten, indem sie in Brust- und Bauchraum gleichmäßigen Druck erzeugen. Dieser Druck ist eine ganz entscheidende Gegenstützkraft für die Wirbelsäule. Ein Gewichtheber beispielsweise hält beim Heben den Atem an und spannt die Bauchmuskeln an. Die tiefste Schicht der Bauchmuskeln (*Musculus transversus abdominis*) sollte bei alltäglichen Beschäftigungen fast ständig in Bewegung sein.

Muskelstimulation durch die Nerven

Das Nervensystem besteht aus Millionen Nervenfasern, die elektrische Impulse vom Gehirn aus zu den restlichen Körperteilen und zurück senden. Es gibt zwei Nervenkategorien: Sensorfasern, die Signale (wie etwa Schmerzen) zum Gehirn senden, und Motorfasern, welche die Botschaften des Gehirns an die Muskeln übertragen. Die Muskelfaserstränge werden von Nerven gesteuert.

Wenn man beispielsweise den Arm beugt, dann sendet das Gehirn eine Botschaft über die entsprechenden Nervenbahnen bis an den Bizepsmuskel im Oberarm. Dadurch zieht der Bizeps sich zusammen, wodurch der Unterarm nach oben gezogen und der Arm am Ellenbogen gebeugt wird.

Wie die Muskeln den Rumpf bewegen

Wird die Wirbelsäule geneigt oder gedreht, dann spielen Rücken- und Bauchmuskeln eine wichtige Rolle. Denken Sie etwa an einen Golfspieler, der für einen guten Schlag eine starke Drehkraft aufbringen muss. Diese muss durch eine ebenso starke Gegendrehung ausgeglichen werden, die durch die Wirbelsäule und unteren Gliedmaßen übertragen wird.

Über den Rückenmuskeln sitzen die Muskeln, die den Schultergürtel und den Beckengürtel bewegen. Die Muskeln, die die Hüftgelenke tragen, sind sehr groß und kräftig. Sie formen die Konturen von Po und Hüften. Die tieferen Muskelschichten sind kleiner und üben eine Drehkraft auf die Hüftgelenke aus.

Dauerhaft gesunde Muskeln

Die Gewebefasern der Muskeln müssen sich zusammenziehen und verkürzen können – manche bis auf ein Drittel ihrer ursprünglichen Länge. Im erschlafften Zustand lassen sie sich außerdem ein wenig dehnen.

Die Muskeln brauchen eine ausreichende Blut- und Energieversorgung. Wird die Blutzufuhr unterbrochen (weil etwa ein Muskel sich als Reaktion auf Schmerzen mit einem Spasmus schützt oder auf Grund von Haltungsschäden chronisch kontrahiert bleibt), dann leidet die Muskelzellfunktion. Dauert dieser Zustand lange an, beginnen die betroffenen Muskeln zu schmerzen, werden schwach und starr und schließlich verkürzt.

Wie die Bänder müssen auch die Muskeln regelmäßig eingesetzt werden, damit sie kräftig bleiben und den Kreislauf vorantreiben können. Muskeln, die lange Zeit in Kontraktionen gezwungen werden, um eine bestimmte Haltung beizubehalten (z.B. beim Sitzen, Schreiben oder Tippen) müssen regelmäßig gedehnt werden, um Verkürzungen vorzubeugen.

Exzessive Stimulation durch das Nervensystem – etwa bei Schmerzen nach einer Verletzung oder auch bei sehr starker körperlicher Anspannung – verspannt

Die Rückenmuskeln

Hier erkennt man den Aufbau der Muskelschichten im Rücken. Auf der rechten Körperseite sind die kleinen Muskelgruppen zu erkennen, die hauptsächlich mit Haltungsanpassungen beschäftigt sind. Links sieht man darüber gelegt die größeren Muskeln, die für die Hauptbewegungen zuständig sind.

Obere Muskelschicht

Tiefere Muskelschicht

Trapezmuskel

Formt die Konturen von Nacken und Schultern und wird zum Schulterzucken und zum Zurückziehen der Schulterblätter benötigt

Erector spinae

Verlaufen unter dieser Gewebeschicht die ganze Wirbelsäule entlang, werden zur Bewegung der Wirbelsäule benötigt

Gluteus maximus

Großer Gesäßmuskel für das Stehen und Gehen

Interkostale Muskeln

Muskeln, die den Brustkorb beim Atmen heben und senken

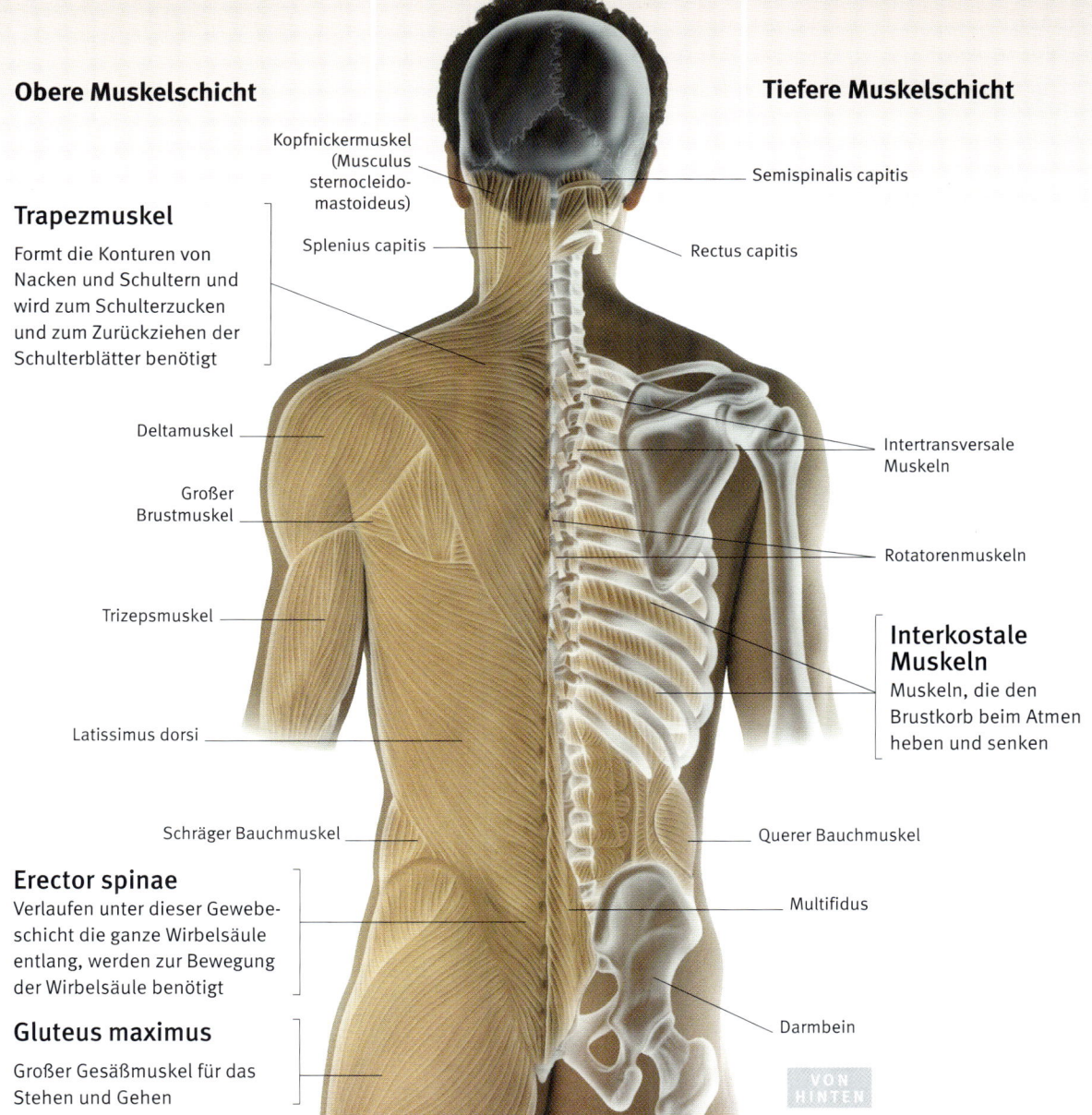

Kopfnickermuskel (Musculus sternocleidomastoideus)

Splenius capitis

Deltamuskel

Großer Brustmuskel

Trizepsmuskel

Latissimus dorsi

Schräger Bauchmuskel

Semispinalis capitis

Rectus capitis

Intertransversale Muskeln

Rotatorenmuskeln

Querer Bauchmuskel

Multifidus

Darmbein

VON HINTEN

Psoa-Muskeln

Die Psoas, eine große Bauchmus-
kelgruppe, sind an einem Ende
mit den Querfortsätzen der
Lendenwirbel verbunden und am
anderen Ende mit dem oberen Teil
des Oberschenkelknochens. Die

Psoa-Muskeln braucht man für
Hüftbewegungen, z.B. für das
Laufen oder Treppensteigen.
Sie sind von außerordentlich
großer Bedeutung für die
sitzende Körperhaltung.

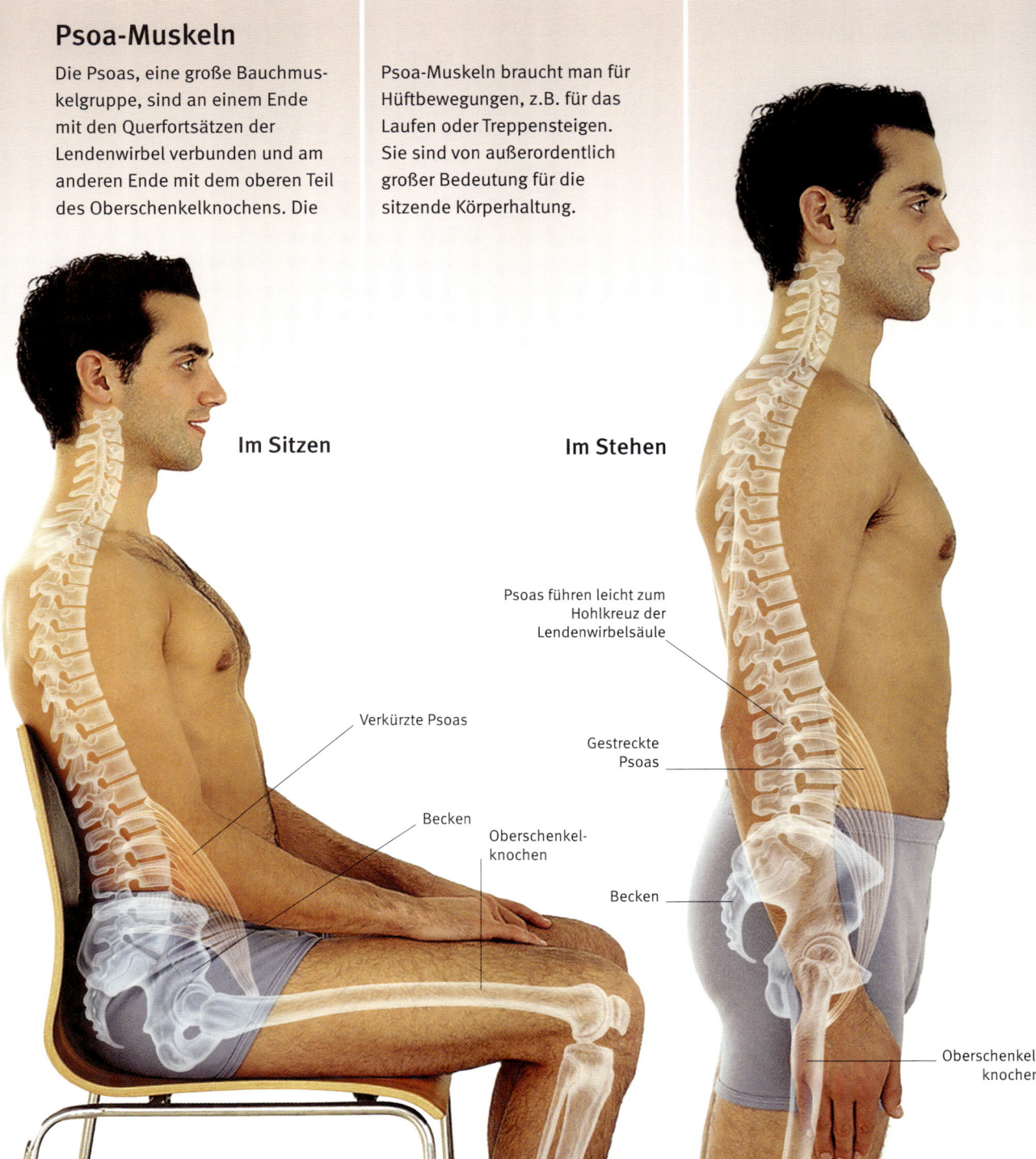

Im Sitzen

Im Stehen

Psoas führen leicht zum
Hohlkreuz der
Lendenwirbelsäule

Verkürzte Psoas

Gestreckte
Psoas

Becken

Oberschenkel-
knochen

Becken

Oberschenkel-
knochen

die Rückenmuskeln. Entspannung ist daher ein weiterer wichtiger Aspekt für den Erhalt gesunder Muskeln. Und schließlich ist eine intakte Nervenverbindung unerlässlich. Sollte (beispielsweise nach einer Verletzung oder einer Infektion wie etwa Poliomyelitis) ein Nerv durchtrennt oder seine Zellen im Rückenmark beschädigt werden, kann der Muskel sich nicht mehr zusammenziehen und verkümmert.

Wirbelsäulenfunktionen

Im Großen und Ganzen sind Struktur und Funktion der Wirbelsäule bei allen Säugetieren identisch. Ein wichtiger Unterschied besteht darin, dass unser Körperschwerpunkt sich während der Evolution verschoben hat, bis die Schwerkraft, die auf einen aufrecht stehenden Menschen wirkt, durch die gesamte Länge des Körpers senkrecht nach unten zog. Folglich ist die Wirbelsäule mit ihren Muskeln und Bändern zu einem vertikalen Stoßdämpfer geworden, die durch ihre Krümmungen den nötigen Widerstand leistet.

Die Wirbelsäule ist allerdings keine starre »Säule«. Ihr Aufbau ermöglicht es uns erst, uns zu bewegen. Denn wir gehen nicht nur mit den Beinen, und wir fassen oder tragen Dinge nicht nur mit den Händen – sondern mit dem ganzen Rücken. Damit wir das Zusammenwirken all dieser komplizierten Einzelteile besser verstehen, lohnt es sich, jeden Bereich der Wirbelsäule (Halswirbel, Brustwirbel, Lendenwirbel) in Bezug auf seine Funktion zu betrachten.

Bewegungen im Halswirbelbereich

Der Hals muss kräftig genug sein, um den Kopf mit seinem Gewicht (6–9 kg bei Erwachsenen) zu tragen. Er muss außerdem biegsam genug sein, damit man den Kopf drehen kann.

Gleichzeitig muss aber auch eine stetige Blicklinie gewährleistet sein, damit die Gleichgewichtsorgane nicht durcheinander geraten. Diese tief im Ohr eingebetteten Organe reagieren äußerst empfindlich auf Gravitations- und Rotationskräfte. Eine stetige Blicklinie erreichen wir über komplexe Rückmeldungsmechanismen in den Halsmuskeln und über diese Gleichgewichtsorgane, mit denen das Gehirn Bewegungen einschätzt und gleichzeitig visuelle Informationen verarbeitet.

Bewegungen im Brustwirbelbereich

Der Brustkorb (Thorax) mit den Rippen macht unsere Atembewegungen möglich. Beim tiefen Einatmen weiten sich die Brustwirbel ein wenig, während die Rippen sich heben, und beim Ausatmen biegt sich die Brustwirbelsäule. Bei Ganzkörperdrehungen dreht der Rumpf sich um die Brustwirbelsäule.

Bewegungen im Lendenwirbelbereich

Der Lendenwirbelbereich liegt unter dem Brustwirbelbereich. Er ist fest und stark, da das gesamte Gewicht des Oberkörpers auf ihm ruht. Zugleich ist er aber so flexibel, dass man sich vorbeugen und bis zum Boden bücken kann (diese Bückbewegung fällt von der Brustwirbelsäule aus naturgemäß viel begrenzter aus, da die Lunge dabei eingequetscht und die Atmung so behindert wird).

Das Becken mit dem angewachsenen Kreuzbein muss eine feste Stütze für den Bauch abgeben. Das Becken überträgt die Kraft der Wirbelsäule über die Hüften und die Iliosakralgelenke bis in die Beine. Diese abwärts gerichtete Kraft wirkt der Erschütterung entgegen, die beim Laufen von den Füßen und Beinen über die Hüftregion bis in die Wirbelsäule hinaufgeleitet wird. Ein Teil der Wucht wird über das Schambein abgefangen, aber der ganze Bereich muss der unablässig wirkenden Schubkraft permanent standhalten, um die Belastung der Wirbelsäule zu verringern.

2

Rückenprobleme

Wenn Sie unter Rückenschmerzen leiden, erinnern Sie sich vielleicht an die unnatürliche Dreh- oder Streckbewegung, die den Schmerz ausgelöst hat. Aber warum ist das gerade zu diesem Zeitpunkt geschehen? Vermutlich war Ihr Rücken bereits in einem Zustand, in dem schon ein geringfügiger Auslöser genügte, um ein Rückenproblem und die dazugehörigen Schmerzen hervorzurufen – so wie ein Seil, das schon seit langer Zeit zerfasert und dann plötzlich bei der geringsten Belastung reißt.

Es ist kaum möglich, ein einzelnes Merkmal herauszustellen, das einen Menschen für Rückenprobleme anfälliger macht. Faktoren wie hohes Alter, berufliche Tätigkeit und körperliche Fitness spielen eine Rolle. Auch genetische Faktoren kommen ins Spiel. Dann bekommt man möglicherweise ungeachtet seines Berufs oder seiner Hobbys Rückenprobleme, weil die Bandscheibenfasern schneller verschlissen werden. Aus diesem Grund ist es umso wichtiger, die Risikofaktoren, die wir beeinflussen können, genau zu kennen.

Risikogruppen

Umfragen und Statistiken aus aller Welt belegen, dass bestimmte Bevölkerungsgruppen ihren Rücken einem größeren Risiko aussetzen.

Betroffene Altersgruppen

Am wahrscheinlichsten treten Rückenprobleme in einem Alter von 30 bis 50 Jahren auf. Unter-18- und Über-60-Jährige sind seltener betroffen. Dafür gibt es mehrere Gründe.

Die gesellschaftlichen und beruflichen Anforderungen sind in den mittleren Lebensjahren besonders hoch – Kindererziehung, anstrengende Arbeit, weniger Bewegung und Gewichtszunahme dominieren in dieser Zeit. Die Bandscheiben sind zwischen 30 und 50 am anfälligsten. In den Jugendjahren sind die Bandscheiben noch kräftig und widerstandsfähig, im Alter dann ausgetrocknet und starr.

Das schwache Geschlecht?

Offenbar sind Frauen anfälliger für Rückenprobleme als Männer. Den Grund dafür kennt man nicht genau, aber Schwangerschaft, Geburt und Kinderpflege belasten die Wirbelsäule zweifellos erheblich. Männer lassen sich häufiger wegen Rückenschmerzen krankschreiben, aber das kann mit typischen »Männerberufen« zusammenhängen. Außerdem lassen Männer sich doppelt so häufig am Rücken operieren.

Körperhaltung

Eine schlechte Körperhaltung ist oft der Grund für Rückenschmerzen. Mit »schlechter« Haltung werden oft unelegante Posen, wie allzu legeres Zurücklehnen oder Hände in den Hosentaschen, bezeichnet. Doch sind solche Gewohnheiten keineswegs gesundheitsschädlich. Ganz andere Haltungen sind für Rückenprobleme verantwortlich: gekrümmt am Schreibtisch zu sitzen oder längere Zeit mit erhobenen Armen zu arbeiten, schwere Lasten aus der Hüfte anzuheben, anstatt die Knie zu beugen, oder auf Stühlen mit falscher Sitzhöhe oder ohne ausreichende Rückenlehne zu sitzen *(s. auch Kapitel 8)*.

Fitness und Körperkraft

Wie Forschungsergebnisse zeigen, erhöht Bewegungsmangel das Rückenschmerzrisiko deutlich. Wenn Sie körperlich fit sind, sind Ihre Muskeln stark und elastisch, und Verletzungen oder Krankheiten heilen schneller als bei untrainierten Betroffenen. Auch Ihre Knochen sind dann kräftiger.

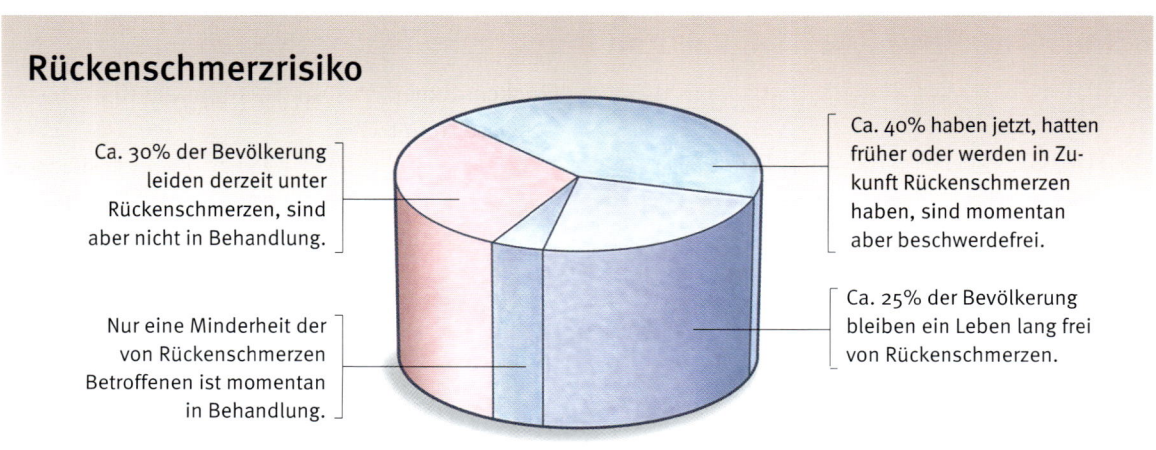

Rückenschmerzrisiko

Ca. 30% der Bevölkerung leiden derzeit unter Rückenschmerzen, sind aber nicht in Behandlung.

Nur eine Minderheit der von Rückenschmerzen Betroffenen ist momentan in Behandlung.

Ca. 40% haben jetzt, hatten früher oder werden in Zukunft Rückenschmerzen haben, sind momentan aber beschwerdefrei.

Ca. 25% der Bevölkerung bleiben ein Leben lang frei von Rückenschmerzen.

Wenn Sie sich im Alter fit halten, behalten auch Ihre Knochen länger ihre Widerstandskraft. Bestimmte Sportarten wie Golf (bei denen der Rücken stark gedreht und gestreckt werden muss) können Rückenprobleme mit sich bringen. Für Wettbewerbssportarten trainieren manche Menschen derart intensiv, dass sie sich innere Verletzungen durch Überlastung zuziehen.

Bei alltäglichen Beschäftigungen sind die Bauchmuskeln oft zu wenig in Gebrauch. Starke Bauchmuskeln stützen die Wirbelsäule, da sie im Bauchraum Druck erzeugen, der die Lendenwirbelsäule entlastet. Bei schwachen Bauchmuskeln muss der Rücken mehr Gewicht tragen und ist schmerzanfälliger.

Die Stärke der Rückenmuskeln selbst scheint aber nicht in direktem Zusammenhang mit Rückenproblemen zu stehen, sofern es nicht um allzu schwere Lasten geht. In den meisten Fällen sind die Rückenmuskeln stark genug für alltägliche Tätigkeiten.

Auch unflexible Kniegelenksmuskeln können zu Rückenschmerzen führen. Normalerweise dehnen diese Muskeln sich beim Vorbeugen. Wenn sie aber starr bleiben, muss der Rücken sich stärker beugen und schmerzt dann eher (zu Kniedehnübungen s. S. 130–133).

Steifheit im Rückenbereich muss kein Problem sein. Doch wirken Therapien für einen beweglicheren Rücken oft erfolgreich gegen Rückenschmerzen.

Risikoberufe

Viele Untersuchungen in der Wirtschaft konzentrieren sich speziell auf Rückenprobleme von Arbeitern, die ganz spezifische Aufgaben haben. Im Bauwesen gehören beispielsweise der Kranführer, der Kranaufseher und der ungelernte Bauarbeiter alle zur selben Branche, doch müssen ihre Wirbelsäulen mit sehr unterschiedlichen Lasten fertig werden. Nach aktuellen Erkenntnissen sind Arbeiter, die sehr

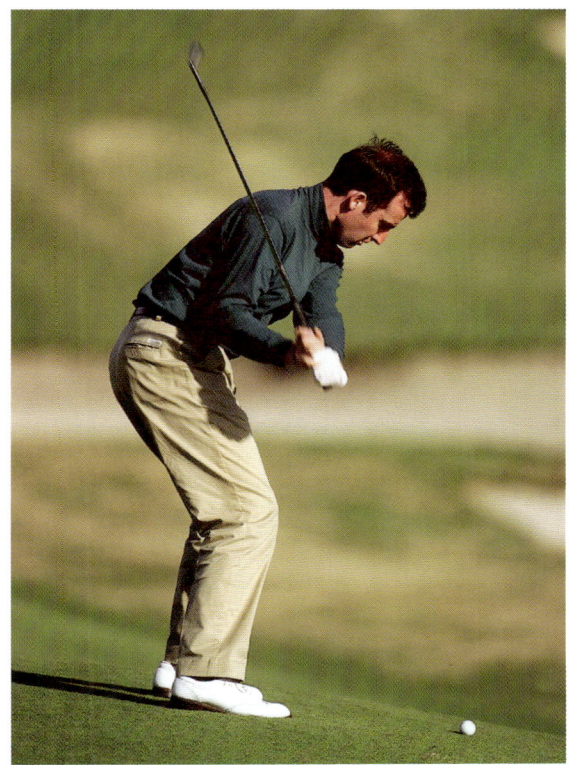

Risikosport
Golfspieler drehen ihre Wirbelsäule ständig und sind daher sehr anfällig für Rückenprobleme.

schwere Gewichte heben müssen, dem größten Rückenschmerzrisiko ausgesetzt. Ungelernte und ältere Arbeiter sind am häufigsten betroffen – jedes Jahr klagen offiziell 22% der Bauarbeiter über Rückenschmerzen. Danach folgen die Krankenschwestern mit 17%.

Dennoch sind etwa Bürokräfte, die eine sitzende Tätigkeit ausüben, einem fast ebenso hohen Risiko wie körperlich Arbeitende ausgesetzt. Auch Fernfahrer, Busfahrer, Traktorfahrer und Piloten sind schon recht früh von Rückenschmerzen betroffen, und ihre Wirbelsäulen zeigen auf Röntgenbildern verstärkte Verschleißerscheinungen. Fahrzeugvibrationen könnten hier eine Rolle spielen.

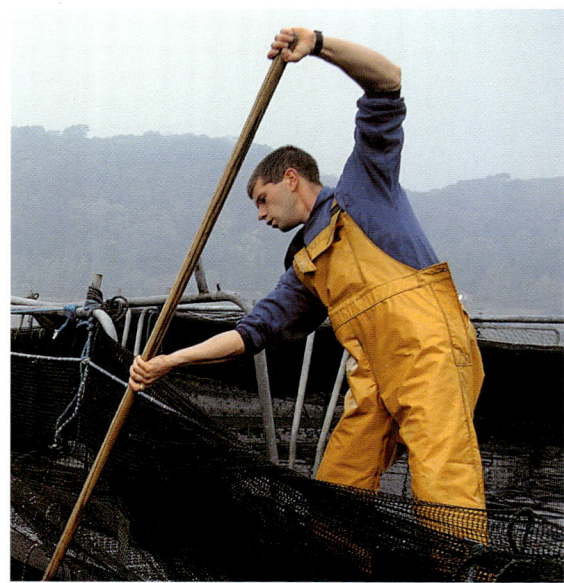

Riskanter Job
Wer sich bei der Arbeit viel bücken, drehen und strecken muss, hat auch eher mit Rückenproblemen zu kämpfen.

Risikofaktoren

Die folgenden Tätigkeiten sind für den Rücken besonders schädlich. Oft lassen die Risiken sich schon dadurch verringern, dass man lernt, richtig zu heben und zu tragen und dafür auch sinnvolle Hilfsmittel zu verwenden (s. Kapitel 8).

- Gewichte mit bloßen Händen heben
- schwere Lasten plötzlich anheben
- unerwartet leichte Lasten anheben
- sich bücken, sich drehen und sich recken
- lange gebückt stehen
- wiederholte Handgriffe mit leichten Lasten
- unveränderte Arbeitshaltung – z.B. Autofahren, Elektronik-Montage, Nähen, Weben
- Vibrationen – z.B. beim Traktorfahren
- Monotonie und mangelnde Freude an der Arbeit
- zu schwere Arbeitslasten (maximal das halbe eigene Körpergewicht bei gelegentlichen Arbeiten und 40% des Körpergewichts bei regelmäßigem

Heben wurden bereits 1927 empfohlen)
- rasche, wiederholte Handgriffe
- unangemessene hohe Hebeabstände
- mangelhafte Bestuhlung ohne Rücken- oder Armlehnen und ohne Drehmöglichkeit
- zu wenig Platz zum Drehen und Wenden
- falscher Sichtabstand zum Monitor
- schwer zugängliche Bedienungselemente.

Psychische Faktoren

Niemand weiß genau, warum einige Menschen zu Rückenschmerzen neigen und andere mit ähnlichem Köperbau und in ähnlichen Lebensumständen nicht. Dabei scheinen aber auch emotionale und psychische Faktoren eine Rolle zu spielen.

Wir wissen, dass es zahlreiche Beispiele für körperliche Reaktionen auf emotionale Zustände gibt – beispielsweise Erröten oder eine Ohnmacht beim Anblick von Blut –, und möglicherweise kommen Rückenschmerzen in manchen Fällen auf ähnliche Weise zu Stande.

Oft geben Patienten an, dass sie gerade unter starkem Druck stehen und fragen: »Glauben Sie, das hat etwas mit meinen Rückenschmerzen zu tun?« Mir erscheint es nur logisch, dass andauernder emotionaler oder psychischer Stress zu funktionalen Veränderungen im Körper führen kann, die sich wiederum auf den Einsatz der Muskeln und der Wirbelsäule auswirken. Aus unterdrückten Emotionen resultierende Muskelverspannungen führen in vielen Fällen zu Nacken-, Kopf- und Rückenschmerzen.

Stimmungsschwankungen

Die jeweilige Tageslaune kann das Auftreten von Rückenschmerzen ebenfalls beeinflussen. Viele Betroffene bestätigen, dass sie an manchen Tagen ganz schmerzfrei die Hausarbeit bewältigen und den Garten umgraben können, während an anderen Tagen der Rücken schon beim kleinsten Anlass zu schmerzen beginnt.

Überlegen Sie, wie Ihre Körperhaltung Ihre Stimmung wiedergibt: Fühlen Sie sich niedergeschlagen und traurig, dann lassen Sie Kopf und Schultern eher hängen. In resignierter Stimmung gehen Sie vermutlich krummer. Wenn Sie ärgerlich sind, verhalten Sie sich vielleicht leichtsinniger beim Bücken und Heben.

Achten Sie einmal einige Tage lang darauf, wie Ihre Laune Ihre Körperhaltung beeinflusst und wie Sie Ihren Rücken dabei belasten. Ihr Rücken macht sich vermutlich kaum bemerkbar, wenn Sie sich fröhlich und entspannt fühlen. Sobald aber psychische Verstimmungen ins Spiel kommen, treten viel wahrscheinlicher auch körperliche Probleme auf. Mit wachsendem Bewusstsein dafür, wie Ihr emotionaler Zustand Ihre Haltung bestimmt, sind Sie vielleicht in der Lage, Rückenschmerzen abzuwenden, indem Sie besondere Vorsicht walten lassen oder sogar den inneren Konflikt ganz beseitigen. Die äußeren Umstände verantwortlich zu machen, ist allzu bequem, aber tatsächlich ist eine unglückliche Bewegung höchstens der auslösende Moment, während emotionale Spannungen oft doch der eigentliche, tiefere Grund für Schmerzen sind.

Bei der Arbeit

Rückenprobleme variieren je nach beruflicher Tätigkeit. Die Hauptkategorien sind schwere, mittelschwere und leichte Arbeit. Unten finden Sie

Beispiele für Tätigkeiten, die innerhalb jeder Kategorie nach der Häufigkeit von auftretenden Rückenbeschwerden angeordnet sind.

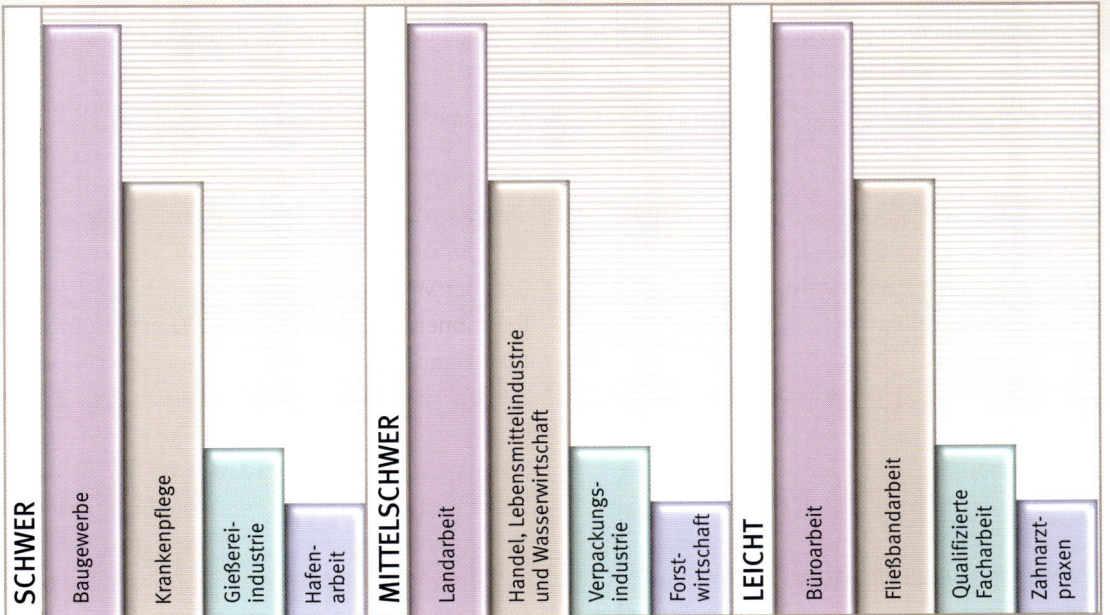

SCHWER — Baugewerbe · Krankenpflege · Gießereiindustrie · Hafenarbeit

MITTELSCHWER — Landarbeit · Handel, Lebensmittelindustrie und Wasserwirtschaft · Verpackungsindustrie · Forstwirtschaft

LEICHT — Büroarbeit · Fließbandarbeit · Qualifizierte Facharbeit · Zahnarztpraxen

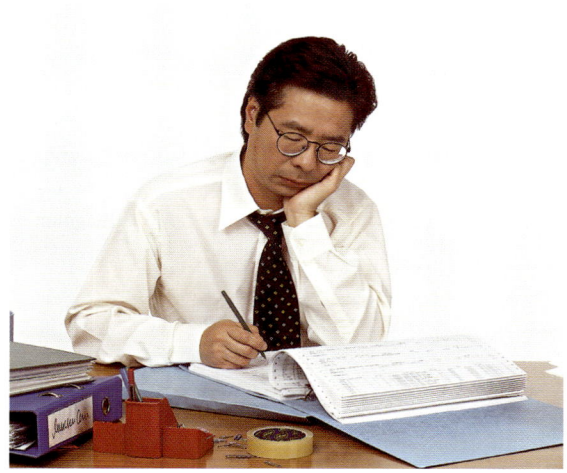

Riskante Haltung
Wenn Sie sich längere Zeit über den Schreibtisch beugen, kann das Ihre Wirbelsäule erheblich belasten.

Wirbelsäule und Gefühlsleben

Durch Rückenschmerzen protestiert der Körper gegen Stress. Er versucht, ein gemächlicheres Tempo zu erzwingen. Viele Menschen stehen lange Zeit unter Druck, ohne freie Wochenenden oder Ferien. Sie haben die Verbindung zu den Bedürfnissen ihres Körpers verloren, zu seinem Bedarf an angemessener Bewegung und erholsamen Ruhepausen.

Mein Rat: Nehmen Sie sich ein paar Tage frei, bringen Sie wieder ein gesundes Gleichgewicht in Ihr Leben und überdenken Sie Ihre Prioritäten. Sie können diese Zeit auch nutzen, um Ihren Bewegungsrückstand langsam wieder aufzuholen und sich einem Übungsprogramm zu widmen.

Selbstdiagnose

Für Rückenschmerzen gibt es viele Gründe. Fast jeder Teil der Wirbelsäule kann geschädigt werden und dann Schmerzen verursachen. Auch Störungen an anderen Körperteilen, besonders an der Lunge, den Nieren und den weiblichen Fortpflanzungs-

organen, können zu Rückenschmerzen führen. In den meisten Fällen können Rückenschmerzen ohne weiteres zu Hause behandelt werden. Dennoch können Schmerzen im Rücken auch Anzeichen für eine ernste Erkrankung sein. Daher ist es wichtig, dass Sie wissen, was Ihre Rückenschmerzen verursacht, damit Sie effektiv dagegen vorgehen können. Wenn Ihr ganzer Rücken Sie quält, auch andere Körperregionen schmerzen und Sie sich fiebrig fühlen, ist vermutlich eine Grippeerkrankung die Ursache.

Die Diagramme auf den folgenden Seiten sollen Ihnen helfen, die Ursache Ihrer Schmerzen selbst zu bestimmen, und verweisen auf die Abschnitte im Buch, die für Ihren Fall besonders relevant sind. Beginnen Sie mit einem »Ja« oder »Nein« auf die Frage ganz am Anfang des auf Ihren Fall zutreffenden Diagramms. Mit der Beantwortung der folgenden Fragen gelangen Sie Schritt für Schritt durch das Diagnose-Diagramm, bis Sie Ihren Diagnosekasten erreichen. Natürlich kann hier nur eine sehr allgemeine Einschätzung Ihrer Beschwerden geleistet werden – eine vollständige Diagnose Ihrer Symptome kann nur ein Arzt erstellen. Doch kann das Diagramm Sie auf die richtige Spur zur Ursache Ihrer Schmerzen führen und Ihnen zu sinnvollen Behandlungsmöglichkeiten raten. Wenn keine der angegeben Beschreibungen auf Ihre Beschwerden zutrifft, sollten Sie einen Arzt konsultieren.

Wenn Ihnen im Diagramm zu sofortiger ärztlicher Behandlung geraten wird, rufen Sie sofort Ihren Arzt an oder suchen Sie das nächstgelegene Krankenhaus auf. Wenn Sie zum Arztbesuch aufgefordert werden, dann reicht ein Termin innerhalb der nächsten Tage. Wird keine ärztliche Hilfe erwähnt, gehen Sie zum genannten Abschnitt im nächsten Kapitel über, wo Sie weiterführende Informationen zu Ihren Beschwerden und möglichen Gegenmaßnahmen finden. Wenn Sie es für besser halten, suchen Sie in jedem Fall einen Arzt auf.

Kreuz- oder Beinschmerzen

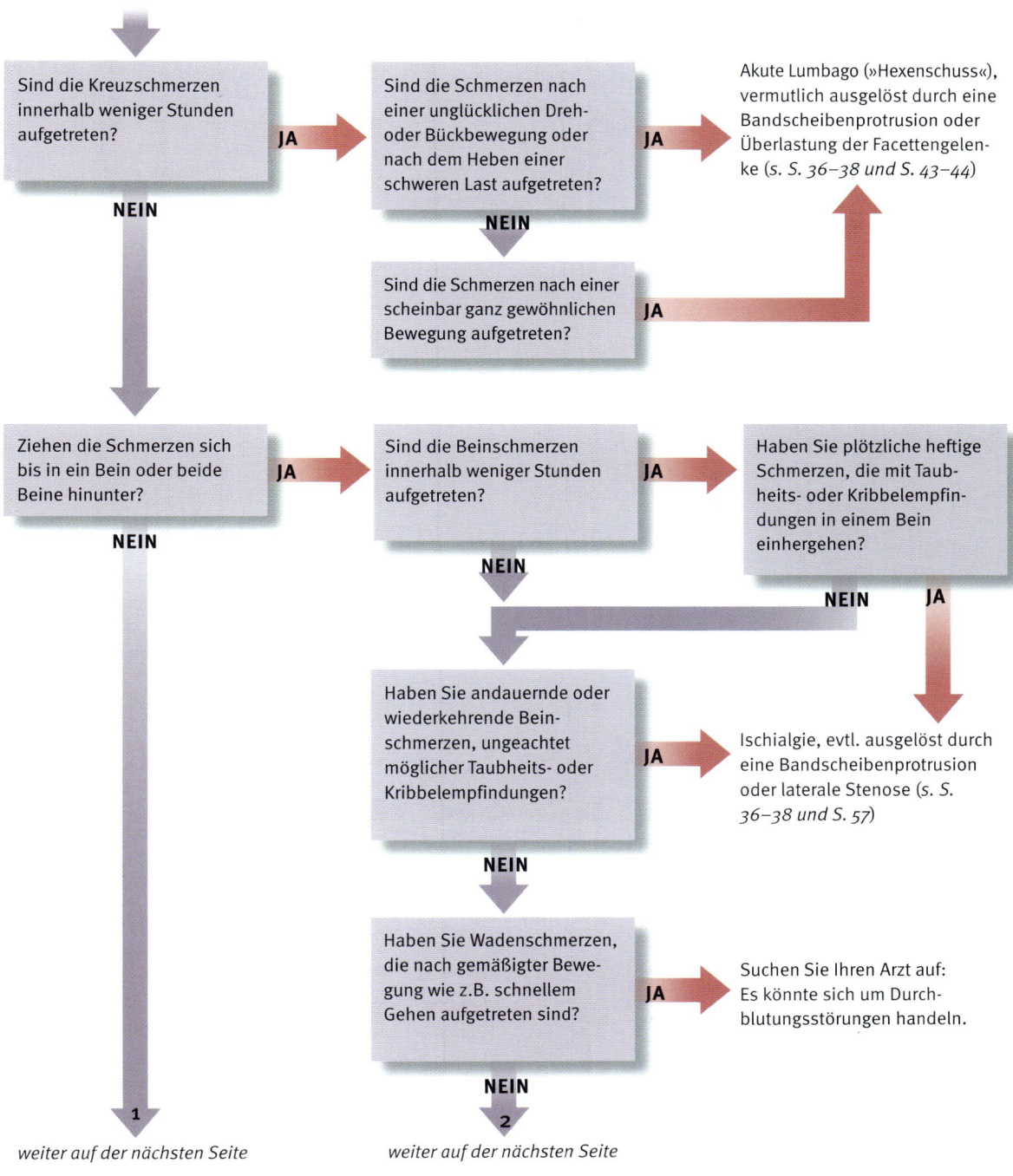

Sind die Kreuzschmerzen innerhalb weniger Stunden aufgetreten?

JA →

Sind die Schmerzen nach einer unglücklichen Dreh- oder Bückbewegung oder nach dem Heben einer schweren Last aufgetreten?

JA →

Akute Lumbago (»Hexenschuss«), vermutlich ausgelöst durch eine Bandscheibenprotrusion oder Überlastung der Facettengelenke (s. S. 36–38 und S. 43–44)

NEIN

Sind die Schmerzen nach einer scheinbar ganz gewöhnlichen Bewegung aufgetreten?

JA

NEIN

Ziehen die Schmerzen sich bis in ein Bein oder beide Beine hinunter?

JA →

Sind die Beinschmerzen innerhalb weniger Stunden aufgetreten?

JA →

Haben Sie plötzliche heftige Schmerzen, die mit Taubheits- oder Kribbelempfindungen in einem Bein einhergehen?

NEIN

NEIN **JA**

Haben Sie andauernde oder wiederkehrende Beinschmerzen, ungeachtet möglicher Taubheits- oder Kribbelempfindungen?

JA →

Ischialgie, evtl. ausgelöst durch eine Bandscheibenprotrusion oder laterale Stenose (s. S. 36–38 und S. 57)

NEIN

Haben Sie Wadenschmerzen, die nach gemäßigter Bewegung wie z.B. schnellem Gehen aufgetreten sind?

JA →

Suchen Sie Ihren Arzt auf: Es könnte sich um Durchblutungsstörungen handeln.

NEIN

1

weiter auf der nächsten Seite

2

weiter auf der nächsten Seite

Fortsetzung von S. 27

NEIN

Fortsetzung von S. 27

NEIN
2

Haben Sie nach langem Stehen oder Gehen Schmerzen oder gestörte Empfindungsfähigkeit in beiden Beinen?

JA → Suchen Sie Ihren Arzt auf: Es könnte sich um eine zentrale Stenose oder Spondylolisthesis handeln *(s. S. 60 und S. 51–53)*.

1

NEIN

Konzentriert sich der Schmerz vor allem auf eine Gesäßseite, evtl. mit Schmerzen bis hinunter in den hinteren Oberschenkel?

JA → Vermutlich Überlastung oder Entzündung des Iliosakralgelenks *(s. S. 44–45)*

NEIN

Konzentriert sich der Schmerz vor allem auf die Hüft- oder Leistengegend, evtl. ausstrahlend auf das Bein, und ist er beim Laufen schlimmer?

JA → Hüftgelenkproblem, möglicherweise verursacht durch Osteoarthritis *(s. S. 57)*

NEIN

Haben Sie biegsame Gelenke oder sind die Schmerzen schlimmer, wenn Sie lange Zeit gesessen oder gestanden haben?

JA → Vermutlich Haltungsschäden, verursacht durch Bänderdehnung oder durch geschädigte Facettengelenke *(s. S. 46 und 58–59)*

NEIN

Sind Sie unter 30, und können Sie Ihre Schmerzen durch leichte Bewegungsübungen lindern?

JA → Möglicherweise Bechterew-Krankheit *(s. S. 59, 61)*

NEIN

weiter auf der nächsten Seite

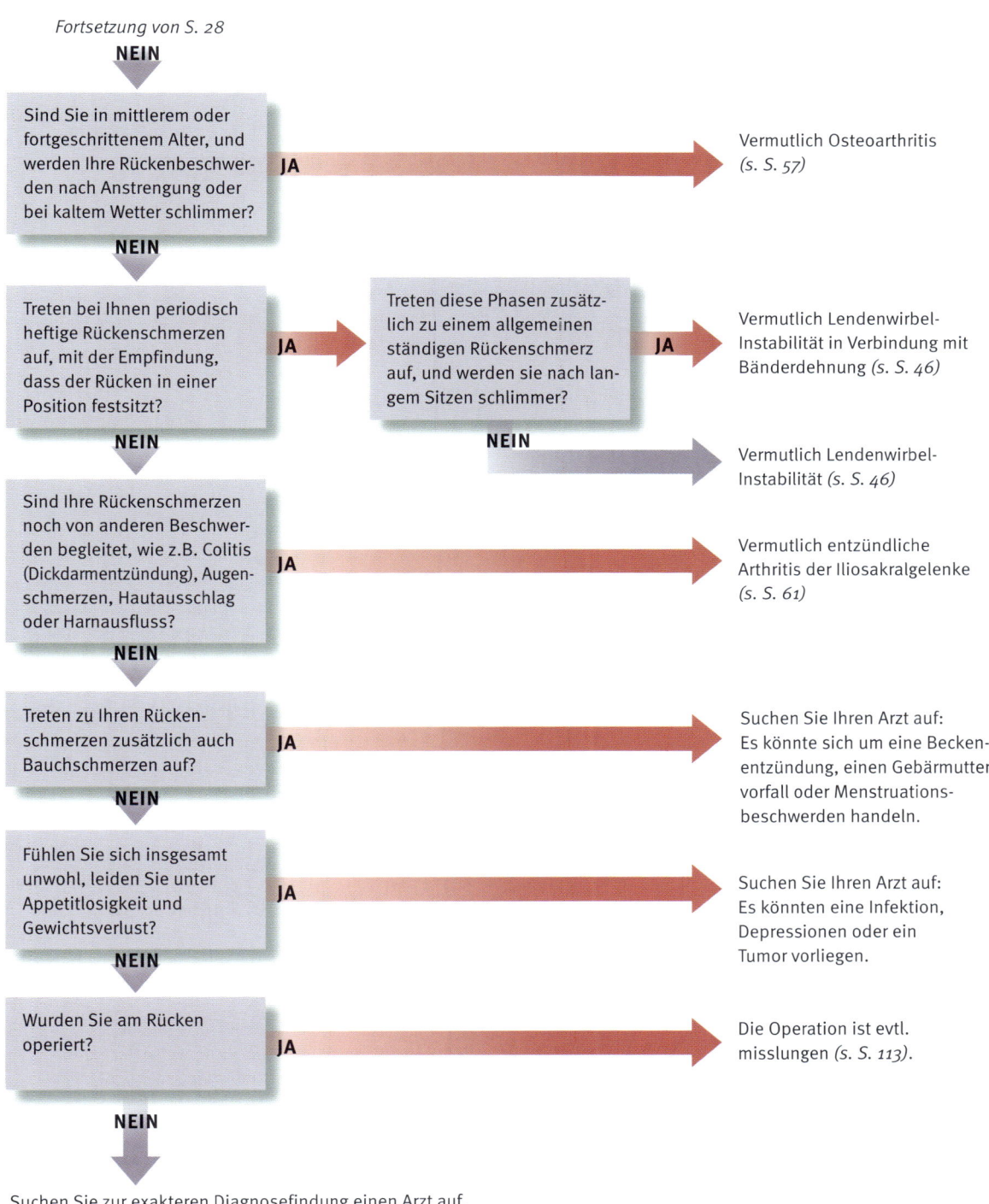

Fortsetzung von S. 28

NEIN

Sind Sie in mittlerem oder fortgeschrittenem Alter, und werden Ihre Rückenbeschwerden nach Anstrengung oder bei kaltem Wetter schlimmer?

JA → Vermutlich Osteoarthritis *(s. S. 57)*

NEIN

Treten bei Ihnen periodisch heftige Rückenschmerzen auf, mit der Empfindung, dass der Rücken in einer Position festsitzt?

JA → Treten diese Phasen zusätzlich zu einem allgemeinen ständigen Rückenschmerz auf, und werden sie nach langem Sitzen schlimmer?

JA → Vermutlich Lendenwirbel-Instabilität in Verbindung mit Bänderdehnung *(s. S. 46)*

NEIN → Vermutlich Lendenwirbel-Instabilität *(s. S. 46)*

NEIN

Sind Ihre Rückenschmerzen noch von anderen Beschwerden begleitet, wie z.B. Colitis (Dickdarmentzündung), Augenschmerzen, Hautausschlag oder Harnausfluss?

JA → Vermutlich entzündliche Arthritis der Iliosakralgelenke *(s. S. 61)*

NEIN

Treten zu Ihren Rückenschmerzen zusätzlich auch Bauchschmerzen auf?

JA → Suchen Sie Ihren Arzt auf: Es könnte sich um eine Beckenentzündung, einen Gebärmuttervorfall oder Menstruationsbeschwerden handeln.

NEIN

Fühlen Sie sich insgesamt unwohl, leiden Sie unter Appetitlosigkeit und Gewichtsverlust?

JA → Suchen Sie Ihren Arzt auf: Es könnten eine Infektion, Depressionen oder ein Tumor vorliegen.

NEIN

Wurden Sie am Rücken operiert?

JA → Die Operation ist evtl. misslungen *(s. S. 113)*.

NEIN

Suchen Sie zur exakteren Diagnosefindung einen Arzt auf.

Schmerzen im mittleren Rückenbereich

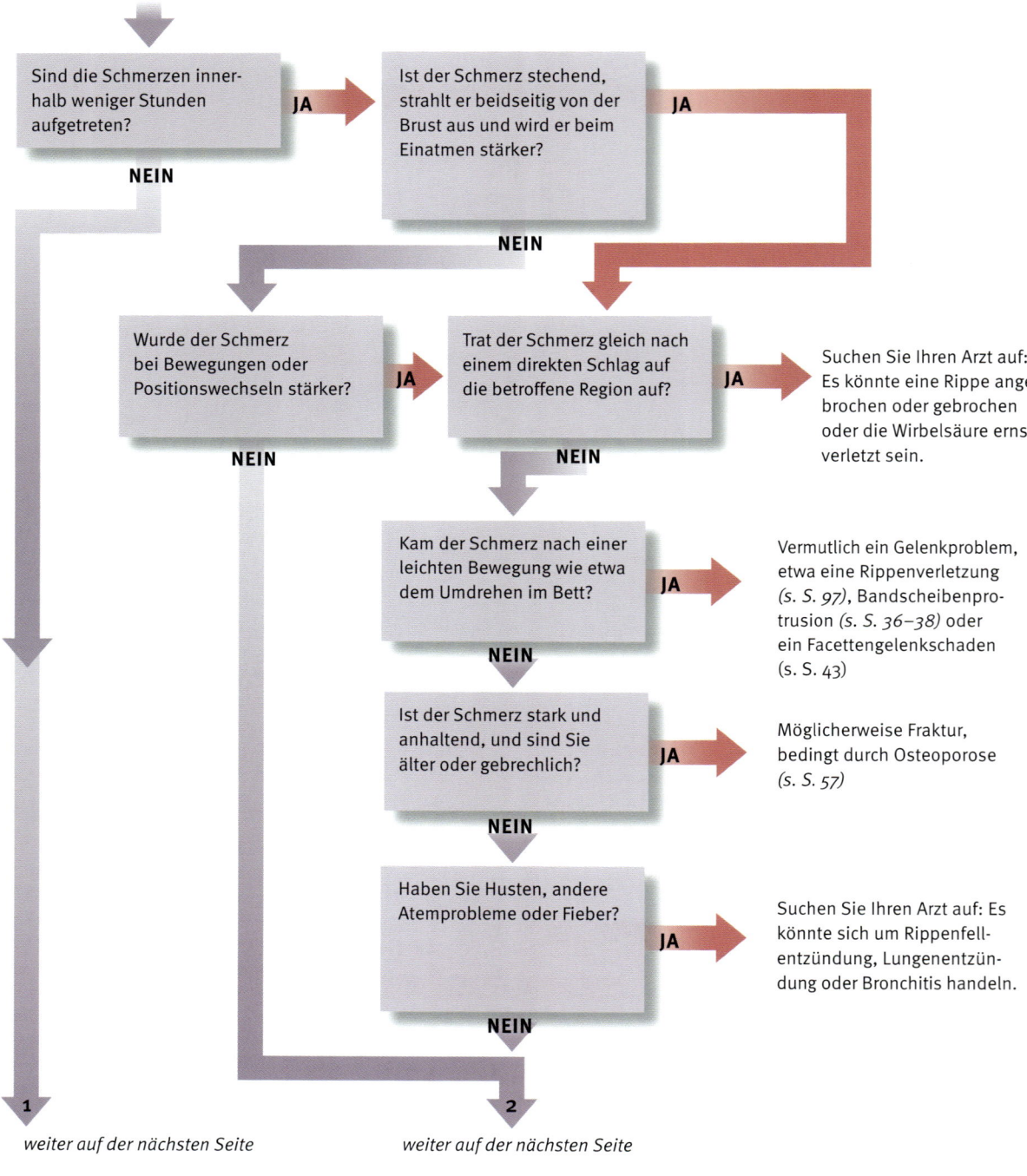

Sind die Schmerzen innerhalb weniger Stunden aufgetreten?

JA → Ist der Schmerz stechend, strahlt er beidseitig von der Brust aus und wird er beim Einatmen stärker?

NEIN

NEIN

JA →

Wurde der Schmerz bei Bewegungen oder Positionswechseln stärker?

JA → Trat der Schmerz gleich nach einem direkten Schlag auf die betroffene Region auf?

JA → Suchen Sie Ihren Arzt auf: Es könnte eine Rippe angebrochen oder gebrochen oder die Wirbelsäure ernster verletzt sein.

NEIN

NEIN

Kam der Schmerz nach einer leichten Bewegung wie etwa dem Umdrehen im Bett?

JA → Vermutlich ein Gelenkproblem, etwa eine Rippenverletzung *(s. S. 97)*, Bandscheibenprotrusion *(s. S. 36–38)* oder ein Facettengelenkschaden (s. S. 43)

NEIN

Ist der Schmerz stark und anhaltend, und sind Sie älter oder gebrechlich?

JA → Möglicherweise Fraktur, bedingt durch Osteoporose *(s. S. 57)*

NEIN

Haben Sie Husten, andere Atemprobleme oder Fieber?

JA → Suchen Sie Ihren Arzt auf: Es könnte sich um Rippenfellentzündung, Lungenentzündung oder Bronchitis handeln.

NEIN

1

2

weiter auf der nächsten Seite   *weiter auf der nächsten Seite*

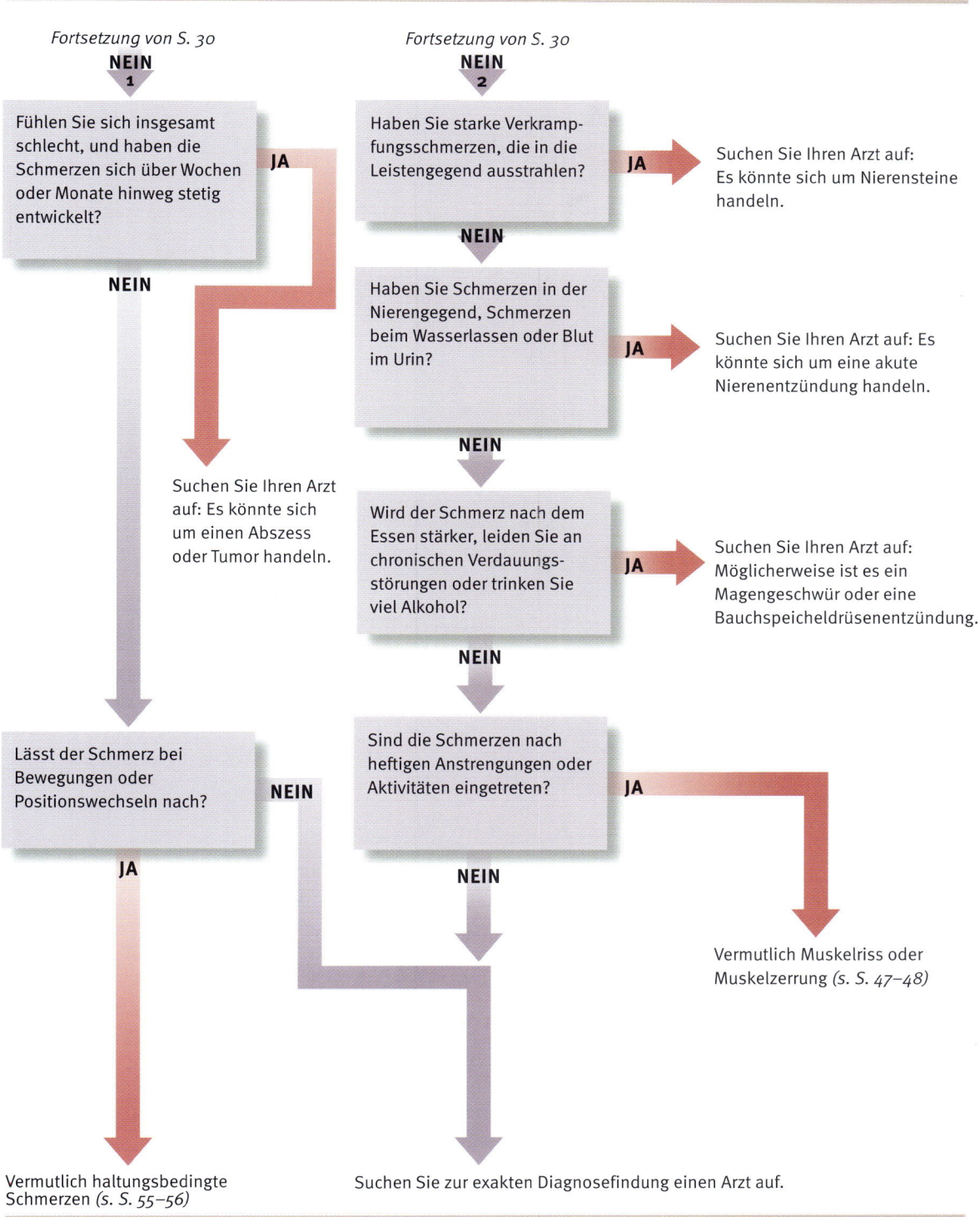

Fortsetzung von S. 30

NEIN
1

Fühlen Sie sich insgesamt schlecht, und haben die Schmerzen sich über Wochen oder Monate hinweg stetig entwickelt?

JA

NEIN

Suchen Sie Ihren Arzt auf: Es könnte sich um einen Abszess oder Tumor handeln.

Lässt der Schmerz bei Bewegungen oder Positionswechseln nach?

NEIN

JA

Vermutlich haltungsbedingte Schmerzen (s. S. 55–56)

Fortsetzung von S. 30

NEIN
2

Haben Sie starke Verkrampfungsschmerzen, die in die Leistengegend ausstrahlen?

JA

Suchen Sie Ihren Arzt auf: Es könnte sich um Nierensteine handeln.

NEIN

Haben Sie Schmerzen in der Nierengegend, Schmerzen beim Wasserlassen oder Blut im Urin?

JA

Suchen Sie Ihren Arzt auf: Es könnte sich um eine akute Nierenentzündung handeln.

NEIN

Wird der Schmerz nach dem Essen stärker, leiden Sie an chronischen Verdauungsstörungen oder trinken Sie viel Alkohol?

JA

Suchen Sie Ihren Arzt auf: Möglicherweise ist es ein Magengeschwür oder eine Bauchspeicheldrüsenentzündung.

NEIN

Sind die Schmerzen nach heftigen Anstrengungen oder Aktivitäten eingetreten?

JA

NEIN

Vermutlich Muskelriss oder Muskelzerrung (s. S. 47–48)

Suchen Sie zur exakten Diagnosefindung einen Arzt auf.

Nacken-, Schulter oder Armschmerzen

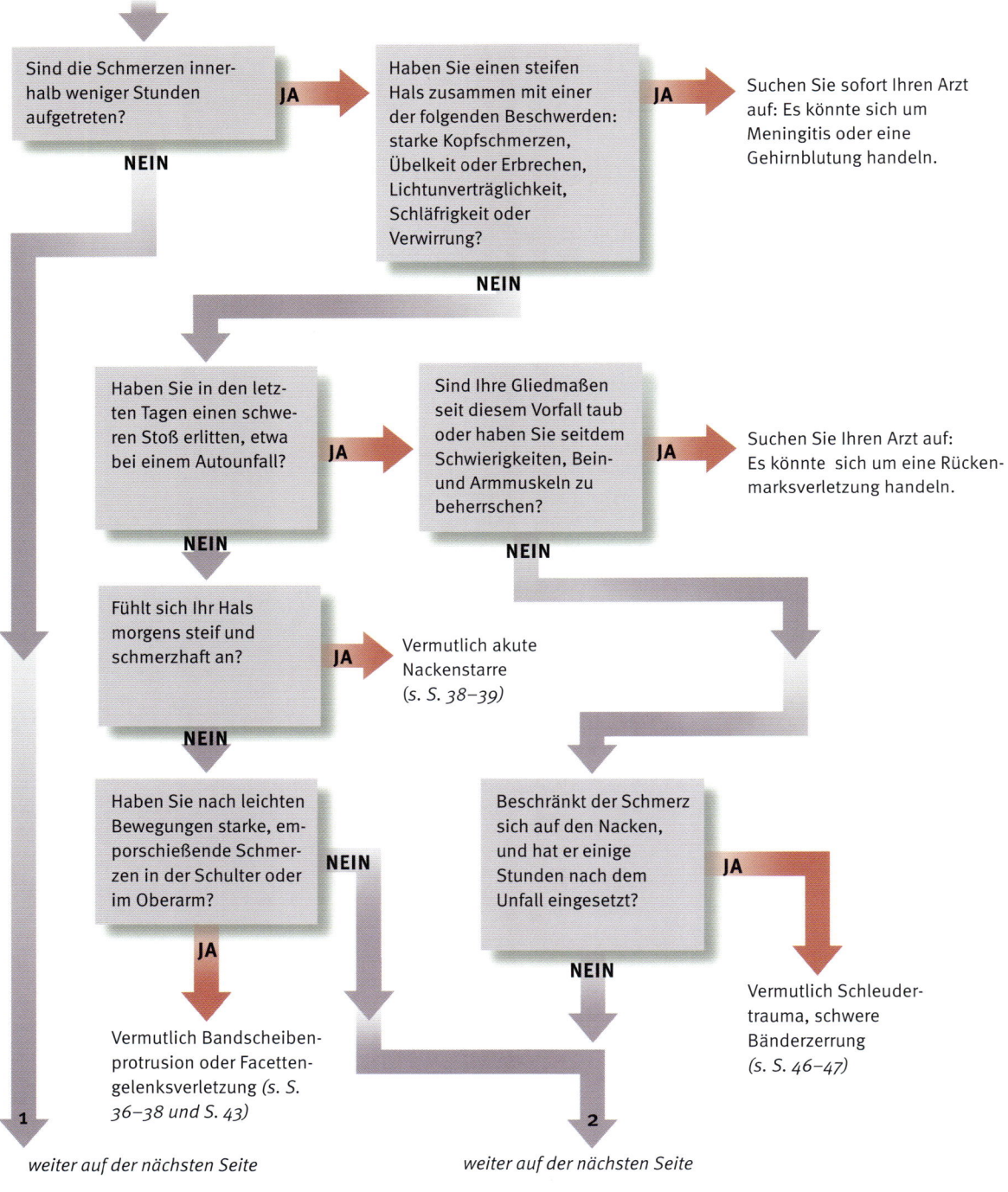

Sind die Schmerzen innerhalb weniger Stunden aufgetreten?

JA →

Haben Sie einen steifen Hals zusammen mit einer der folgenden Beschwerden: starke Kopfschmerzen, Übelkeit oder Erbrechen, Lichtunverträglichkeit, Schläfrigkeit oder Verwirrung?

JA →

Suchen Sie sofort Ihren Arzt auf: Es könnte sich um Meningitis oder eine Gehirnblutung handeln.

NEIN

NEIN

Haben Sie in den letzten Tagen einen schweren Stoß erlitten, etwa bei einem Autounfall?

JA →

Sind Ihre Gliedmaßen seit diesem Vorfall taub oder haben Sie seitdem Schwierigkeiten, Bein- und Armmuskeln zu beherrschen?

JA →

Suchen Sie Ihren Arzt auf: Es könnte sich um eine Rückenmarksverletzung handeln.

NEIN

NEIN

Fühlt sich Ihr Hals morgens steif und schmerzhaft an?

JA →

Vermutlich akute Nackenstarre
(s. S. 38–39)

NEIN

Haben Sie nach leichten Bewegungen starke, emporschießende Schmerzen in der Schulter oder im Oberarm?

NEIN

Beschränkt der Schmerz sich auf den Nacken, und hat er einige Stunden nach dem Unfall eingesetzt?

JA

JA

NEIN

Vermutlich Bandscheibenprotrusion oder Facettengelenksverletzung *(s. S. 36–38 und S. 43)*

Vermutlich Schleudertrauma, schwere Bänderzerrung
(s. S. 46–47)

1

2

weiter auf der nächsten Seite

weiter auf der nächsten Seite

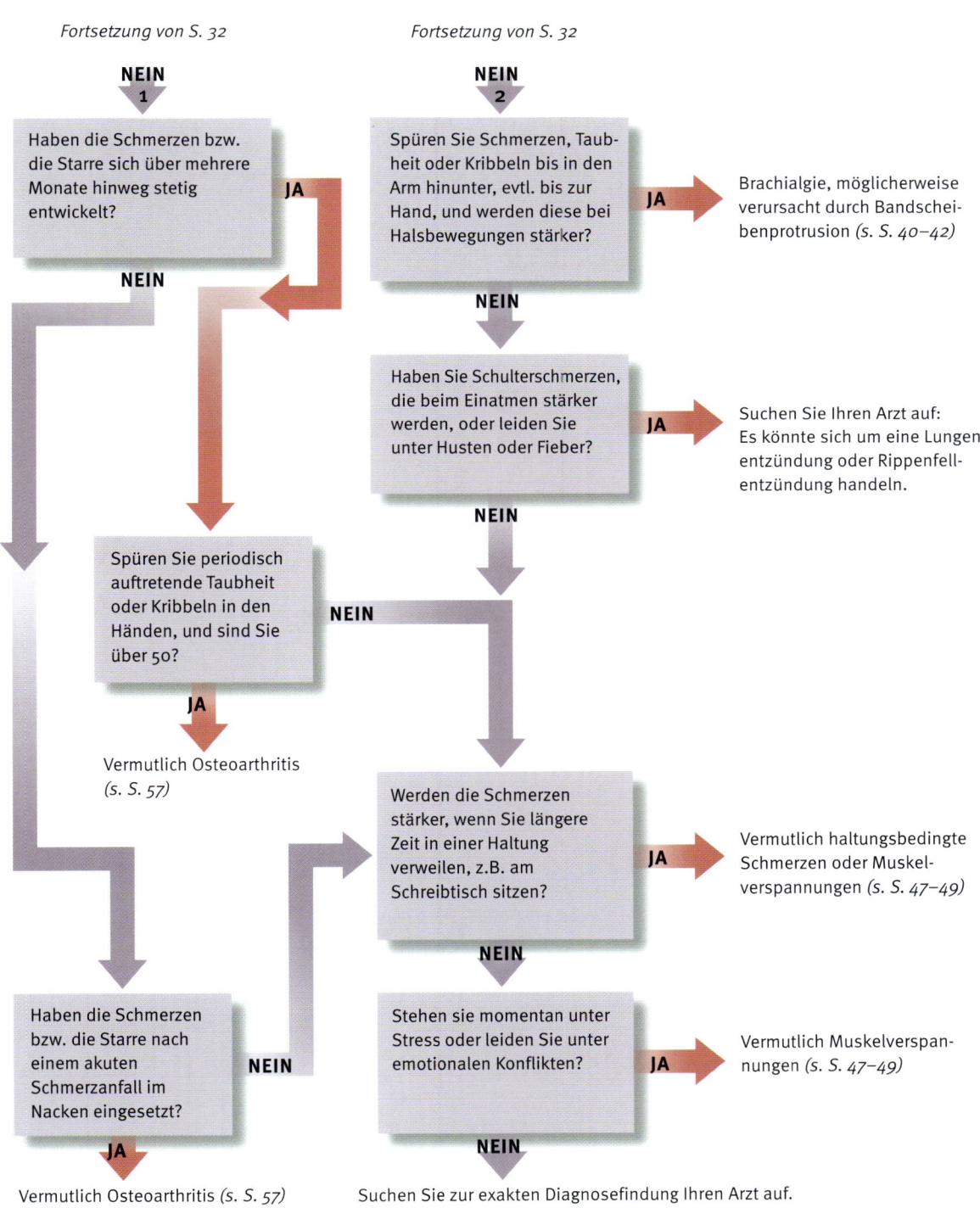

Fortsetzung von S. 32

NEIN
1

Haben die Schmerzen bzw. die Starre sich über mehrere Monate hinweg stetig entwickelt?

JA

NEIN

Fortsetzung von S. 32

NEIN
2

Spüren Sie Schmerzen, Taubheit oder Kribbeln bis in den Arm hinunter, evtl. bis zur Hand, und werden diese bei Halsbewegungen stärker?

JA → Brachialgie, möglicherweise verursacht durch Bandscheibenprotrusion *(s. S. 40–42)*

NEIN

Haben Sie Schulterschmerzen, die beim Einatmen stärker werden, oder leiden Sie unter Husten oder Fieber?

JA → Suchen Sie Ihren Arzt auf: Es könnte sich um eine Lungenentzündung oder Rippenfellentzündung handeln.

NEIN

Spüren Sie periodisch auftretende Taubheit oder Kribbeln in den Händen, und sind Sie über 50?

NEIN

JA

Vermutlich Osteoarthritis *(s. S. 57)*

Werden die Schmerzen stärker, wenn Sie längere Zeit in einer Haltung verweilen, z.B. am Schreibtisch sitzen?

JA → Vermutlich haltungsbedingte Schmerzen oder Muskelverspannungen *(s. S. 47–49)*

NEIN

Haben die Schmerzen bzw. die Starre nach einem akuten Schmerzanfall im Nacken eingesetzt?

NEIN

Stehen sie momentan unter Stress oder leiden Sie unter emotionalen Konflikten?

JA → Vermutlich Muskelverspannungen *(s. S. 47–49)*

JA

Vermutlich Osteoarthritis *(s. S. 57)*

NEIN

Suchen Sie zur exakten Diagnosefindung Ihren Arzt auf.

3

Akute und chronische Rückenschmerzen

Mit Hilfe der Diagramme auf den vorangehenden Seiten haben Sie sicher schon etwas über die möglichen Ursachen Ihrer Symptome herausgefunden. Doch eine genaue Diagnose Ihrer Beschwerden und eine exakte Lokalisation der betroffenen Region kann selbst für einen Spezialisten schwierig sein. Wenn Sie sich körperlich zu sehr angestrengt haben und sich vor Schmerzen kaum noch bewegen können, haben Sie es vielleicht mit einer Bandscheibenverletzung, einem Bänder- oder Muskelriss oder auch mit einer gleichzeitigen Überlastung mehrerer Rückenkomponenten zu tun.

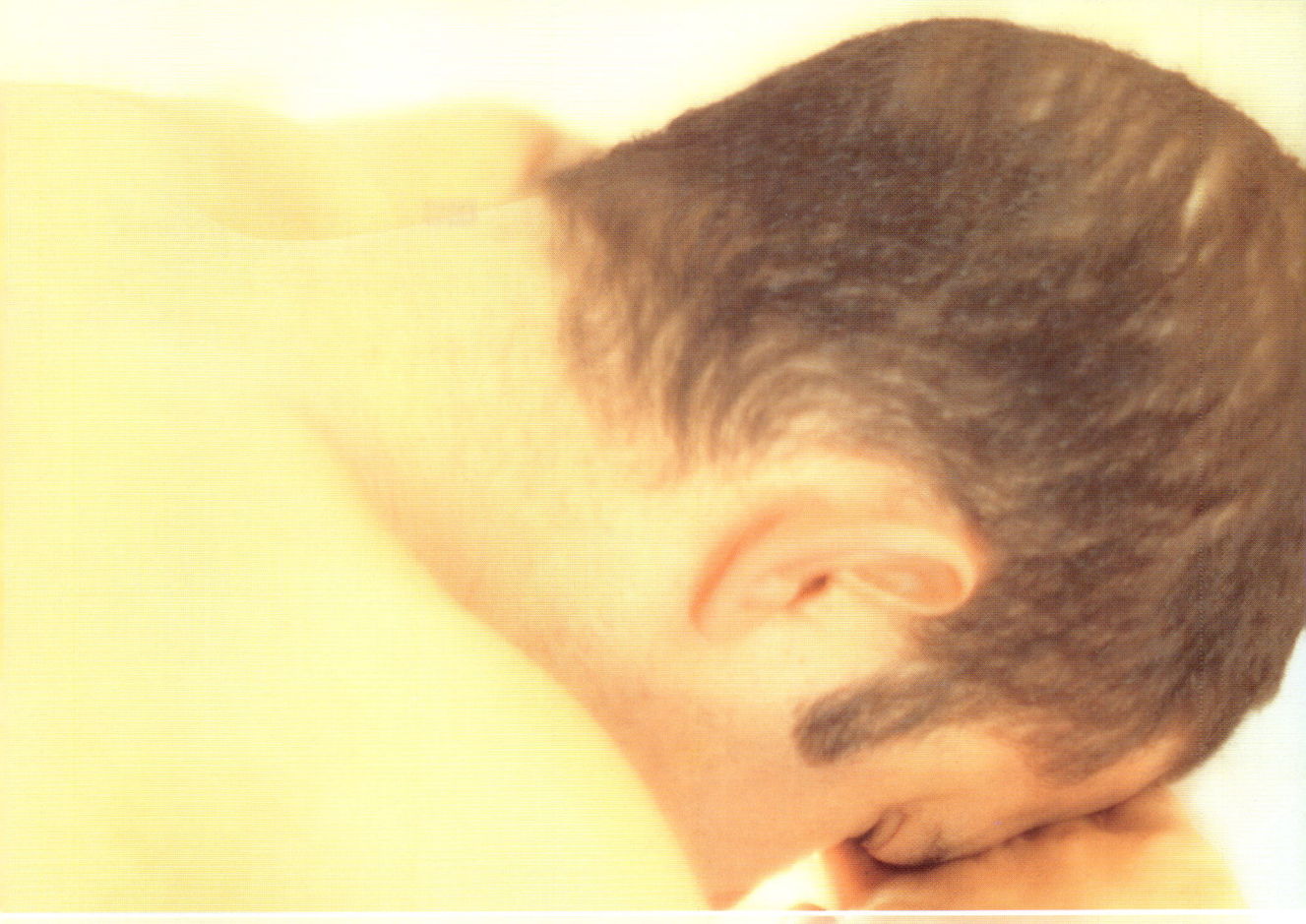

Wir verstehen den Heilprozess nach einer Muskel- oder Bänderverletzung mittlerweile besser als noch vor 50 Jahren, als noch praktisch jede Art von Kreuzschmerzen als »Ischias« oder »Hexenschuss« diagnostiziert wurde, ohne dass die genaue Störung bekannt war. Ein Großteil der Forschung konzentriert sich heutzutage auf die Bandscheiben – auf ihre Funktion, ihren Aufbau und ihren Alterungsprozess. Fast alle Wirbelsäulenprobleme rühren daher, dass ein Teil dieses komplexen Gefüges überlastet, verklemmt oder funktionsgestört ist.

Bandscheibenprobleme

Die Bandscheiben sind anfällig für Drehkräfte, die die äußere Knorpelschicht beschädigen können. Dann tritt das gallertartige Kerninnere gewölbt hervor (Bandscheibenvorwölbung oder Protrusion) oder durch den gerissenen Faserring ganz heraus (Bandscheibenvorfall oder Prolaps). Ein solcher Riss im Bandscheibenknorpel verursacht oft lokale Schmerzen durch Reizung der Bänder, Duralscheiden und Nervenfasern in einem beschädigten *Annulus fibrosus*. Manchmal drückt die Bandscheibe auf einen Nerv, was zu Schmerzen in einem Arm oder Bein führen kann. Zu einem Bandscheibenbruch kommt es, wenn Teile des *Nucleus pulposus* sich ganz vom Hauptkern ablösen und das anhaftende Band durchstoßen. Bandscheibenprobleme treten meist im Lendenwirbelbereich auf, sind aber auch im Halswirbel- oder, noch seltener, im Brustwirbelbereich möglich.

Bandscheibenprotrusion

Diese Verletzung verursacht manchmal nur geringe Schmerzen im direkt betroffenen Bereich, führt dann aber in weiter entfernten Regionen zu extrem starken Schmerzen. Früher nannte man solche Beschwerden »Hexenschuss«, womit im Grunde jede Art akuter Kreuzschmerzen gemeint war. Noch immer ist sich die medizinische Forschung nicht einig, ob eher eine Bandscheibenprotrusion oder eine Überlastung der Facettengelenke daran schuld sind.

Bandscheibenprobleme sind weit verbreitet. Ein ernsterer Prolaps tritt im Allgemeinen bei Menschen jüngeren und mittleren Alters auf, da deren Bandscheiben noch mehr Gallertmasse enthalten als bei älteren Menschen (s. S. 56). So kann bei einem Knorpelriss dann auch mehr Füllung austreten.

Im Kreuzbereich

Einer akuten Bandscheibenprotrusion im Kreuz müssen keine Warnsignale vorangehen. Der Schmerz wird meist im mittleren oder seitlichen Kreuzbereich als tief sitzend und dumpf empfunden. Er kann in Richtung Gesäß, Hüften oder Lenden ausstrahlen, teils bis in die Oberschenkel, wobei die ausstrahlenden Schmerzen wiederholt kommen und gehen.

Die Bewegungsfreiheit wird durch die Schmerzen eingeschränkt. Sich nach vorn zu beugen ist meist am schmerzhaftesten, manchmal tut aber auch die Beugung nach hinten oder zur Seite mehr weh. Vielleicht verlagern Sie das Gewicht auf eine Seite oder können sich nicht grade aufrichten. Häufig wird

Mögliche Schmerzbereiche

Eine Bandscheibenprotrusion verursacht in den meisten Fällen starke Schmerzen im direkt betroffenen Bereich. Ein dumpfer Begleitschmerz kann sich noch eine längere Strecke weiter ausdehnen. Die Schmerzen können mittig, ein- oder beidseitig auftreten.

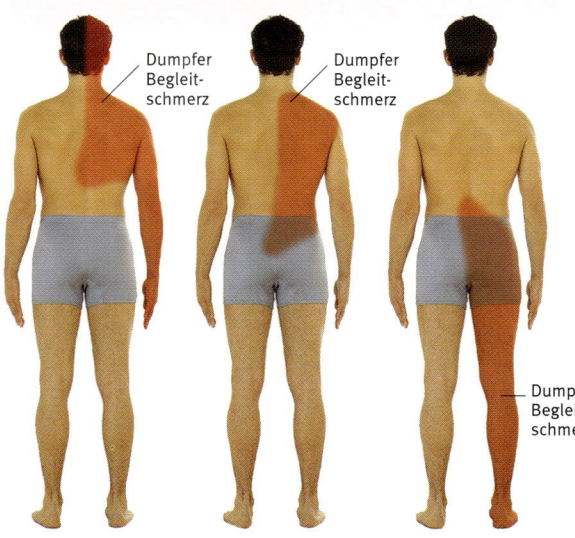

Dumpfer Begleitschmerz

Dumpfer Begleitschmerz

Dumpfer Begleitschmerz

Halswirbel-Protrusion

Brustwirbel-Protrusion

Lendenwirbel-Protrusion

Bandscheibenprotrusion/-prolaps

Eine beschädigte Bandscheibe kann auf mehrere Arten hervortreten, die nicht immer schmerzhaft sind. Die Symptome hängen von der Art der Schädigung ab, von der Menge an vorgetretener Gallertmasse und von der Fläche, gegen die sie drückt. Risse in der Knorpelschicht können zu schmerzhaften Läsionen führen. Wenn der Gallertkern so weit vorgewölbt ist, dass er gegen Bänder, *Dura mater* oder Nerven drückt, schmerzt das ebenfalls. Doch kleinere Knorpelrisse, die mit dem Alter kommen, verlaufen häufig schmerzlos.

Verletzungen der Wirbelenden

Die äußeren Schichten sind unverletzt, aber die Wirbelenden haben nachgegeben. Die Gallertmasse des Kerns ist noch vom *Annulus fibrosus* umschlossen.

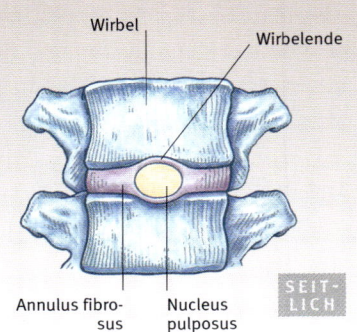

Wirbel
Wirbelende
Annulus fibrosus
Nucleus pulposus
SEITLICH

Degenerative Veränderungen

Die Bandscheibe ist im Innern gerissen, so dass das Kerninnere in den *Annulus fibrosus* übertritt.

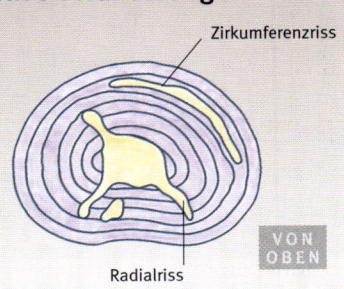

Zirkumferenzriss
Radialriss
VON OBEN

Der *Annulus fibrosus* ist gerissen. Das Kerninnere läuft durch die winzigen Spalten aus.

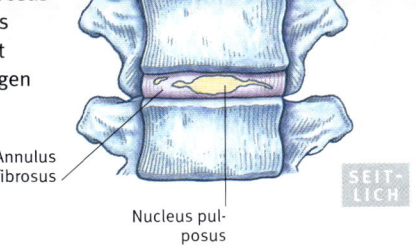

Annulus fibrosus
Nucleus pulposus
SEITLICH

Bandscheibenschäden

Die Bandscheibe wölbt sich so weit vor, dass sie gegen das hintere Band stößt (Protrusion).

Band

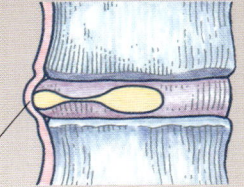

SEITLICH

Ein Teil des *Nucleus pulposus* löst sich und durchbricht den *Annulus fibrosus*, so dass er gegen das Band drückt (Prolaps).

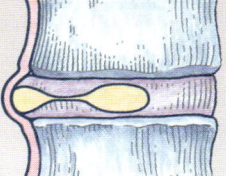

SEITLICH

Die Bandscheibe durchtrennt nach dem Prolaps das Band.

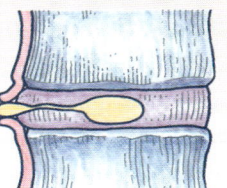

SEITLICH

Der *Nucleus pulposus* läuft durch den gerissenen *Annulus fibrosus* und das durchtrennte Band aus.

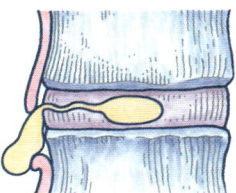

SEITLICH

der Schmerz plötzlich stärker, wenn Sie husten, lachen oder niesen. Beim Gehen wird der Schmerz für gewöhnlich schrittweise stärker, besonders wenn Sie sich wieder bücken oder strecken.

Längeres Sitzen verschafft eventuell Erleichterung, aber wenn Sie wieder aufstehen, sind Schmerzen und Steifheit zum Teil schlimmer. Andererseits kann gerade das Sitzen schmerzhaft sein, je nachdem auf welche Weise die Bandscheibe hervorsteht. Oft findet man im Liegen (nicht unbedingt auf dem Rücken) vorübergehende Erleichterung.

Die Bandscheibenprotrusion kann nach ein paar Tagen spontan zurückgehen, aber auch monatelang andauern. Das hängt von Größe und Lage der Protrusion ab, aber auch von Ihrer Reaktion auf den Schmerz: Mit stark verspannten Muskeln fällt es schwer, wieder beweglich zu werden, was den Heilungsprozess verzögert. Wenn der Schmerz so stark ist, dass Sie sich kaum bewegen können, legen Sie sich am besten zwei oder drei Tage ins Bett, bleiben dabei aber so beweglich wie möglich.

Es gibt Maßnahmen für eine raschere Heilung: Gymnastik, Manipulation und Reizpunkt-Akupunktur (s. S. 158) zur Schmerzlinderung und Muskelentspannung.

Im mittleren Rückenbereich

Im Brustwirbelbereich treten Protrusionen seltener auf, da diese Region weniger beweglich ist und die Bandscheiben kleiner sind. Sollte das Rückenmark gefährdet sein, wird evtl. eine Operation notwendig.

Im Nackenbereich

Bei dieser Art Störung wacht man typischerweise morgens auf, ohne den Kopf vom Kissen heben zu können. Den Kopf zu drehen ist sehr schmerzhaft und kaum möglich. Fast ebenso schwer fällt es zu nicken.

Dieser Zustand wird oft als Nackenstarre bezeichnet. Die beschränkte Bewegungsfreiheit stammt dabei eher von einer physischen Funktionsstörung als von einer regulären Krankheit. Auch bei Facettengelenkschäden (s. S. 43) spricht man von Nackenstarre. Manche Mediziner halten sie immer noch für eine Form von Muskelspasmus.

Meist fühlt man sich nach fünf bis zehn Tagen auch ohne spezielle Behandlung besser. Manchmal helfen eine sanfte physiotherapeutische Behandlung, das nächtliche Tragen einer Halskrause zur Vermeidung weiterer Belastungen oder Akupunktur und Gymnastik gegen Muskelverspannungen. So

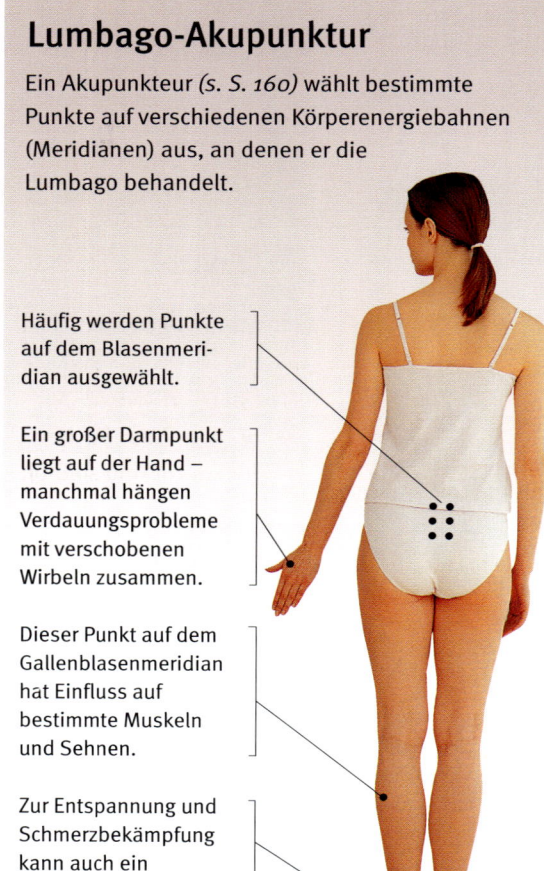

Lumbago-Akupunktur

Ein Akupunkteur (s. S. 160) wählt bestimmte Punkte auf verschiedenen Körperenergiebahnen (Meridianen) aus, an denen er die Lumbago behandelt.

Häufig werden Punkte auf dem Blasenmeridian ausgewählt.

Ein großer Darmpunkt liegt auf der Hand – manchmal hängen Verdauungsprobleme mit verschobenen Wirbeln zusammen.

Dieser Punkt auf dem Gallenblasenmeridian hat Einfluss auf bestimmte Muskeln und Sehnen.

Zur Entspannung und Schmerzbekämpfung kann auch ein Fußpunkt wirken.

Ursachen für Protrusionen

Die meisten schmerzhaften Protrusionen entwickeln sich aus zunächst schmerzfreien. Beim plötzlichen Drehen oder Beugen wird die beschädigte Bandscheibe erst auf einer, dann sofort auf der anderen Seite zusammengedrückt.

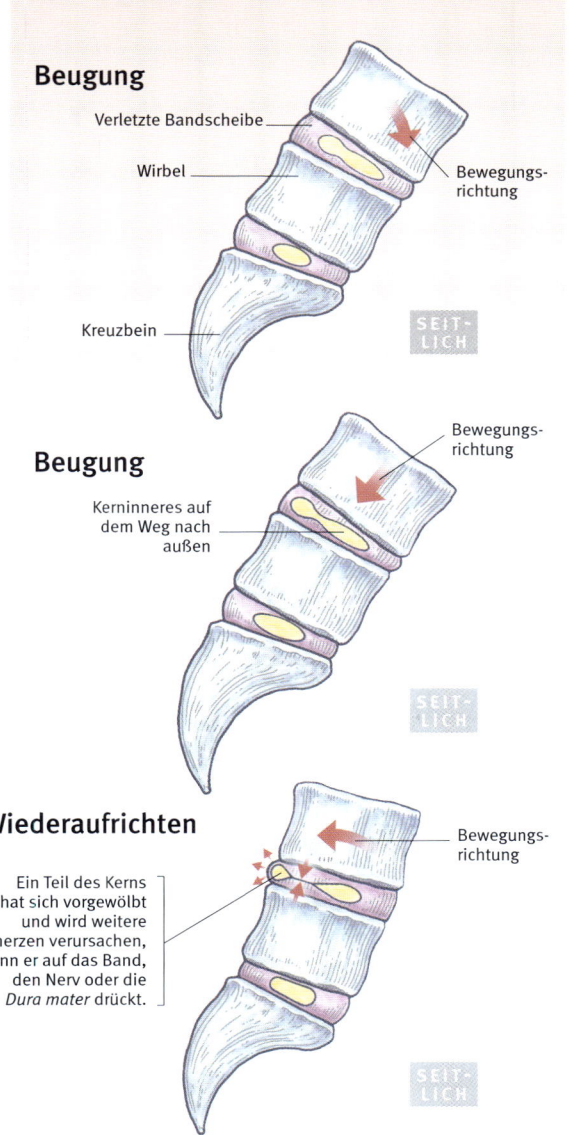

Beugung

Verletzte Bandscheibe

Wirbel

Bewegungsrichtung

Kreuzbein

SEIT-LICH

Beugung

Bewegungsrichtung

Kerninneres auf dem Weg nach außen

SEIT-LICH

Wiederaufrichten

Bewegungsrichtung

Ein Teil des Kerns hat sich vorgewölbt und wird weitere Schmerzen verursachen, wenn er auf das Band, den Nerv oder die *Dura mater* drückt.

SEIT-LICH

unangenehm eine Nackenstarre auch ist, kann man dabei doch den gewohnten Alltagsbeschäftigungen nachgehen. Bei kleinen Kindern hängt Nackenstarre manchmal mit Hals- oder Ohrinfektionen zusammen. Ältere Menschen leiden selten unter akuter Nackenstarre, in diesem Alter sind die Symptome eher chronisch und Teil des allgemeinen Alterungsprozesses.

CHRONISCHE BANDSCHEIBEN-PROBLEME

Die meisten akuten Bandscheibenpatienten erholen sich, wenn Schwellung und Entzündungen langsam abklingen und das hervorgetretene Bandscheibenfragment absorbiert wird. Das kann Wochen oder Monate dauern. In 10–30% aller Fälle dauern die Probleme jedoch an.

Im Kreuzbereich

Verletzungen der Lendenwirbelsäule führen meist zu Schmerzen und Gelenksteifheit nach dem Hinsetzen. Gelegentlich bleibt der Rücken unbeweglich in einer Position stehen. Der Schmerz tritt für gewöhnlich einseitig auf, dazu kommen eventuell unregelmäßige Schmerzen und Prickeln im Bein. Diese Symptome kommen mit einem dumpfen Begleitschmerz häufig bei Rückenpatienten mittleren Alters vor und sind oft die Folge von Haltungsschäden oder exzessivem Heben und Bücken.

Die langfristigen Heilungsaussichten sind in diesem Fall recht gut, da die Wirbelsäule mit fortschreitendem Alter mitsamt der Bänder verknöchert, was sie stabiler werden lässt. Bis dahin lassen die Schmerzen sich durch Manipulation, Gymnastik oder Prolotherapie (*s. S. 101*) lindern. Nur wenige Betroffene müssen sich operieren lassen. Am sinnvollsten ist es, sich regelmäßig zu bewegen, auf seine Körperhaltung zu achten, aktiv zu bleiben und die bekannten Rückenrisikofaktoren zu meiden.

Im Nackenbereich

Falls Sie in jungen Jahren zwei oder drei akute Anfälle von Nackenschmerzen erlitten haben, kann es im mittleren Alter zu häufigen tief sitzenden Schmerzen im Schulter- und Nackenbereich kommen.

Gelegentlich tritt vielleicht eine mildere Version der Nackenstarre auf. Möglicherweise bemerken Sie bei plötzlichen Kopf- und Halsbewegungen Mahlgeräusche. Das liegt daran, dass die Bandscheiben dünner werden und der Kompressionsdruck auf die kleinen Nackengelenke und Bänder größer wird.

Wenn eine Bandscheibe schwächer wird, erschlaffen die Bänder und können das betroffene Wirbelsäulensegment nicht mehr abstützen. Eventuell leiden Sie unter periodischen Nervenwurzelschmerzen, vielleicht begleitet von Stichen in der Hand, wenn die Nervenwurzeln zusammengedrückt werden.

Die Behandlungsmöglichkeiten für den Nacken sind denen für den Lendenbereich sehr ähnlich, doch sind chronische Muskelverspannungen im Nacken viel wahrscheinlicher. Beugen Sie diesen mit Entspannungsübungen (*s. S. 68*) vor.

NERVENREIZUNGEN

Wenn eine Bandscheibe zu einer Seite hin vortritt, drückt sie manchmal auf eine Nervenwurzel, die dort aus dem Rückenmark heraustritt. Man spürt dann Schmerzen an dieser Stelle, aber auch am betroffenen Nervenende, meist im Bein oder Arm. Zusätzlich kann es bei gereizten Nerven zu Taubheit oder Prickeln kommen. Halten diese Beschwerden an, so kann die Nervenwurzel permanent geschädigt werden, was die von diesem Nerv kontrollierten Muskeln schwächt. Die Nervenscheide kann sich als Reaktion auf die Reizung entzünden.

Ischialgie – Nervenwurzel im Bein

Wenn eine der Bandscheiben im Kreuz auf den Ischiasnerv drückt, tritt der Schmerz in einem Bein auf, möglicherweise mit Taubheit und Kribbeln im Bein oder im Fuß verbunden. In schwereren Fällen, wenn der Nerv permanent geschädigt ist, können bestimmte Beinmuskelgruppen geschwächt werden.

Ischiasprobleme beginnen für gewöhnlich mit Rückenschmerzen, doch nach ein paar Tagen lassen diese nach, und der Beinschmerz wird stärker. Diese Veränderung weist darauf hin, dass die Bandscheibe weiter seitlich hervorgetreten ist.

In manchen Fällen von Ischialgie ist der Schmerz ungeachtet der eingenommenen Körperhaltung extrem und unablässig. Glücklicherweise lösen sich die meisten Bandscheibenprotrusionen irgendwann spontan von selbst. Nach einer Weile lässt dann der Beinschmerz nach und das Kribbeln verschwindet langsam wieder. Ein kleiner tauber Bereich im Fuß oder eine gewisse Schwäche im Fuß- oder Zehmuskel kann zurückbleiben.

Ungefähr 90% aller schweren Ischiasfälle bessern sich innerhalb von drei Monaten, wenn aber nach zwei Wochen noch keinerlei Besserung eingetreten ist, suchen Sie einen Arzt auf. Manipulation, Streckung, Akupunktur, Haltungskorrektur und Gymnastik sind meist weniger erfolgreich als Injektionen.

Brachialgie – Nervenwurzeln im Arm

Der Schmerz stammt oft von einer hervortretenden Halswirbelbandscheibe, die seitlich auf eine Nervenwurzel aus dem Wirbelkanal drückt. So kommt es zu starken Schmerzen im Arm oder in der Hand. Dazu kann Prickeln oder partielle Taubheit auftreten.

Falls die Nervenwurzel beschädigt ist und eine reguläre Muskelschwäche verursacht, lassen die extremen Schmerzen sich kaum durch Bettruhe, Manipulation oder Akupunktur lindern. Eventuell wird eine Halskrause (nicht allzu lange tragen!) oder eine Injektion verordnet.

Nerven zu den Händen und den Füßen

Die Hüftnerven treten aus dem Wirbelkanal zwischen dem vierten Lenden- und dem zweiten Kreuzbeinwirbel aus und verlaufen bis zu den Füßen. Ein eingeklemmter Ischiasnerv sendet scharf einschießende Schmerzen in ein Bein, evtl. verbunden mit Taubheit und Prickeln. Die Halswirbelnerven treten unten am Hals aus dem Wirbelkanal aus und verlaufen bis zu den Händen. Der Oberschenkelnerv tritt zwischen dem zweiten und fünften Lendenwirbel aus.

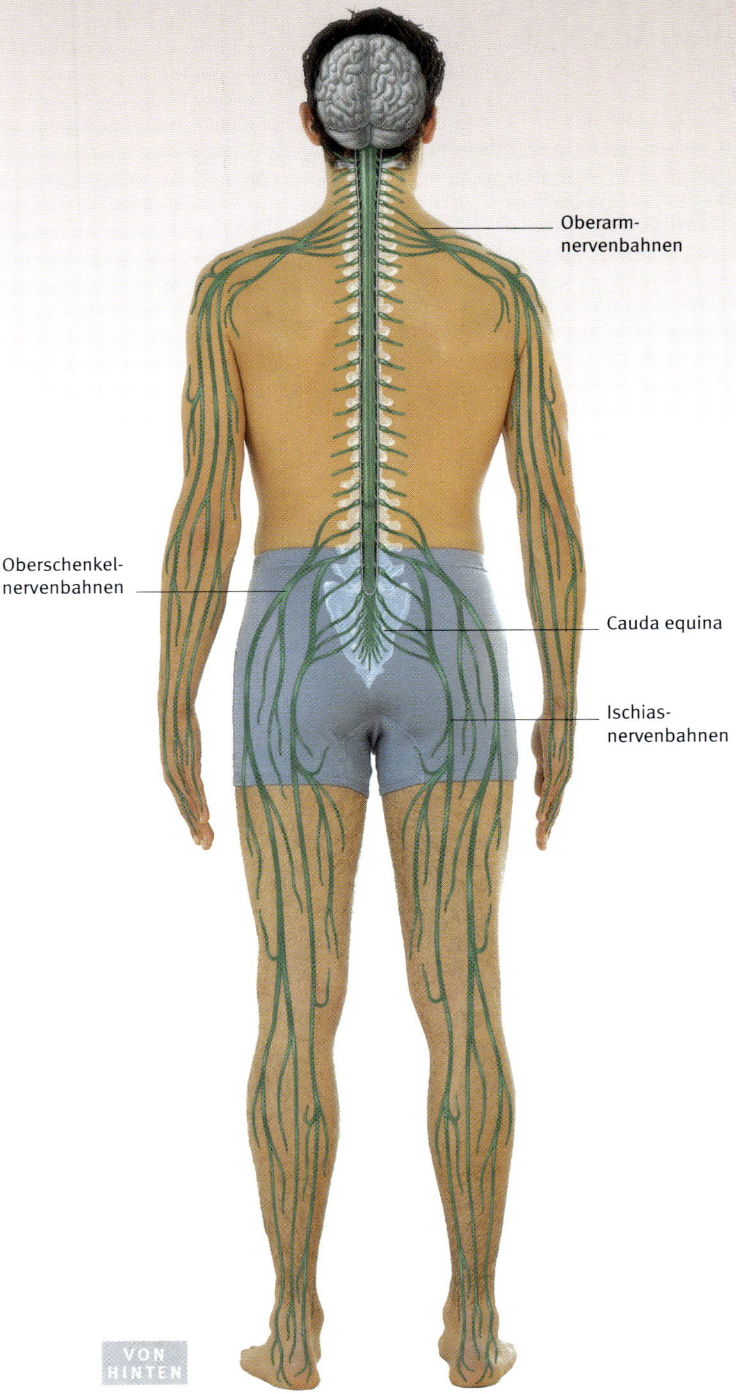

Gequetschte Nerven

Der *Nucleus pulposus* ragt zwischen den Wirbeln heraus und klemmt einen Nerv an seiner Abzweigung aus dem Wirbelkanal ein. Die Schmerzen können dann in allen von dem Nerv durchzogenen Regionen auftreten.

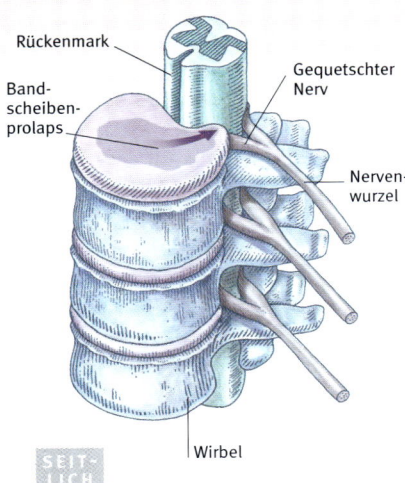

Rückenmark

Bandscheibenprolaps

Gequetschter Nerv

Nervenwurzel

Wirbel

SEITLICH

Oberarmnervenbahnen

Oberschenkelnervenbahnen

Cauda equina

Ischiasnervenbahnen

VON HINTEN

CHRONISCHE ISCHIALGIE UND BRACHIALGIE

Andauernde Ischias- oder Schulter-Arm-Schmerzen können von einer Bandscheibenprotrusion, einer Epiduralfibrose oder lateralen Kanalstenose (s. S. 57) herrühren. Seltener tritt eine chronische Brachialgie auf, wenn die Halswirbelnerven durch eine zusätzliche Rippe zwischen Schlüsselbein und Brustkorb eingeklemmt werden oder wenn ein Tumor oder verspannte Nackenmuskeln darauf drücken.

Anhaltende Bandscheibenprotrusion

In einigen Ischialgie- und Brachialgiefällen geht die Bandscheibenvorwölbung nicht von selbst zurück, sondern drückt kontinuierlich weiter auf den Nerv. Sollten die Schmerzen nach achtwöchiger Behandlung noch andauern, suchen Sie einen Rückenspezialisten auf, der mithilfe eines Scans herausfinden kann, welche Bandscheibe sich verschoben hat.

Je nach Schmerzintensität, Ausmaß der Nervenschädigung und Grad der Behinderung empfiehlt sich evtl. eine Operation zum Entfernen des hervorgetretenen Bandscheibenteils. Es kommt vor, dass ein Stück Knorpel sich vollkommen löst und gegen den Nerv verklemmt liegt. In diesem Fall kann das Fragment operativ entfernt werden.

Eine chronische Ischialgie kann unabhängig von seiner Ursache lang anhaltende starke Schmerzen mit sich bringen, zu deren Bewältigung Sie Hilfe brauchen (s. Kapitel 9). Manipulation, Akupunktur, Streckung oder Bettruhe sind dann selten von Nutzen. Auch Injektionen bringen nur für kurze Zeit Erleichterung. Selbst wenn es sechs bis neun Monate dauert, ist doch die wahrscheinlichste Lösung ein spontanes selbsttätiges Abklingen des Syndroms.

Epiduralfibrose

Nach einer Protrusion oder Operation bildet sich manchmal Narbengewebe an der Nervenwurzelhülle,

Epiduralfibrose

Starres Narbengewebe an einer beschädigten Nervenwurzelhülle kann an den Wirbelkanalknochen haften bleiben und die Nervenwurzel einklemmen. So wird vor allem das Vorbeugen, wenn an diesem Nerv gezogen wird, sehr schmerzhaft.

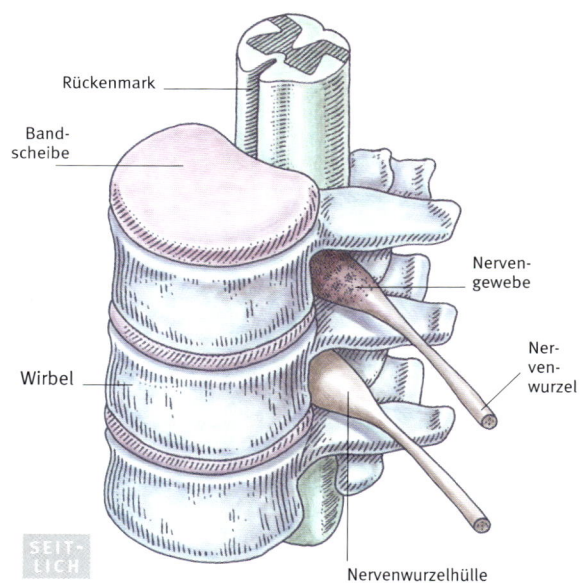

Rückenmark

Band-
scheibe

Nerven-
gewebe

Ner-
ven-
wurzel

Wirbel

SEIT-
LICH

Nervenwurzelhülle

das dann an der Wirbelkanalwand haftet. Es kommt zu Schmerzen beim Vorbeugen, Ausschreiten und Strecken. Für gewöhnlich legt sich der Schmerz, wenn man sich gerade aufrichtet oder flach hinlegt.

Die Bewegungsfreiheit kehrt in dieser Situation auch nach Monaten nicht zurück, da das Narbengewebe fest bleibt. Wenn sich die Nervenwurzel nicht von selbst befreit, muss das Narbengewebe durch Bewegungsübungen Schritt für Schritt gedehnt werden. Dafür gibt es keine Behandlungsmethode mit nachweisbarem Erfolg. Versuche wurden mit Cortisoninjektionen, Enzymgaben zur Auflösung des Narbengewebes und mit Ausräumung der Adhäsionen per Oszilloskop (Epiduroskopie) gemacht.

Gelenkschäden

Wenn ein Gelenk abrupten Drehungen oder Stößen ausgesetzt wird, führt die Reizung der Bänder und der Gelenkkapsel zu starken Schmerzen und es kann sich verklemmen. Wird diese Position auch noch von Muskelspasmen unterstützt, spricht man von einer Funktionsstörung.

FACETTENGELENKE

Akute Rückenschmerzen sind oft das Resultat, wenn eines der kleinen Facettengelenke, die die Wirbel miteinander verbinden, festsitzt. Das kann an jedem Punkt der Wirbelsäule geschehen, tritt aber am häufigsten im Hals- und Lendenwirbelbereich auf. Die Schmerzen sind eine Folge der Facettengelenksirritation.

Im Kreuzbereich

Eine heftige Dreh- oder Beugebewegung kann die Bänder, Muskeln und Kapseln eines Facettengelenks verletzen. Bei Menschen mittleren Alters, bei deren Bandscheiben der Verschleiß einsetzt und deren Bänder sich zu lockern beginnen, werden die Facettengelenke generell anfälliger.

Die Symptome sind denen einer Bandscheibenvorwölbung im Kreuzbereich sehr ähnlich: sehr starke Schmerzen und zwei bis drei Tage lang eingeschränkte Bewegungsfreiheit. Die Schmerzen können auf Gesäß, Hüfte, Bauch und Oberschenkel ausstrahlen, aber anders als bei Bandscheibenschäden ohne stechende Schmerzen im Bein, Taubheit oder Muskelschwäche.

Kurze Ruhepausen, Schmerzmittel, Gymnastik und Manipulation sind hilfreich. Viel hängt auch hier von der körperlichen Fitness der Betroffenen

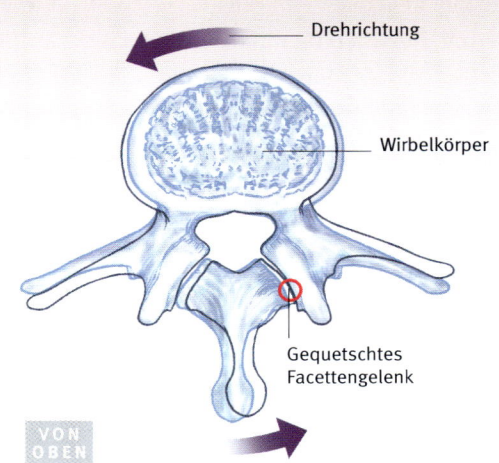

Facettengelenkschäden

Ein Gelenk sitzt fest, wenn zwischen den Facetten ein kleines Stück Gelenkkapsel eingeklemmt wurde.

Drehrichtung

Wirbelkörper

Gequetschtes Facettengelenk

VON OBEN

Drehbelastung
Das Facettengelenk wird bei der Wirbelsäulendrehung überlastet, oft beim Bücken oder Aufstehen.

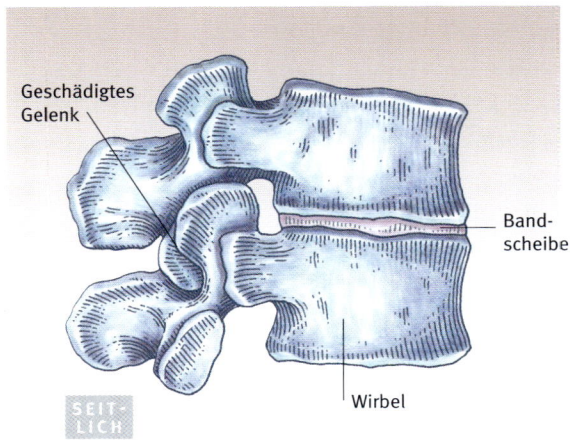

Geschädigtes Gelenk

Bandscheibe

Wirbel

SEITLICH

Gelenkschaden
Wenn die Knochen in der Wirbelreihe verrutschen, aber immer noch überlappen, liegt eine Gelenkfunktionsstörung vor.

ab. Wer einen guten Muskeltonus besitzt und sich entspannen kann, erholt sich auch rascher wieder.

Im mittleren Rückenbereich

Abrupte Dreh- und Beugebewegungen können auch zu akutem Schmerz im Brustwirbelbereich führen, der um die Seiten herum bis nach vorn zur Brust oder zum Magen ausstrahlen kann. Zu Anfang kann sogar das Ein- und Ausatmen schmerzhaft sein.

Es gelten dieselben möglichen Ursachen wie bei anderen Wirbelsäulenproblemen, etwa mangelndes Aufwärmtraining vor dem Sport oder das Heben schwerer Möbel. Manchmal reicht schon eine unglückliche Schlafposition aus. Auch wenn der anfängliche Schmerz und die Unbeweglichkeit nachgelassen haben, bleibt oft noch ein Restschmerz zurück. Bestimmte Bewegungen können noch wochen-, monate- oder jahrelang schwer fallen, wenn sie nicht behandelt werden (meist durch Manipulation).

Mäßige Schmerzen im mittleren Rücken treten relativ häufig und in fast jeder Altersgruppe auf, meist in den mittleren Jahren. Oft fühlt man sich besser, wenn man eine andere Haltung einnimmt, der Schmerz tritt jedoch eine Weile lang immer wieder auf. Schuld an diesem Schmerztyp sind die Facettengelenke, Muskelreizpunkte (s. S. 48) oder die Gelenke zwischen Rippen und Brustwirbeln, die gelegentlich eingeklemmt werden.

Im Nacken

Gelenkprobleme im Halswirbelbereich führen zu schmerzhafter Nackenstarre. Die Symptome sind ähnlich wie bei einer durch Bandscheibenprotrusion verursachten Nackenstarre: Schmerzen und Unbeweglichkeit des Kopfes in bestimmte Richtungen.

Die meisten Betroffenen legen sich flach hin, so dass der Hals das Gewicht des Kopfes nicht mehr tragen muss, bei anderen verschlimmert das die Schmerzen noch. Am besten halten Sie den Hals aufrecht und abgestützt. Versuchen Sie es nachts mit einer Halskrause oder einem zusammengerollten Handtuch um den Hals, so dass der Kopf im Schlaf nicht mehr hin- und herrollen kann. Das lindert den Schmerz und beschleunigt die Heilung.

Derartige Attacken führen selten zu langfristigen Problemen, doch manchmal hält der Schmerz noch viele Wochen oder gar Monate lang an und strahlt in den Schulterblattbereich aus. Es können sich Reizpunkte bilden (s. S. 48), aber generell erweisen sich Massagen und Injektionen ins Gelenk als außerordentlich wirkungsvoll.

ILIOSAKRALGELENK

Eine Überlastung der Iliosakralgelenke tritt meist bei Frauen jüngeren bis mittleren Alters auf. Bei Männern sind besonders Sportler betroffen. Diese Verletzung betrifft vermutlich deshalb häufiger Frauen, weil die fibrösen Bänder des Iliosakralgelenks (s. rechts) während der Schwangerschaft in Erwartung der Geburt erschlaffen. Die unmittelbare Ursache einer Iliosakralverletzung ist oft eine Dreh- oder Beugebewegung. Die meisten Betroffenen wissen, wann der Schmerz eingesetzt hat und welche Bewegung ihn verursacht hat. Eine versteckte Treppenstufe ist beispielsweise oft die Ursache – die Muskeln sind auf die Belastung nicht vorbereitet, und die Bänder müssen die ganze Wucht abfangen.

Ein verdrehtes Iliosakralgelenk spürt man durch einen scharfen Schmerz im Gesäß, wenn man den Fuß oder den Ballen aufsetzt. Außerdem tritt ein Hintergrundschmerz in einem begrenzten Bereich auf, der bis in die betroffene Gesäßseite ausstrahlt.

Sehr starke Schmerzen wandern eventuell noch weiter hinunter bis in den Oberschenkel. Der Schmerz kann sich in die Lenden- und/oder Oberschenkelregion übertragen. Meist ist dieses Phänomen aber nicht mit starken Schmerzen verbunden, sondern ist eher lästig.

Das Iliosakralgelenk

Die festgewachsenen Wirbelsegmente des Kreuzbeins enden auf jeder Seite in zwei halbmondförmigen Flächen. Diese Kreuzbeingelenkflächen passen genau in

zwei als Gegenstück geformte Flächen auf den Darmbeinen. Die beiden Darmbeine bilden zusammen mit dem Kreuzbein den Beckengürtel. Hier sieht man das

weibliche Becken; das männliche fällt enger und tiefer aus. Die Köpfe der Oberschenkelknochen passen genau in die beiden unteren Öffnungen im Darmbein.

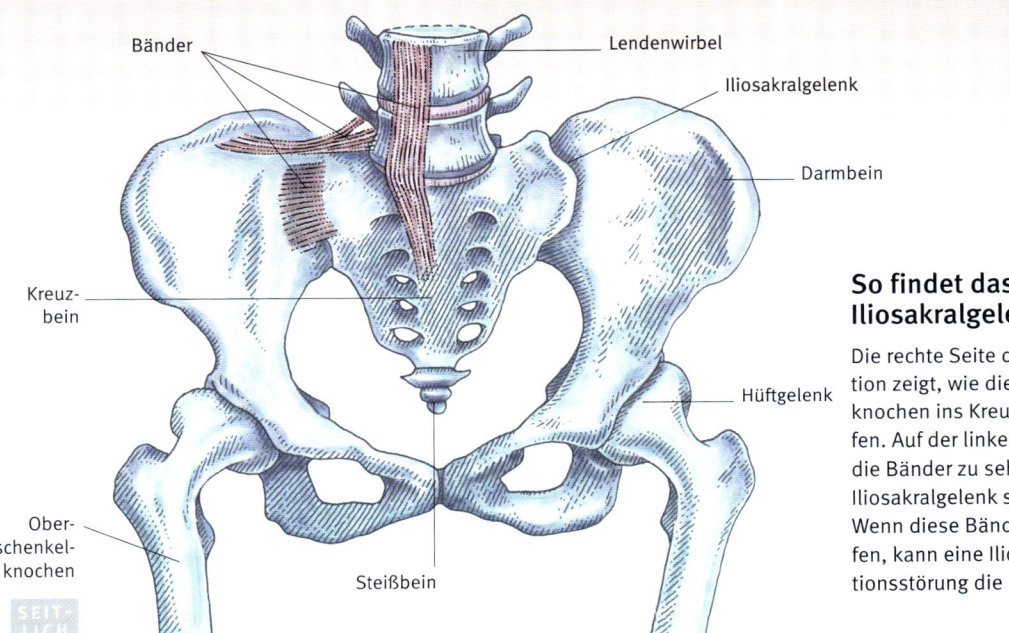

Bänder

Lendenwirbel

Iliosakralgelenk

Darmbein

Kreuz-
bein

Hüftgelenk

Ober-
schenkel-
knochen

Steißbein

SEIT-
LICH

So findet das Iliosakralgelenk Halt

Die rechte Seite dieser Illustration zeigt, wie die Darmbeinknochen ins Kreuzbein greifen. Auf der linken Seite sind die Bänder zu sehen, die das Iliosakralgelenk stützen. Wenn diese Bänder erschlaffen, kann eine Iliosakralfunktionsstörung die Folge sein.

Die meisten akuten Gelenkschmerzen lassen innerhalb von einer oder zwei Wochen von selbst nach. Sollten sie andauern, leistet Manipulation meist gute Dienste. Wurden die Bänder jedoch häufiger als ein- oder zweimal überlastet, dann muss man über längere Zeit immer wieder mit Stichen und Schmerzen rechnen. Injektionen zur Bänderhärtung (s. S. 101) helfen, dem Gelenk besseren Halt zu verschaffen. Halten die Symptome länger als vier Wochen an, suchen Sie einen Arzt auf, es könnte sich um eine chronische Entzündung handeln.

Bänderverletzungen

Eine akute Rückenschmerzattacke rührt selten allein von gezerrten Bändern her. Dennoch sind die Bänder manchmal die Hauptursache für die Schmerzen. Die Zeit, die sie zum Heilen benötigen, kann länger sein als bei einem Knochenbruch. Tatsächlich heilen sie manchmal gar nicht ganz aus und bleiben überdehnt oder adhäsionsbehaftet (wenn verfilztes Fasergewebe die Bänder daran hindert, über die Knochenflächen zu gleiten). So kann eine chronische Schmerzquelle entstehen.

Schlaffe oder überdehnte Bänder

Mit fortschreitendem Lebensalter sacken die Bandscheiben und die Wirbel in sich zusammen. Die Bänder, die die Wirbelsäule einmal fest umspannt hatten, lockern sich dann. Auch während der Schwangerschaft müssen die Bänder sich dehnen, und Wirbelsäulenverletzungen fordern ihren Tribut von den Gelenken. Wenn das geschieht, werden die Gelenke häufiger überlastet. Man kann sich das wie eine materialermüdete Maschine mit gelockertem Keilriemen vorstellen: Jede ungewöhnliche Belastung führt dann zu einem Getriebefehler.

Kleinere Anstrengungen und Haltungsveränderungen können das Gefühl verursachen, der ganze Rücken verrenke sich. Dann treten stechende Schmerzen zusammen mit einem diffusen dumpfen Begleitschmerz auf. Häufige derartige Verrenkungsattacken im Nacken oder im Kreuz lassen den ganzen Rücken instabil erscheinen. Die Empfindung strahlt von den betroffenen Facetten- oder Iliosakralgelenken aus, die festsitzen. Ist auch eine Bandscheibe betroffen, dann wird längeres Bücken und Beugen schmerzhaft und es fällt schwer, sich wieder gerade aufzurichten. Gärtnern oder Heimwerken können dann zu einem Problem werden.

Wenn außerdem die Bänder geschwächt sind, tritt der Schmerz nach längeren unbewegten Sitzphasen auf. Haltungswechsel sind dann von akuten Stichen begleitet. Die Bänder sind an dem Ende, an dem sie mit dem Knochen verbunden sind, am schwächsten, und dort können sie auch überdehnt werden. Sie entzünden sich dann und verursachen einen permanenten Hintergrundschmerz. Vermutlich ist es morgens am schlimmsten und wird dann im Verlauf des Tages besser, wenn man sich bewegt. Anstrengende Tätigkeiten, aber auch längere Sitzphasen verschlechtern den Zustand.

Diese Art von Rückenschmerz lässt sich nur schwer bewältigen, da man sie nie ganz zu überwinden scheint. Die Behandlungserfolge sind wechselhaft, aber eine gute Körperhaltung, physische Fitness und ein guter Muskeltonus können Abhilfe schaffen.

Jeder akute Schmerzanfall kann mit mäßiger Bewegung, Manipulation oder Akupunktur behandelt werden. Wenn Sie die Schmerzattacken schon gewohnt sind, wissen Sie auch, was Ihnen am besten hilft. Dauerhafte Wirkung erzielt man beispielsweise durch das Abstützen der instabilen Segmente durch Prolotherapie (s. S. 101). Eine Wirbelsäulenfusion bleibt den Patienten mit schwerer mechanischer Instabilität vorbehalten.

Im Alter wird die Wirbelsäule für gewöhnlich wieder stabiler, da die Bänder sich dann von selbst verhärten.

Peitschenhieb-Syndrom

Wenn der Hals ruckweise vor- oder zurückgestoßen wird (z.B. bei einem Auffahrunfall), werden die Bänder um die Halswirbel gedehnt oder reißen. Da die Muskeln den unerwarteten Stoß nicht abfangen können, werden die Gelenke bis zum Äußersten belastet. Die Bänder müssen den ganzen Aufprall abfedern. Ein solcher Unfall kann Bandscheiben, Muskeln und Facettengelenke im Hals verletzen. Das Resultat ist unter der Bezeichnung »Peitschenhieb-Syndrom« bekannt.

Oft wird ein Peitschenhieb-Syndrom (auch »Schleudertrauma«) anfangs übersehen, da die Bänderdehnung auf Röntgenbildern nicht zu sehen ist und nur geringe innere Blutungen auftreten. Dennoch schmerzt der Nacken periodisch und wird unbeweglich.

Es ist wichtig, das Peitschenhieb-Syndrom so früh wie möglich zu behandeln, da es sonst zu längerfristigen Problemen führt. Wenn die Möglichkeit besteht, dass Sie sich eine Peitschenhieb-Verletzung zugezogen haben, suchen Sie einen Arzt auf, der Ihnen Schmerzmittel verschreiben und zu weiterhin aktiver Bewegung raten sollte. Die besten Therapien sind physiotherapeutische Streckung und Bewegungsgymnastik (s. Kapitel 7) sowie Haltungskorrekturen (s. Kapitel 8).

Das Peitschenhieb-Syndrom

Bei einen Auffahrunfall werden die Köpfe der Insassen ohne jede Vorankündigung gewaltsam nach vorn und hinten geruckt, wodurch die Bänder sich überdehnen oder reißen.

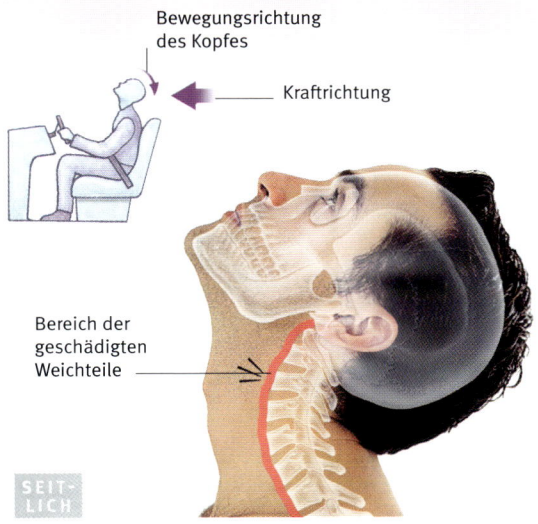

Bewegungsrichtung des Kopfes

Kraftrichtung

Bereich der geschädigten Weichteile

SEIT-LICH

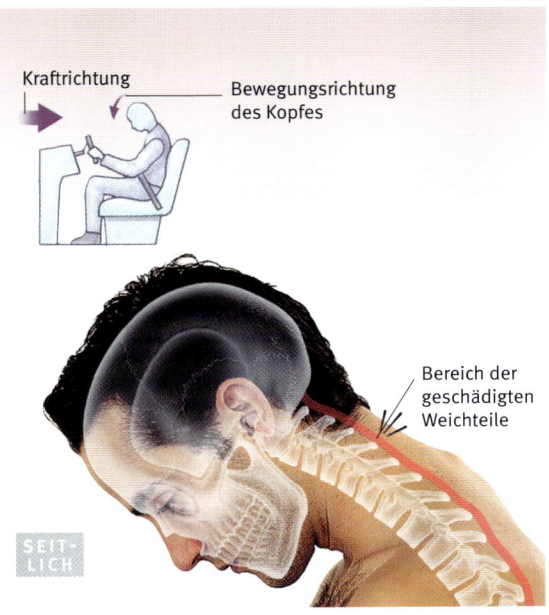

Kraftrichtung

Bewegungsrichtung des Kopfes

Bereich der geschädigten Weichteile

SEIT-LICH

Muskelverletzungen

Verletzungen der Rücken- und Nackenmuskeln sind nicht so verbreitet wie viele glauben. Rückenschmerzen werden von Ärzten oft allgemein als Muskel- oder Bänderbeschwerden beschrieben, und in gewisser Weise trifft das auch zu, da Muskeln und Bänder ein elementarer Teil der Wirbelsäulenfunktion und anfällig für Verspannungen und Überlastungen sind. Verspannte Muskeln können der Auslöser einer Bandscheibenprotrusion oder Facettengelenksstörung sein.

Eine reine Rückenmuskelverletzung tritt typischerweise bei Leistungssportlern auf, die ihre Dehn- und Aufwärmübungen vernachlässigt haben. Der Schmerz tritt plötzlich und wiederholt auf. Streck- oder Ziehbewegungen verschlimmern ihn, und die Muskeln fühlen sich eventuell leicht geschwollen an. Es kann auch zu leichten inneren Blutungen kommen. Muskelverletzungen sind lästig, lassen sich aber gut mit Ruhepausen oder Physiotherapie behandeln. Der Heilprozess dauert selten länger als zwei Wochen.

Chronische Muskelverspannung

Gelegentlich verspannen sich die Muskeln chronisch und verursachen myofasziale Schmerzen. Meist sind Haltungsschäden die Ursache. Besonders betroffen sind Büroangestellte, die lange Zeit am Schreibtisch sitzen, oder Fabrikarbeiter, die über lange Phasen mit ausgestreckten Armen arbeiten müssen.

Falls Ihre Arbeit in einer solchen Haltung verrichtet wird, ist es besonders wichtig, dass Schreibtisch und Stuhl auf die richtige Höhe eingestellt sind (s. S. 143). Wenn Sie beispielsweise groß sind und sich stets auf die Standard-Schreibtischhöhe hinunterbeugen müssen, werden die Nackenmuskeln, auf denen der Kopf lastet, ungewöhnlich stark belastet.

Verspannte Muskeln können mit Massagen oder Dehnübungen (s. Kapitel 7) behandelt werden.

Wenn zu Ihrer Arbeit die ständige Wiederholung eines bestimmten Bewegungsmusters für Arme und Schultern gehört (z.B. bei der Fließbandarbeit), ermüden Ihre Muskeln. Die anfälligen Reizpunktbereiche (s. S. 49) können sich verspannen und den Schmerz auch in andere Bereiche übertragen. Das unterscheidet sich etwas von den statischen Haltungsschmerzen, unter denen etwa Bauzeichner leiden, aber in beiden Fällen müssen die betroffenen Muskelgruppen einen wahren Härtetest bestehen.

Es sind psychische Faktoren, die festlegen, welche Einzelpersonen unter denselben Arbeitsbedingungen eher zu chronischen Nacken-, Schulter- oder Kopfschmerzen neigen. Große Nervosität oder Frustrationen verstärken Muskelverspannungen oft, besonders im Nackenbereich. Wenn Sie diese psychischen Spannungen nicht durch offenes Aussprechen oder auch durch ein körperliches Ventil lösen, unterdrücken Sie Ihre Emotionen buchstäblich durch Muskelverspannungen.

Die meisten Menschen mit Nackenschmerzen stellen Ihrem Arzt Fragen wie: »Kommt das von der Zugluft im Auto gestern bei offenem Fenster?« Daran ist auch etwas Wahres: Zugluft oder Kälte kühlen die Haut und die oberen Muskelschichten sehr schnell ab, was zu stärkeren Verspannungen und schwächerer Blutzirkulation führt. Gemeinsam können diese Faktoren dazu beitragen, dass sich Muskelreizpunkte bilden.

Nervenstimulierende Getränke wie Kaffee können die Muskeln noch anfälliger machen und begünstigen lang anhaltende Kontraktionen. Exzessiver Alkoholgenuss ermüdet die Muskeln und kann auf die Dauer sogar die Muskelzellen schädigen. Bei besonders anfälligen Menschen sind abnorme Muskelreaktionen auf bestimmte Lebensmittel festgestellt worden, die weite Schmerzzonen erzeugen können. Wenn man sich dieser Möglichkeit gar nicht bewusst ist, bleibt der wahre Grund für die Rückenbeschwerden vielleicht unentdeckt.

Reizpunkte

Schmerzen können von der Wirbelsäule aus in die angrenzenden Bereiche ausstrahlen und dort sekundäre Verspannungspunkte erzeugen, die sich als kleine Höcker oder Knoten im Muskel verfestigen. Früher bezeichnete man dieses Phänomen als »Weichteilrheumatismus«, aber heute kennt man es treffender als Reizpunktphänomen (oder myofasziale Funktionsstörung). Es äußert sich im Nacken- und Schulterbereich, besonders bei Menschen, die unter ungesunder Körperhaltung oder akuten Nackenschmerzepisoden leiden.

Es sind verschiedene Stellen am Körper bekannt, an denen sich diese Reizpunkte entwickeln. Wenn man sie berührt, spürt man einen harten Knoten, der auf Druck manchmal mit Zucken reagiert und den Schmerz in den Bereich von Schulter, Arm oder Brust ausstrahlt, der vom Schmerz betroffen ist.

Diesem Problem muss man sich in mehrfacher Hinsicht nähern. Zunächst muss die Funktionsstörung eines Wirbelgelenks beseitigt werden. Wenn das nicht der entscheidende Ursprung des Schmerzes ist, müssen die empfindlichen Muskelpunkte durch Massagen, Physiotherapie, passive Dehnübungen, örtliche Injektionen oder intramuskuläre Stimulation mit Nadeln (eine Form der Akupunktur) entspannt werden.

Damit die Schmerzen nicht immer wiederkehren, müssen Sie als Betroffener Ihre Arbeits- oder Lebensumstände verändern: Verwenden Sie einen rückenfreundlicheren Stuhl, verändern Sie Sitz- und Schreibtischhöhe und passen Sie Ihre täglichen Aufgaben so an, dass der Rücken weniger belastet wird (s. Kapitel 8).

Reizpunkte

Es gibt Schmerzstellen, die als Muskelreizpunkte bekannt sind. Die speziellen Reizpunkte sind auf den Schaubildern als schwarze Kreuze eingetragen. Die dunkelroten Flächen sind die Hauptregionen ausstrahlenden Schmerzes, die helleren zeigen die Grenzbereiche des ausstrahlenden Schmerzes an.

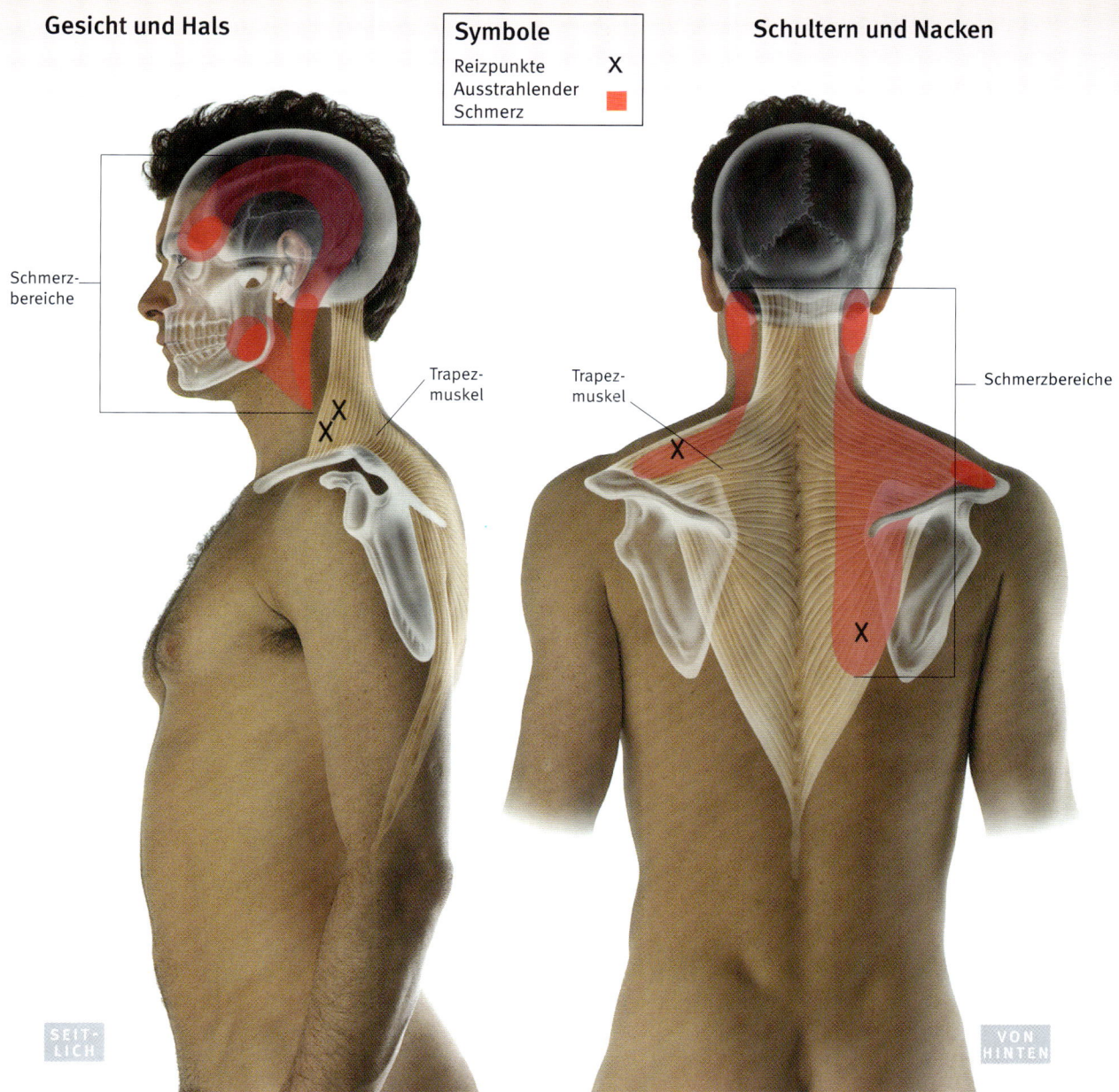

Gesicht und Hals

Symbole

Reizpunkte	X
Ausstrahlender Schmerz	🟥

Schultern und Nacken

Schmerz-bereiche

Trapez-muskel

Trapez-muskel

Schmerzbereiche

SEIT-LICH

VON HINTEN

Wirbelsäulenverletzungen

Wenn Sie auf den Rücken gefallen sind oder einen Schlag auf die Wirbelsäule erlitten haben, dann suchen Sie unbedingt einen Arzt auf, auch wenn Sie sich noch bewegen können. Es besteht ein Lähmungsrisiko.

Unten finden Sie die drei häufigsten Arten kleinerer Wirbelbrüche. Bei der Avulsion bricht die Spitze des Quer- oder Dornfortsatzes ab. Dafür kann eine extreme Muskelanstrengung verantwortlich sein, es sind daher oft Sportler betroffen. Zunächst spüren Sie einen plötzlichen, starken Schmerz. Vermeiden Sie alle schmerzenden Bewegungen, bis der Bruch ausgeheilt ist.

Eine Mikrofraktur kann auch ohne heftige Verletzung auftreten – beispielsweise beim Heben einer Last. Die beste Behandlung besteht im Anpassen der Körperbewegungen. Meist heilen Mikrofrakturen spontan, aber wenn die Rückenschmerzen anhalten, ist der Bruch vielleicht doch nicht von selbst verwachsen.

Zu einer Kompressionsfraktur kommt es, wenn ein Wirbel ganz zerbricht. Häufig sind ältere Menschen mit Osteoporose (s. S. 57) betroffen. Wenn Sie schon älter sind und plötzlich ohne erkennbare äußere Verletzung starke, lähmende Rückenschmerzen im mittleren Rücken oder im Kreuz spüren, gehen Sie zum Arzt. Möglicherweise ist ein Höcker sichtbar, und Sie gehen gebeugt. Zunächst werden Schmerzmittel, Bettruhe und Stützmaßnahmen verschrieben, später folgt eventuell eine medikamentöse Behandlung (s. S. 101), um den Knochen wieder mit Mineralien zu versorgen. Der Höcker in der Wirbelsäule bleibt vermutlich bestehen.

Eine vierte Art kleineren Bruchs, die Marschfraktur, kann durch eine extreme Belastung der Wirbelsäule

Kleinere Brüche

Eine heftige Wirbelsäulenverletzung kann zum Bruch eines Wirbels und darauf folgend auch zur Schädigung des Rückenmarks führen. Doch kommen auch sehr viele unbedeutendere Brüche nach alltäglicheren Bewegungen vor.

Kleine Brüche ohne Beschädigung des Rückenmarks, die aber dennoch Probleme bereiten können, fallen in drei Hauptkategorien: Avulsionen, Mikrofrakturen und Kompressionsfrakturen.

Avulsionen

Ein Wirbelfortsatz kann angebrochen sein oder die Spitze verloren haben. Diese Verletzung rührt meist von schonungsloser Überlastung der Muskeln, die mit dem Fortsatz verbunden sind.

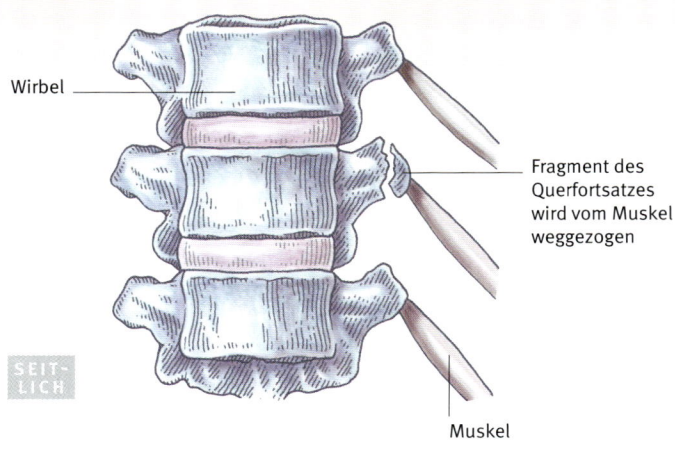

Wirbel

Fragment des Querfortsatzes wird vom Muskel weggezogen

SEIT-LICH

Muskel

(z.B. Leistungssport) auftreten. Marschfrakturen entwickeln sich oft schrittweise bei jungen Sportlern, die exzessiv trainieren. Zunächst tritt ein örtlich begrenzter Schmerz bei einer bestimmten Tätigkeit auf, der nach Beendigung der Aktivität nachlässt. Mit der Zeit setzt der Schmerz immer früher ein, wird stärker und dauert länger an. Schließlich behindert er die Betroffenen beim Laufen, Springen, Gehen und sogar beim Stehen.

Gelegentlich kann diese Marschfraktur den ganzen Wirbelbogen durchbrechen (s. S. 52). Akute Marschfrakturen lassen sich am besten per Computertomografie (s. S. 80–81) diagnostizieren. Man sollte alle schmerzintensivierenden Bewegungen sechs Monate lang vermeiden, aber auf andere Weise versuchen, fit zu bleiben und die Muskeln zu kräftigen.

Eine Kokzygodynie ist eine leichte Fraktur des Steißbeins nach einem Steißbeinsturz. Der anhaltende Schmerz verhindert dann bequemes Sitzen. Normalerweise heilt die Fraktur von allein. Wenn der Schmerz nach Monaten immer noch nicht nachlässt, helfen entzündungshemmende Injektionen. Eine Operation ist nur selten nötig.

Spondylolyse und Spondylolisthesis

Die Kreuzwirbel verrutschen gelegentlich so stark, dass Gelenke oder Bänder gereizt werden, was schmerzt. Eventuell werden dabei Nerven eingeklemmt, was zu Schmerzen, Taubheit oder Prickeln im Bein führen kann. Schuld daran ist meist ein Spalt oder Bruch in den Lendenwirbeln. Die resultierenden Krankheitsbilder sind Spondylolyse und Spondylolisthesis.

Mikrofraktur

Auf äußeren Druck hin bricht das flache Wirbelende an der Verbindungsstelle zur Bandscheibe. Manchmal bricht ein kleines Stück Gelenkfortsatz ab. Typischerweise wird das durch eine Kombination aus Zug- und Drehkräften verursacht.

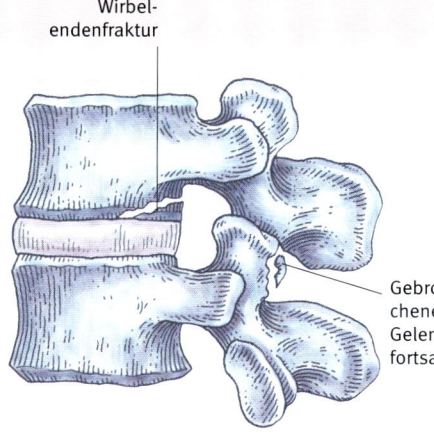

Wirbelendenfraktur

Gebrochener Gelenkfortsatz

SEITLICH

Kompressionsfraktur

Meist sinkt die vordere Wirbelkante bei einem Bruch stärker ab als die hintere, so dass die Wirbel keilförmig aufeinander liegen, was die Wirbelsäule gekrümmt erscheinen lässt.

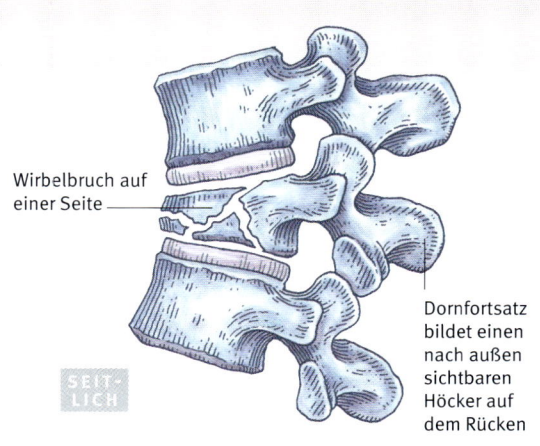

Wirbelbruch auf einer Seite

Dornfortsatz bildet einen nach außen sichtbaren Höcker auf dem Rücken

SEITLICH

Spondylolyse

Hier handelt es sich um einen Spalt im Wirbelbogen. In manchen Fällen ist die Spondylolyse erblich, sie ist aber vor dem sechsten Lebensjahr nicht erkennbar. In Familien, in denen Spondylolysefälle bekannt sind, herrscht ein etwa 25% größeres Kreuzschmerzrisiko. Die Spondylolyse kann auch von einer Verletzung herrühren, etwa nach Stürzen auf den Rücken oder durch Überlastung (s. S. 51).

Spondylolisthesis

Die Spondylolisthesis lässt sich leichter diagnostizieren, weil der Wirbelbogen dabei ganz durchtrennt wird. Meist folgt das auf eine Spondylolyse, wobei durch weitere Belastung aus dem Spalt ein Bruch wird. Manchmal gleitet der Wirbel langsam weg, während die Facettengelenke sich im Alter abnutzen. Diese degenerative Spondylolisthesis befällt Menschen über 50, wobei Frauen eher als Männer betroffen sind.

Der Positionswechsel des Wirbels ist oft nur ganz leicht und schmerzlos. Wenn er bei einem Heranwachsenden beobachtet wird, kann eine Röntgenuntersuchung alle sechs Monate Auskunft über weitere Veränderungen geben. Falls der Wirbel weiter weggleitet, kann sich die Verkürzung des Kreuzes zur abnormen Verformung entwickeln. Im Alter von 10–15 Jahren bewegen sich die Knochen am raschesten. Sobald das Wachstum stoppt, verschieben sich meist auch die Wirbel nicht weiter. Junge Leute mit Spondylolisthesis sollten sich von Kontaktsportarten und Tätigkeiten mit hohem Rückenverletzungsrisiko fern halten.

Schwere Fälle beider Krankheiten lassen sich mit einer Fusionsoperation (s. S. 110) behandeln, bei älteren Patienten reicht für gewöhnlich eine Dekompressionsbehandlung (s. S. 109) aus. Meiner Erfahrung nach kann auch Prolotherapie (s. S. 101) in leichteren Spondylolisthesis-Fällen Abhilfe schaffen.

Strukturschäden

Manche Rückenprobleme werden von Schäden in der Struktur der Wirbelsäule verursacht. Einige sind bereits bei der Geburt klar erkennbar, aber viele andere werden erst mit fortschreitendem Wachstum des Kindes bemerkt. Manche sind so leicht, dass man sie nur zufällig auf einem Röntgenbild entdeckt.

Funktionelle Skoliose

Das ist eine Seitwärtskrümmung der Wirbelsäule, die häufig von ungleich langen Beinen verursacht wird, da das Becken zu einer Seite hin kippt. Die Wirbelsäule reagiert mit einer leichten Krümmung zur höheren Seite hin, damit Schultern und Kopf wieder waagerecht stehen.

10% der Bevölkerung haben einen Beinlängenunterschied von 1 cm oder mehr. Wenn diese Ungleichheit auch das Becken kippen lässt und die Wirbelsäule zu einem kleinen seitlichen Ausgleich veranlasst, bringt das selten größere Probleme mit sich, außer vielleicht bei Leistungssportlern.

Wer unter einer Ischialgie oder akuten Bandscheibenprotrusion im Kreuz leidet, versucht manchmal, den Druck auf die Bandscheiben durch eine Seitwärtskrümmung zu verringern. Diese so genannte »Ischiasskoliose« geht nach der Abheilung der Bandscheiben zurück. Gymnastik und Manipulation zur Korrektur verkürzter Muskeln können bei langfristigen Schmerzen helfen.

Strukturelle Skoliose

Eine echte strukturelle Skoliose (s. s. 54) tritt entweder in der Kindheit auf, dann oft in sehr schwerer Form, oder in der frühen Pubertät. Die Wirbel werden auf einer Seite schmaler, so dass die Wirbelsäule sich dorthin neigt und dreht. Schienen und Wirbelsäulen-Stützkorsetts können in der Wachstumsphase spätere starke Verwachsungen verhindern. Wenn der Rücken

Spondylolyse und Spondylolisthesis

Zunächst ist die Spondylolyse nicht mehr als ein winziger Spalt im schmalen Wirbelbogen zwischen Dorn- und unteren Gelenkfortsätzen und zwischen Quer- und oberen Gelenkfortsätzen. Bei der Spondylolisthesis öffnet sich der Spalt sich zu einem größeren Bruch, wodurch die Wirbel abrutschen und weggleiten können. Die Illustrationen unten links und rechts zeigen den Unterschied: Wenn der Wirbel weggleitet, könnte er gegen einen Nerv drücken, was zu Schmerzen über die ganze Länge der Nervenbahn führt. Spondylolisthesis kommt bei den Inuit häufiger vor – vermutlich genetisch bedingt oder auch wegen wiederholter Stürze auf dem Eis.

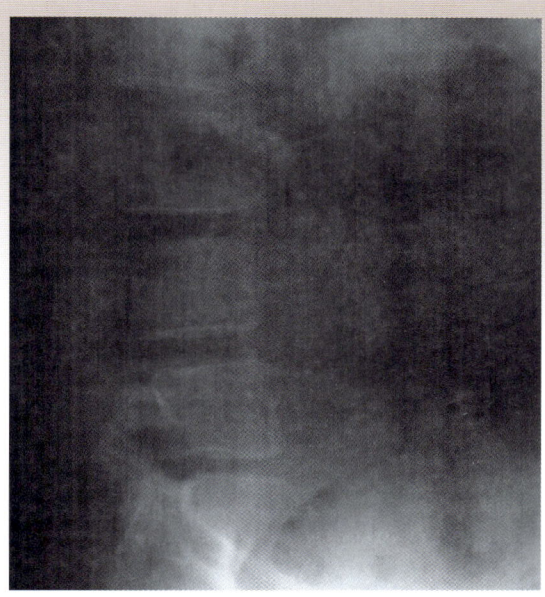

Spondylolisthesis
Dieses Röntgenbild zeigt eine Spondylolisthesis im Lendenwirbelbereich. Ein Wirbel ist aus der Reihe weggeglitten.

Spondylolyse

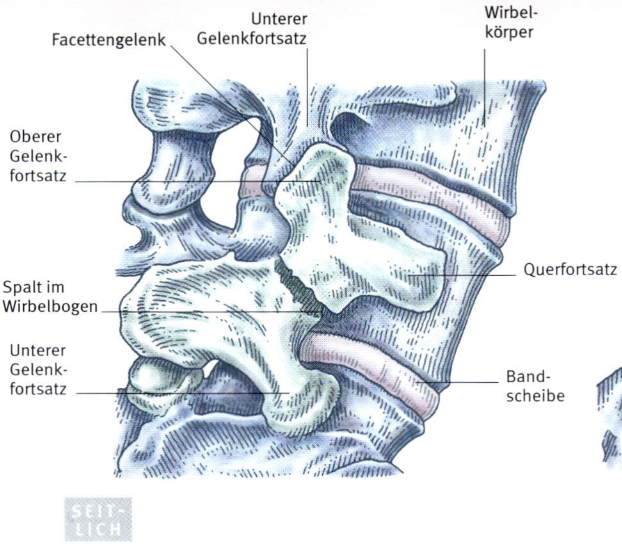

Facettengelenk
Unterer Gelenkfortsatz
Wirbelkörper
Oberer Gelenkfortsatz
Spalt im Wirbelbogen
Unterer Gelenkfortsatz
Querfortsatz
Bandscheibe

SEIT-LICH

Spondylolisthesis

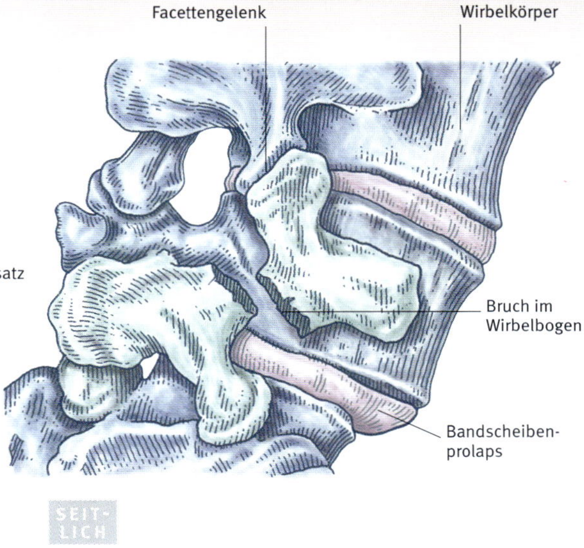

Facettengelenk
Wirbelkörper
Bruch im Wirbelbogen
Bandscheibenprolaps

SEIT-LICH

Verformungen der Wirbelsäule

Fehlbildungen der Wirbelstruktur können die ganze Wirbelsäule verändern und zu einer verkrümmten Haltung führen. Bei der Skoliose sind die Wirbel beispielsweise auf einer Seite schmaler, so dass die Wirbelsäule sich zu dieser Seite hin verkrümmt. Bei der Scheuermann-Krankheit (Adoleszentenkyphose) formen die vorne schmaleren Wirbel die Wirbelsäule zu einem Rundrücken.

Skoliose

Das Röntgenbild rechts zeigt eine durch Skoliose stark verformte Wirbelsäule. Leichtere Formen fallen nur auf, wenn die Betroffenen sich vorbeugen und auf einer Seite ein Rippenbuckel sichtbar wird.

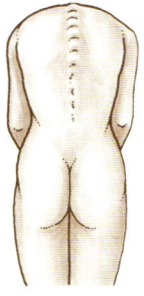
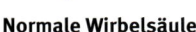
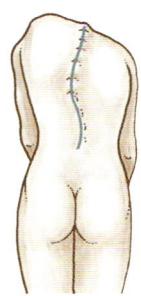

Normale Wirbelsäule   **Verformte Wirbelsäule**

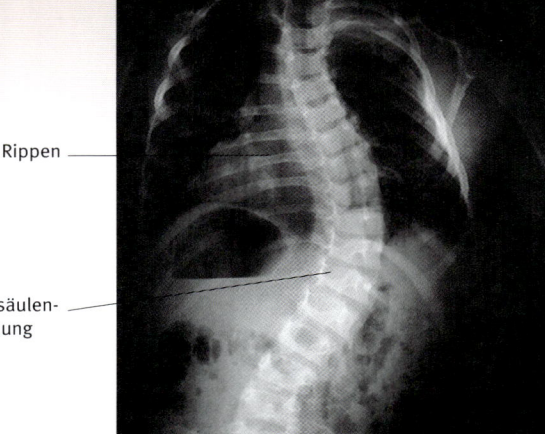

Rippen

Wirbelsäulen-krümmung

Adoleszentenkyphose

Die unebenen, rauen Wirbelkanten, die man auf dem Röntgenbild sieht, können zur Verkeilung der Brustwirbel führen, so dass sich ein Rundrücken bildet.

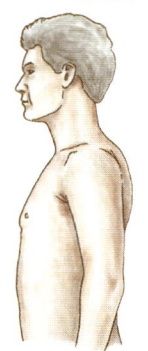
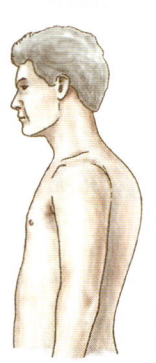

Normale Wirbelsäule   **Kyphotische Wirbelsäule**

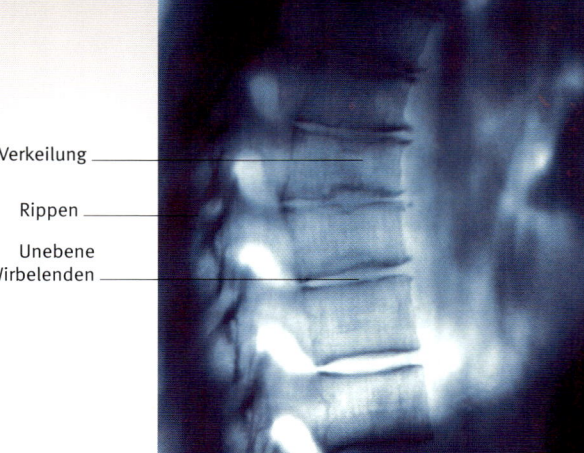

Verkeilung

Rippen

Unebene Wirbelenden

Ihres Kindes verkrümmt aussieht (sehen Sie sich den nackten Rücken in aufrechter Haltung und beim Bücken genau an) oder ein Schulterblatt weiter vorzustehen scheint, suchen Sie einen Orthopäden auf. In seltenen Fällen ist eine Operation nötig (s. S. 111).

Eine milde Skoliose schmerzt anfänglich nicht. Später jedoch, wenn die Belastungen zunehmen, können allgemeine Rückenschmerzen an beliebiger Stelle entstehen. Auch können chronische Muskelverspannungen ihren Anfang nehmen. Die Wirbelgelenke können früher als üblich verschleißen. Meist jedoch halten sich die Rückenschmerzen im normalen Maß.

Adoleszentenkyphose

Hierbei entstehen ein übermäßiger Rundrücken oder ein buckelähnliches Profil (s. S. 54). Die auch als Scheuermann-Krankheit bekannte Verformung tritt meist bei Jugendlichen und ohne begleitende Rückenschmerzen auf. Auf Röntgenbildern zeigt sie sich in Form von fleckigen, unebenen Brustwirbelenden. Außer Übungen zur Haltungskorrektur gibt es keine wirklich effektive Behandlungsmethode. Die Verkrümmung hört nach Ende der Wachstumsphase auf. Nur in seltenen Fällen werden ein Stützkorsett oder eine Operation nötig.

Angeborene Fehlbildungen

Einige Kinder kommen mit Wirbelsäulenschäden zur Welt. Bei *Spina bifida* (offener Rücken) liegt das Rückenmark unter ungeschlossenen Wirbelbögen ungeschützt oder nur mit einer dünnen Hautschicht bedeckt frei. Sie wird bei der Geburt oder bereits während der Schwangerschaft diagnostiziert.

Im Kreuzbereich gibt es andere Fehlbildungen. Beispielsweise kann der unterste Lendenwirbel mit dem ersten Kreuzbeinsegment verwachsen, so dass nur vier Lendenwirbel beweglich sind. Doch solche Schäden bereiten nur selten Probleme.

Haltungsbedingte Schmerzen

Hier liegt eine der am meisten verbreiteten Ursachen für chronische Rückenschmerzen. Bei langem Stehen, Sitzen oder Liegen, wobei die Bänder oder Muskeln einer bestimmten Gruppe über längere Zeit angespannt bleiben, entstehen oft haltungsbedingte Beschwerden. Die Bänder an den betroffenen Gelenken beginnen zu schmerzen, wenn sie über die Gelenke eine ungleichmäßige oder exzessive Belastung erfahren (s. Kapitel 8).

Hohlkreuz und Rundrücken

Beim so genannten Hohlkreuz wird der Bauch im Stand vorgeschoben, während das Becken nach vorn gekippt wird, so dass das Kreuz nach innen gebogen wird. Beim Rundrücken werden Bauch und Becken über die Schwerkraftlinie hinaus vorgeschoben (s. S. 140).

Manchmal treten diese Haltungen bei Menschen mit sehr beweglichen Gelenken auf, manchmal bei solchen, die ihre Bauchmuskeln durch mangelnde Übung erschlaffen lassen. Übergewicht auf Bauch und Hüften verstärkt das Problem. Schwangere sind besonders gefährdet. Hohlkreuz und Rundrücken führen zu Kreuzschmerz, der von den angespannten Bändern im Kreuzbereich oder von Facettengelenksquetschungen herrühren kann. Der Schmerz strahlt oft bis in den Unterleib und die Hüften aus und kann auf Gesäß und Oberschenkel übergehen.

Das Problem entwickelt sich langsam und fast unbemerkt. Außer einigen Stichen, besonders bei Positionswechseln, treten vielleicht nie akute Schmerzen auf. Die beste Kur sind einfache Bewegungsübungen für eine verbesserte Körperhaltung.

Arthrosis interspinosa

Als mögliche Folge des Hohlkreuzes können sich die Spitzen benachbarter Gelenkfortsätze berühren

Alterungsphasen

Die Bandscheiben bestehen zum Großteil aus Wasser, trocknen aber mit zunehmendem Alter aus. Bis zum etwa 30. Lebensjahr ist diese graduelle Austrocknung kaum wahrnehmbar, dann beginnen die äußeren Schichten des *Annulus fibrosus* zu verschleißen und einzureißen. Der Gallertkern verliert an Feuchtigkeit und Elastizität, weshalb Menschen um 70 wesentlich unbeweglicher geworden sind. Wenn auch Protrusionen in diesem Alter selten vorkommen, können die Bandscheiben doch weiterhin Probleme bereiten.

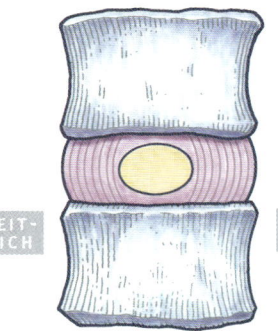 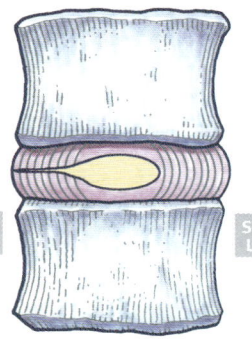 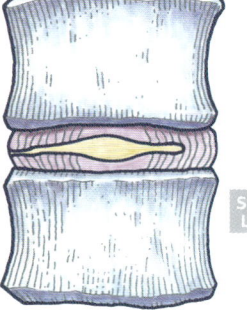 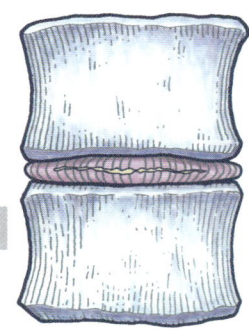

Phase 1
(20–30 Jahre)
Der *Nucleus pulposus* ist noch gesund und verliert während die-ser Phase kaum an Flüssigkeit.

Phase 2
(30–40 Jahre)
Der Faserring wird härter und es bilden sich Risse. Die Flüssigkeit im Kern nimmt konstant ab.

Phase 3
(40–50 Jahre)
Der Flüssigkeitsverlust im *Nucleus pulposus* steigt rapide. Die inneren Schichten des Faserrings kollabieren.

Phase 4
(50–70 Jahre)
Die Bandscheiben werden dünner und trockener, der Gallertkern ist flach gedrückt, der Faserring verhärtet.

und in dieser Lage eingeklemmt werden, wenn die Position lange beibehalten wird. Die Quetschung verursacht einen schärferen Schmerz. Haltungsverbesserungen schaffen Linderung, aber Injektionen oder gar eine Operation können notwendig werden.

Vorgebeugte Kopfhaltung

Wer über lange Zeit mit nach vorn gebeugtem Kopf am Schreibtisch sitzt, setzt die oberen Rücken- und Nackenmuskeln einer ständigen Belastung aus. Noch schlimmer wird es, wenn die Schultern hochgezogen werden, was die Trapezmuskeln chronisch überlastet.

Diese Haltung belastet normalerweise die Muskeln stärker als die Bänder. Sie führt zu Schmerzen im Nacken-, Schulter- und Schulterblattbereich, die nach einigen Stunden auftreten und nachlassen, wenn man aufsteht und sich bewegt. Doch sobald sich eine chronische Muskelverspannung entwickelt hat, hilft das nicht mehr. Die Nackenbelastung führt gelegentlich zu Spannungskopfschmerz.

Die alternde Wirbelsäule

Mit zunehmendem Alter verschleißen die Wirbelknochen und Bandscheiben. Die Knochen verlieren Kalzium und entwickeln Auswüchse, die Bandscheiben trocknen aus und werden dünner (*s. oben*) und die Bänder werden schlaffer oder steifer. Dieser Verschleiß, den man auch als Osteoarthritis bezeichnet, lässt sich auf Röntgenbildern bei etwa

75% aller Über-50-Jährigen ausmachen. Er befällt für gewöhnlich zuerst die unteren Hals- und unteren Lendenwirbel. Auch wenn der Alterungsprozess selbst meist nicht der unmittelbare Grund für Rückenschmerzen ist, kann er schmerzhafte Störungen wie laterale Kanalstenose, Osteoporose, Paget-Krankheit und Facettensyndrom in Gang setzen.

Laterale Kanalstenose

Die Wirbel bilden Knochenauswüchse (Osteophyten), die den zentralen oder lateralen Wirbelkanal verengen (Stenose). Dabei können Nerven eingeklemmt werden (*s. unten und S. 59*).

Laterale Kanalstenose kann zu Schmerzen im Arm oder im Bein führen, je nachdem, welcher Nerv gequetscht wird. Der Schmerz ist möglicherweise nicht konstant – vielleicht macht er sich beim Zurücklehnen oder Drehen der Wirbelsäule bemerkbar, wenn der Kanal ohnehin enger wird. Er tritt periodisch in einem Bein auf, eventuell mit Taubheit oder Prickeln. Eine vorgewölbte Bandscheibe, die einen stetigeren Schmerz hervorruft, verengt den lateralen Wirbelkanal noch weiter.

Eine größere Stabilität kann Abhilfe schaffen, daher sind Haltungs- und Muskelstraffungsübungen angezeigt. In sehr ernsten Fällen wird eventuell eine Dekompressionsoperation notwendig.

Osteoporose

Die Knochen werden allmählich dünner, wenn sie Kalzium und Mineralstoffe verlieren. Der Prozess beginnt im fortgeschrittenen Alter und wird durch mangelnde Bewegung noch beschleunigt. Nach den Wechseljahren oder nach langfristiger Einnahme von Steroiden schreitet die Demineralisierung meist schneller voran.

Am besten hilft eine gute Vorbeugung: Bleiben Sie auch im Alter so aktiv wie möglich und sorgen Sie für eine ausreichende Zufuhr an Kalzium und Vitamin D. Falls eine Kompressionsfraktur der Wirbelsäule vorliegt (*s. Röntgenbild S. 58*), können Bisphosphonat-Medikamente das Knochenmaterial auffrischen.

Osteoporosefälle in der Familie, eine späte Pubertät, frühe Wechseljahre, Rauchen, Magersucht und verminderte Nährstoffaufnahme sind Risikofaktoren, die Ihnen nahe legen, Ihre Knochendichte ärztlich überprüfen zu lassen. Frauen wird nach den Wechseljahren oft eine Hormontherapie verschrieben, falls keine Gegenanzeigen vorliegen.

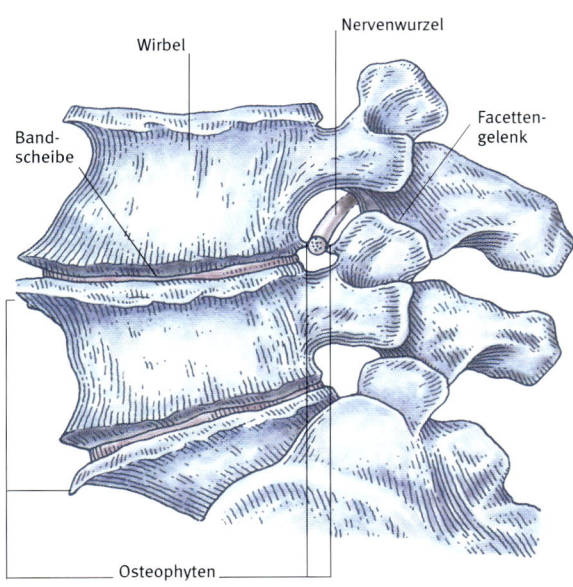

Laterale Kanalstenose

Knochenauswüchse (Osteophyten) stehen ringförmig um die Wirbelkanten und Facettengelenke hervor. Sie können dann auf den (lateralen) Wirbelkanal übergreifen und eine Verengung (Stenose) hervorrufen, die den Nerv einklemmt.

Nervenwurzel

Wirbel

Facetten-
gelenk

Band-
scheibe

Osteophyten

SEIT-
LICH

Paget-Krankheit

Diese Störung kommt vor allem bei älteren Menschen vor und äußert sich in der Verformung und Verdichtung einzelner Knochen. Das erste Symptom können Schmerzen in der Hüfte, im Oberschenkel oder Arm sein, da diese Krankheit das gesamte Skelett befällt. Auf Röntgenbildern kann man unregelmäßige Verdickungen erkennen *(s. unten)*.

FACETTENSYNDROM

Eine Folge von Bandscheibenverschleiß sind stärker ineinander verkeilte Facettengelenke, die so

wesentlich stärkerem Druck ausgesetzt sind als im Normalfall. Die Gelenke werden gereizt und können sich entzünden, bis die Gelenkkapsel *(s. S. 12)* anschwillt und gegen eine Nervenwurzel drückt.

Im Kreuzbereich

In der frühen Phase kann das Facettensyndrom Schmerzen in der unteren Wirbelsäule auslösen, wenn man lange steht, oder scharfe Stiche bei Positionswechseln. Einige Stellungen (wie etwa auf dem Bauch zu liegen) fallen den Betroffenen eventuell schwer. Mit der Zeit kommt es vielleicht zu

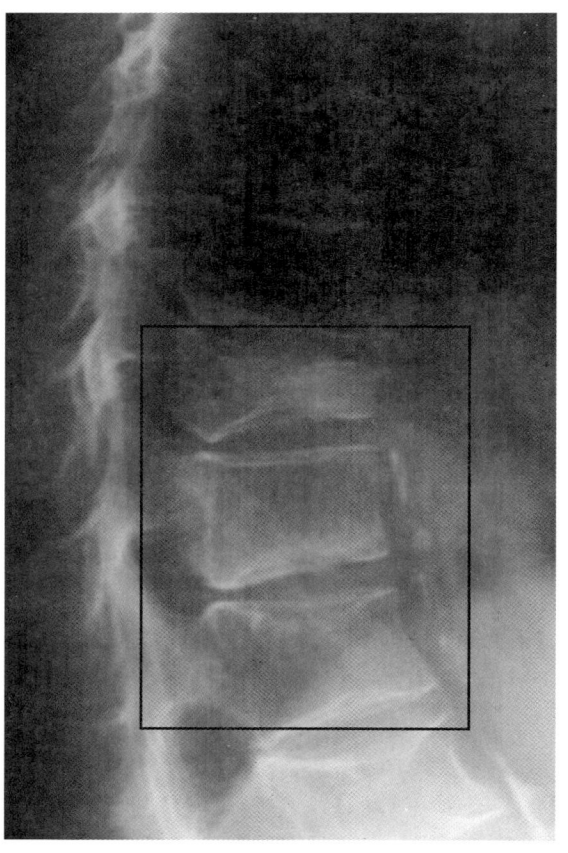

Osteoporose
Die Keilform der gebrochenen Wirbelkörper ist typisch für einen Kompressionsbruch durch Osteoporose.

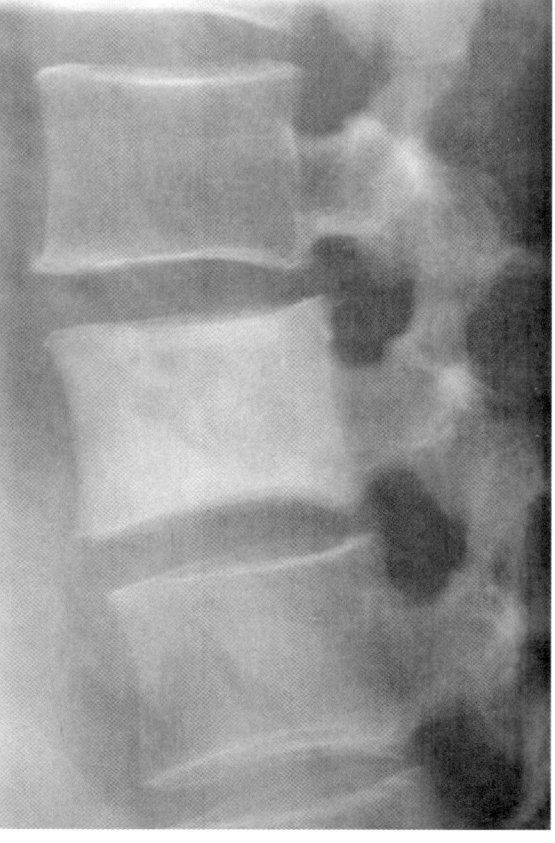

Paget-Krankheit
Das Röntgenbild zeigt die unregelmäßige Verdickung der Wirbelkörper bei der Paget-Krankheit.

dauerhaften Rückenschmerzen mit akuten Phasen. Manchmal verschlimmert Kälte die Schmerzen. Im frühen Stadium können Haltungskorrekturen, Gymnastik, Physiotherapie oder Akupunktur helfen, aber zur Entzündungsbekämpfung werden eventuell Injektionen (s. S. 105) nötig. Massagen können akute Schmerzattacken lindern, aber langfristig empfiehlt sich vor allem eine Radiofrequenz-Denervierung (s. S. 105). Eingeklemmte Nervenwurzeln können operativ befreit werden, z.B. durch laterale Dekompression (s. S. 109).

Im Nackenbereich

Ähnliche Probleme können sich auch im Nacken ergeben. Außer dem von scharfen Stichen begleiteten Schmerz kann Taubheit oder Prickeln in den Händen auftreten, wenn osteoarthritische Veränderungen den Wirbelkanal verengen.

  Andere Komplikationen sind eventuell ein gestörtes Gleichgewicht, Ohrensausen, Kopfschmerzen und auf Gesicht, Hals und Ohr ausstrahlende Schmerzen. Bei Über-60-Jährigen kann die Wirbelarterie in Mitleidenschaft gezogen werden, was zu Schwindelanfällen oder Blackouts führt, wenn Arm oder Hals auf eine bestimmte Weise bewegt werden.

  Im Alter scheint der Hals als einziger Bereich von der Stabilisierung ausgenommen zu sein, die durch die Wirbelsäulenverknöcherung sonst einsetzt. Haltungskorrekturen, Massagen, Gymnastik und Akupunktur (s. S. 158) können das Facettensyndrom lindern, aber nicht heilen. Eine Radiofrequenz-Denervierung (s. S. 105) wirkt jedoch höchst effektiv. Halswirbeloperationen sind riskant und werden nach Möglichkeit vermieden.

Spinalstenose

Der zentrale Wirbelkanal verengt sich manchmal stark, wodurch die Blutzufuhr zu den Beinnerven unterbrochen wird. Diese Stenose ist im Nacken nicht so verbreitet, da der Kanal oben breiter ausfällt.

Verschleißerscheinungen

Bei Menschen jüngeren oder mittleren Alters entwickeln sich eventuell Knochenauswüchse (Osteophyten), die den Wirbelkanal verengen und die Nerven belasten. Als Betroffener spüren Sie beim Gehen und Laufen Prickeln, Taubheit und Schwere oder Schmerz in beiden Beinen. Sitzen, Hocken oder Vorbeugen weiten den Wirbelkanal, Zurücklehnen oder Drehen verengen ihn hingegen weiter. Eventuell ist eine Dekompressionsoperation (s. S. 109) notwendig.

Erbmerkmale

Falls ein enger Wirbelkanal angeboren ist, erhöht sich das Risiko von Nervenquetschungen und chronischen Rückenbeschwerden. Auch Ischiasschmerzen werden wahrscheinlicher. Schon junge Erwachsene können betroffen sein, doch häufiger leiden Menschen fortgeschrittenen Alters darunter. Operationen (s. S. 105) sind in seltenen Fällen angezeigt.

Entzündungen und Krankheiten

Ein geringer Prozentsatz an Rückenproblemen ist das Resultat von Entzündungen wie Bechterew oder rheumatoider Arthritis oder von Krebserkrankungen, die die Wirbelsäule erreichen oder sich in ihr entwickeln. Sehr selten werden die Probleme von einer Arachnoiditis (Adhäsionen im Innern der Durascheide um die Nervenwurzel) oder von Infektionen wie Bruzellose oder Tuberkulose verursacht.

Bechterew-Krankheit

Diese Krankheit befällt junge Erwachsene, dabei Männer häufiger als Frauen. Die Gelenke entzünden sich, und die Bänder verknöchern, wodurch

Ursachen der zentralen Kanalstenose

Ein Wirbelkanal variiert in Größe und Form: Am größten ist er im Nacken, wenn noch nicht viele Nerven ausgetreten sind. Schon eine geringe Verengung des Wirbelkanals kann zu starken Schmerzen und anderen Symptomen führen, wenn die Blutzufuhr der Nerven unterbrochen wird. Eine Verengung können Osteophyten oder hervortretende Bandscheiben verursachen. Manchmal ist ein enger oder dreieckiger Wirbelkanal angeboren. Wenn dieser den Nerven nicht genug Platz lässt, kann es später zu starken Schmerzen kommen.

Normaler Wirbelkanal

Der Kanal ist normalerweise offen und nicht verstopft, so dass das Rückenmark genug Raum hat.

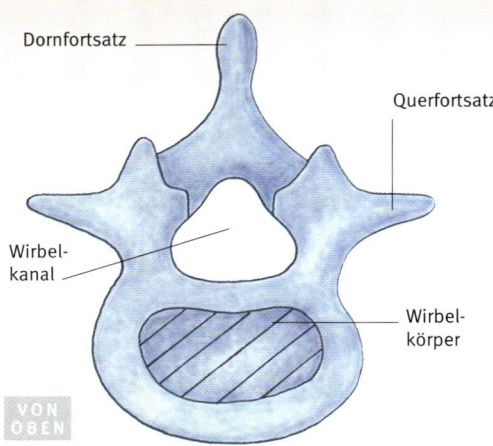

Bandscheibenprotrusion

Wenn sich eine Bandscheibe vorwölbt, greift sie auf den zentralen Wirbelkanal über und drückt auf die Rückennerven.

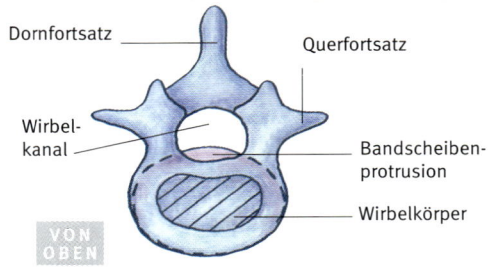

Osteophyten

Knochenauswüchse (Osteophyten) wachsen in den Wirbel ein und führen zu einer Verengung.

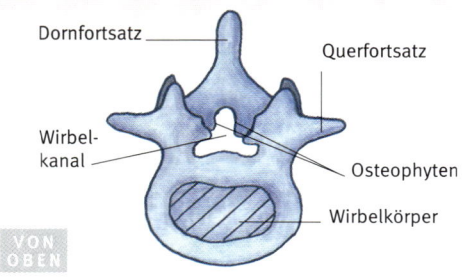

Angeborener verengter Wirbelkanal

Der Durchmesser des Wirbelkanals wird durch den Wuchs der Wirbel vor der Geburt bestimmt.

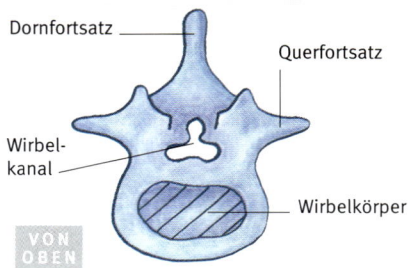

die Wirbelsäule versteift (s. S. 61). Die Erkrankung befällt für gewöhnlich zuerst das Iliosakralgelenk und schreitet dann über Jahre schleichend voran. Schließlich entzünden sich die Gelenke zwischen den Rippen und den Brustwirbeln, was zu einem verengten Brustkorb und Atemproblemen führt.

Erste Symptome sind Schmerzen und Kreuzsteifheit, die beim Aufwachen am stärksten sind. Vielleicht fällt das Vorbeugen schwer oder die Hüftgelenke sind steif. Der Schmerz lässt üblicherweise nach Bewegungsübungen (s. Kapitel 7) nach.

Früherkennung ist wichtig, damit keine dauerhaften Haltungsschäden und Lähmungen entstehen. Der Arzt verschreibt entzündungshemmende Medikamente, und ein Physiotherapeut verordnet die entsprechenden Bewegungsübungen.

Rheumatoide Arthritis

Diese Entzündungserkrankung beginnt für gewöhnlich in den kleinen Gelenken der Hände und Füße und verbreitet sich dann bis in die größeren Gelenke wie Knie, Hüfte, Ellenbogen und Schultern. Die Wirbelsäule selbst leidet meist erst spät im Krankheitsverlauf, und dann meist im Nackenbereich.

Rheumatoide Arthritis kann kaum mit einer anderen Wirbelsäulenstörung verwechselt werden, da vor der Wirbelsäule so viele andere Gelenke betroffen sind. Wenn ein Arzt im Zusammenhang mit Rückenproblemen von Arthritis spricht, meint er wahrscheinlich die normalen Verschleißerscheinungen des Alters (s. S. 56–59).

Infektionen

Bei Infektionen entwickelt sich der Schmerz meist über Monate hinweg. Wenn sich ein Abszess in oder an den Knochen oder Bandscheiben bildet, wird der ganze Bereich empfindlich. Zu diesem Zeitpunkt müssten aber noch weitere Anzeichen wie etwa Fieber und Übelkeit aufgetreten sein.

Tuberkulose und Bruzellose sind die häufigsten Infektionen. Gelegentlich kann es zu Infektionen in der Bandscheibe selbst kommen (Diszitis). Manche Menschen leiden nach Einnahme von Chymopapain zur Behandlung des Prolaps (s. S. 107) an Diszitis. Diese äußert sich in starken Rückenschmerzen. Man behandelt eine Infektion in oder an der Wirbelsäule mit Antibiotika, die oral eingenommen oder direkt in die Muskeln injiziert werden.

Bechterew-Krankheit

Bei dieser Krankheit verhärten und verknöchern die Bandscheiben und Bänder langsam, so dass die Wirbelsäule sich versteift und unbeweglich wird. Die resultierende Körperhaltung ist ein vorgebeugter Rundrücken.

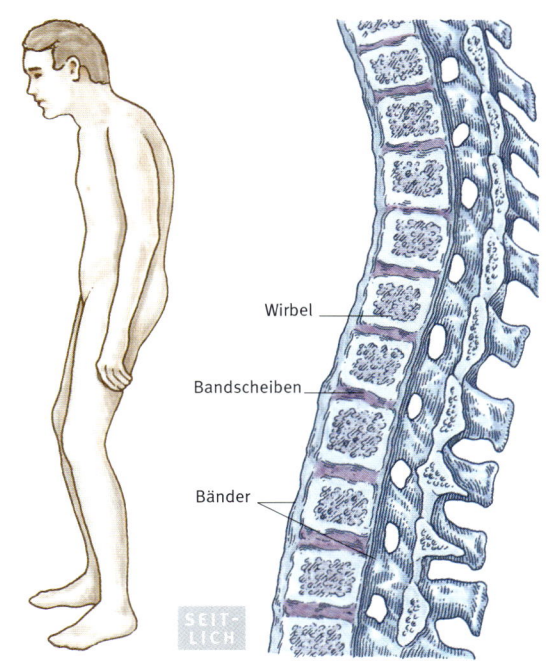

Wirbel

Bandscheiben

Bänder

SEIT-LICH

Körperhaltung bei der Bechterew-Krankheit

Erkrankte Wirbelsäule

4

Behandlungs-möglichkeiten

Was wirklich gegen Rückenleiden hilft, ist Zeit – und die Veränderung alter Gewohnheiten. Ruhen Sie sich aus, entspannen Sie sich, nehmen Sie, wenn nötig, Schmerzmittel ein und passen Sie Ihre tägliche Routine Ihrer Rückensituation an. Sobald der schlimmste Schmerz nachgelassen hat, versuchen Sie es mit moderater Bewegung oder Massage. Zunächst einmal ist jedoch eine ausführliche Diagnose zu erstellen: Dafür ist besonders Ihr Hausarzt qualifiziert. Er hat all Ihre Krankenunterlagen vorliegen und kann Sie, falls nötig, an einen Spezialisten

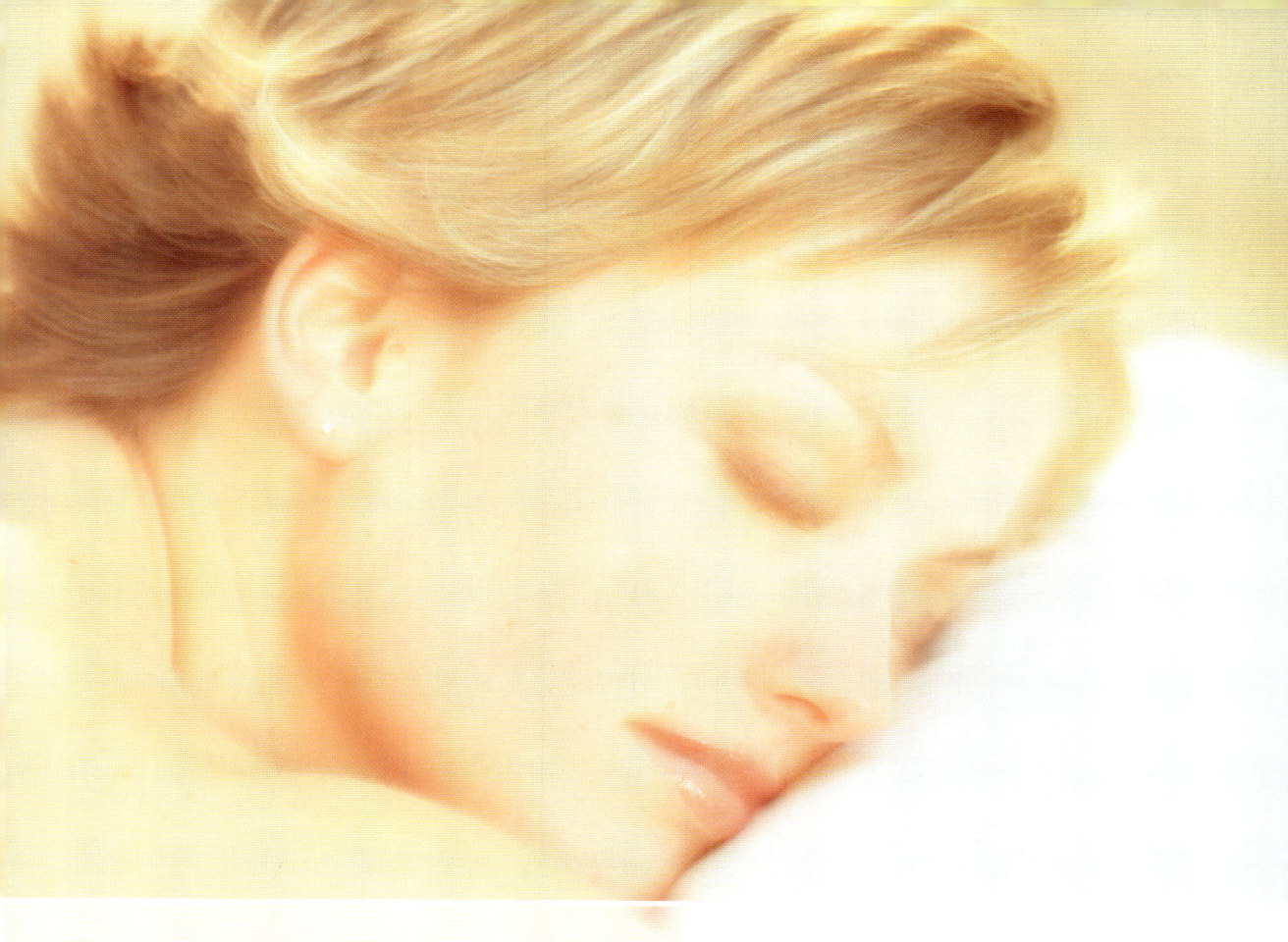

überweisen. Besonders wenn es sich um Ihre erste Schmerzattacke handelt und Sie noch unsicher sind, sollten Sie unbedingt Ihren Arzt aufsuchen. Wenn Sie dagegen häufiger unter Rückenschmerzen leiden, wissen Sie vermutlich schon, was der Arzt Ihnen raten wird und können eventuell auf den Besuch verzichten. Fall Ihnen die Behandlung in dieser Phase nicht geholfen hat, wenden Sie sich an einen Physiotherapeuten. Es ist aber sinnvoll, Ihren Arzt auch weiterhin auf dem Laufenden zu halten.

Wer kann mir helfen?

Zum Arzt *(s. S. 74)* sollten Sie gehen, wenn es sich um Ihre erste Rückenschmerzattacke handelt, die auch nicht von selbst abklingt, wenn die Schmerzen extrem stark sind oder wenn Sie zu den schweren Fällen *(s. unten)* gehören. Auch wenn Ihre Symptome nicht den akuten Beschwerden in Kapitel 3 zuzuordnen sind, ist ein Arztbesuch angezeigt. Wer nach alternativen Behandlungsmöglichkeiten sucht, sollte – je nach Art und Schweregrad der Beschwerden – Folgendes tun:

● Suchen Sie einen Manipulationsspezialisten, Osteopathen, Chiropraktiker, Muskel-Skelett-Spezialisten oder Physiotherapeuten auf, wenn Ihre Schmerzen erträglich, aber nach 10–14 Tagen immer noch nicht abgeklungen sind.

● Wenn Sie an häufig wiederkehrenden Rückenschmerzen leiden, gehen Sie zu einem auf Haltungsschäden spezialisierten Physiotherapeuten oder zu einem Muskel-Skelett-Spezialisten.

● Bei chronischen Rückenschmerzen suchen Sie einen Orthopäden oder Spezialisten für Muskel-Skelett-Medizin oder rheumatische Erkrankungen auf. Auch der Besuch einer Schmerzklinik oder eine der in Kapitel 9 beschriebenen Methoden zur Schmerzbekämpfung sind empfehlenswert.

Sofortige ärztliche Hilfe

Beim Auftreten folgender Symptome sollten Sie sofort zu einem Arzt oder ins Krankenhaus gehen:

● Anhaltende Schmerzen: Hier ändern die Körperhaltung oder Bewegungen nichts am Schmerzempfinden, das mit der Zeit immer stärker wird und Tag und Nacht anhält.

● Muskelschwäche: Eine als extrem empfundene Schwäche der Muskeln in den Armen oder Beinen bedeutet (im Gegensatz zu einer schmerzbedingten vorübergehenden Bewegungsunfähigkeit) eine

beträchtliche Nervenschädigung. Dazu könnten Blasenschwäche, Inkontinenz, Verdauungsprobleme oder eine plötzliche sexuelle Funktionsstörung auftreten.

● Allgemein schlechter Gesundheitszustand: Ihre Rückenschmerzen sind nur der vorläufige Höhepunkt eines bereits viele Wochen andauernden allgemeinen Unwohlseins mit zunehmender Müdigkeit, Appetitlosigkeit, erhöhter Temperatur oder Gewichtsverlust.

● Verminderte Empfindungsfähigkeit: Taubheit und Prickeln in den Beinen, Armen oder im Lendenbereich kann ein Anzeichen für einen ernsten Bandscheibenprolaps sein. Das Taubheitsgefühl ist deutlich weiter vorgedrungen als nach einem vorübergehenden Einschlafen der Extremitäten.

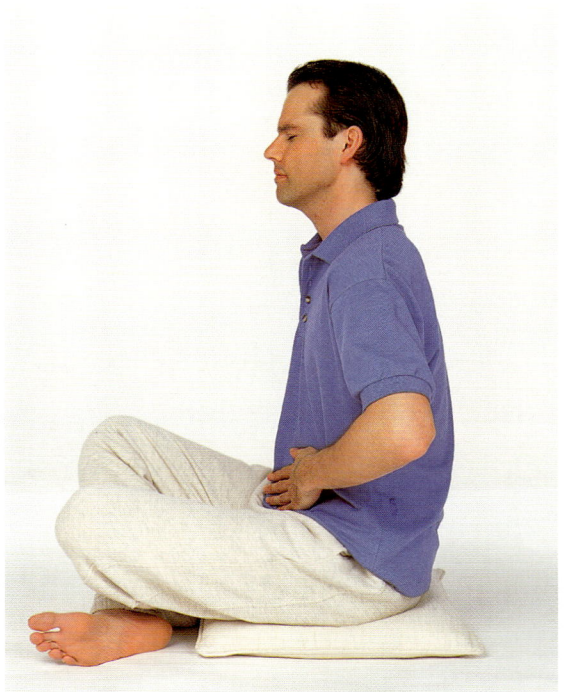

Entspannung
Setzen Sie sich mit geradem Rücken im Schneidersitz hin und entspannen Sie Geist und Körper. Mit den Händen auf dem Zwerchfell konzentrieren Sie sich auf Ihre Atmung.

Keine Panik

Versuchen Sie im Fall einer akuten Schmerzattacke, Ihr Problem ruhig und rational anzugehen. Fragen Sie sich:

● Ist der Schmerz so stark, dass Sie verschreibungspflichtige Schmerzmittel brauchen?

● Ist der Schmerz erträglich, wenn Sie sich in einer bequemen Position entspannen können?

● Lässt der Schmerz nach einer Weile in bequemerer Haltung nach, und fällt Ihnen das Bewegen dann wieder leichter?

● Können Sie den natürlichen Heilprozess abwarten? Zur Schmerzbekämpfung und Bewegungsförderung finden Sie mehr auf S. 66–74.

Herr der Lage bleiben

Nach einem körperlichen Schock gehört Bettruhe zu den wichtigsten Erste-Hilfe-Maßnahmen. Bei einer akuten Rückenschmerzattacke kann anfangs strikte Bettruhe nötig sein. Zu lange Unbeweglichkeit verlangsamt jedoch den Heilungsprozess und könnte eine endgültige Heilung wegen Steifheit und Muskelschwäche verhindern. Bewegen Sie sich nach Möglichkeit wieder und verzichten Sie auf schwere körperliche Arbeit, das Heben von Lasten und langes Sitzen, bis der Schmerz nachlässt.

Entspannen und bewusst atmen

Versuchen Sie, sich geistig und körperlich zu entspannen (s. S. 68). Der wichtigste Faktor bei der Muskelentspannung ist die korrekte Atmung. Wir sind uns selten darüber im Klaren, wie wir atmen, und neigen zu flacher Atmung bei angespanntem Zwerchfell und verspannten Kiefer- und Halsmuskeln. Lassen Sie Ihren Mund beim Einatmen locker offen und atmen Sie so tief ein, dass nicht nur der Brustkorb, sondern der ganze Bauch und das

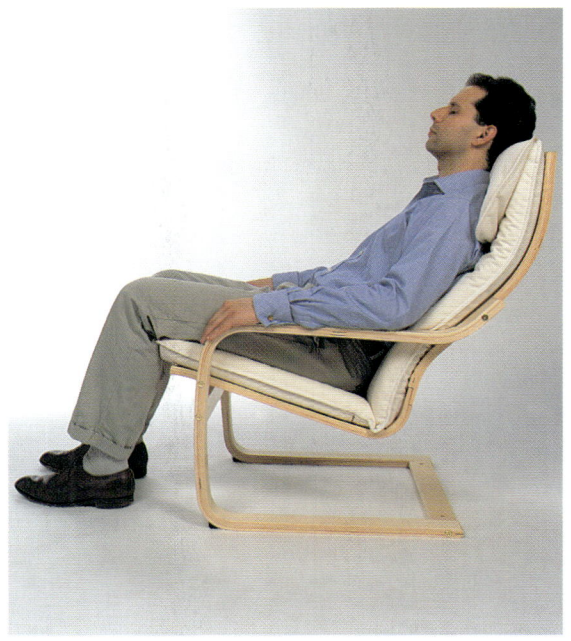

Im Schaukelstuhl
In einem Schaukelstuhl fällt es Ihnen leichter, dem Alltagsstress zu entkommen. Das sanfte, beruhigende Schaukeln kann auch bei Schmerzattacken hilfreich wirken.

Zwerchfell sich heben. Der automatische Atemrhythmus sollte vom Zwerchfell herrühren. Konzentrieren Sie sich aufs das Ausatmen. Lassen Sie dabei Unterkiefer und Mund locker und die Brust absinken. Leichter wird es, wenn Sie mit einem langen, hörbaren Seufzer ausatmen. Stellen Sie sich vor, wie sich die Muskeln in jedem Körperteil lockern. Beginnen Sie beim Gesicht, dann geht es vom Hals aus weiter nach unten. Wiederholen Sie diesen Vorgang, bis alle Körperbereiche entspannt sind.

Die Wirbelsäule aufrichten

Wenn Sie auf dem Rücken liegen, vermindern Sie den Druck auf Ihre Wirbelsäule. Dennoch ist das nicht unbedingt die bequemste Position. Am wichtigsten ist, dass die Wirbelsäule gerade bleibt. Das hat mehrere Vorteile: Die Gelenke und Bänder werden entlastet, was den Schmerz vermindert und Ihnen die nötige Zeit zur natürlichen Besserung verschafft. Beim Aufsitzen oder Vorbeugen muss die betroffene Stelle wieder das übliche Körpergewicht tragen.

Der Schmerz bringt die Muskeln oft dazu, sich schützend zusammenzuziehen. Der Krampf kann im Liegen etwas gelöst werden. Die Bauchlage kann dabei noch mehr Erleichterung bringen als die Seitenlage, doch hängt das in erster Linie vom individuellen Fall ab. Wenn eine Bandscheibe sich in der Wirbelsäule nach hinten verschiebt, kann diese Lage zunächst zu schmerzhaft sein, ebenso wie bei entzündeten Facettengelenken. Versuchen Sie es in beiden Fällen mit der Stufenlage (s. unten). In dieser Position wird das Kreuz sanft gestreckt, was die

Facettengelenke leicht öffnet und der hervorstehenden Bandscheibe mehr Platz verschafft. Der schützende Muskelkrampf geht dann zurück. Senken Sie die Beine Schritt für Schritt auf weniger Kissen, wenn der Krampf nachlässt.

Sitzen

Sitzen mag sich wie die bequemste Position anfühlen, doch kann dabei der Heilprozess behindert werden, da der Druck auf die Bandscheiben auf 150% ansteigt (s. S. 143). Halten Sie den Rücken auch im Sitzen gerade, wenn Ihr Schmerz von einer Bandscheibenvorwölbung herrührt. Manche Patienten neigen dazu, im Sitzen in sich zusammenzusinken, weil die Bandscheibe dann nicht mehr auf Nerv

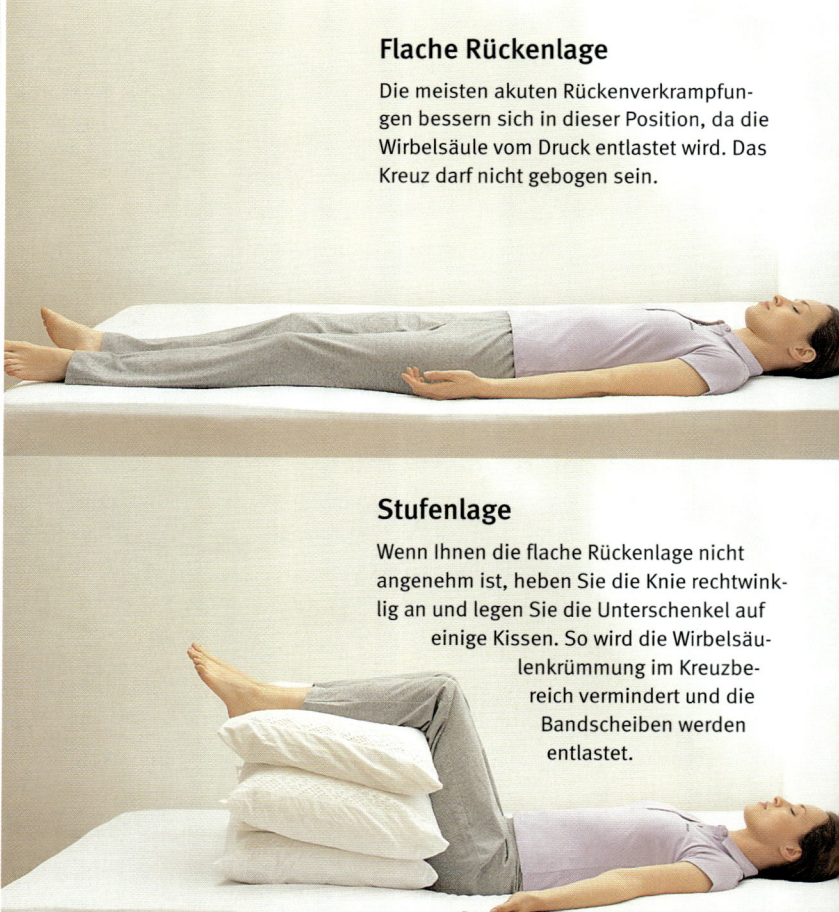

Auszeit für die Wirbelsäule

Probieren Sie die folgenden Positionen aus und finden Sie heraus, welche für Sie am sinnvollsten ist. Testen Sie in der Seitenlage, welche Seite Ihnen angenehmer erscheint.

Bettgestell oder Unterlage sollten stabil und hart sein, die Matratze fest, aber nicht zu hart (s. S. 147). Verwenden Sie in der Rückenlage nur dann ein Kissen, wenn Sie ohne Kissen mehr Schmerzen haben, doch selbst dann möglichst nicht mehr als eines, damit die Wirbelsäule sich nicht zu stark biegen muss. Es gibt Spezialkissen gegen Nackenschmerzen (s. S. 147). Bei einem verstellbaren Bettrahmen können Sie die untere Hälfte aufstellen, um die Stufenlage einzunehmen.

Flache Rückenlage

Die meisten akuten Rückenverkrampfungen bessern sich in dieser Position, da die Wirbelsäule vom Druck entlastet wird. Das Kreuz darf nicht gebogen sein.

Stufenlage

Wenn Ihnen die flache Rückenlage nicht angenehm ist, heben Sie die Knie rechtwinklig an und legen Sie die Unterschenkel auf einige Kissen. So wird die Wirbelsäulenkrümmung im Kreuzbereich vermindert und die Bandscheiben werden entlastet.

drückt, aber die Wirbelsäule drückt dann immer noch ebenso stark auf die Bandscheibe.

Nackenschmerzen

Akute Nackenschmerzen können sich verschlimmern, wenn der Kopf abgestützt werden muss. Deshalb sollten Sie die ersten ein oder zwei Tage lang liegen. Legen Sie sich nachts ein gefaltetes Kissen oder ein gerolltes Handtuch um den Hals *(s. unten)*.

Bettruhe – pro und contra

Es ist nicht sinnvoll, die Bettruhe auf mehr als zwei oder drei Tage auszudehnen. Die Erfahrung zeigt, dass ein besseres Ergebnis erzielt wird, wenn sich der Betroffene so früh wie möglich wieder bewegt.

Schmerzbekämpfung

Starke Schmerzen führen zu Muskelverkrampfungen, die den Schmerz nochmals verstärken. Schmerzerleichterung ist nicht nur angenehm, sondern ermöglicht Ihnen oft auch erst wieder, sich zu bewegen. Versuchen Sie es mit Wärme- oder Kälteanwendungen, Massagen oder Medikamenten. Wenn der Schmerz vorübergehend nachlässt, kehren Sie zu Ihren üblichen Tätigkeiten zurück – damit schaden Sie Ihrem Rücken garantiert nicht.

Wärme und Kälte

Legen Sie auf die schmerzende Stelle eine Wärmflasche mit heißem Wasser oder ein erhitzbares

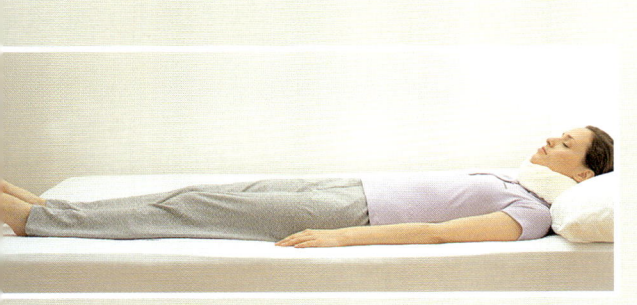

Nackenstütze

Rollen Sie ein kleines Handtuch eng zusammen und legen Sie es sich um den Hals. Das ergibt eine Halskrause, die Ihren Kopf nachts ruhig hält.

Seitenlage

Legen Sie sich ein kleines Kissen zwischen die Knie, damit die Hüftgelenke sich nicht drehen müssen.

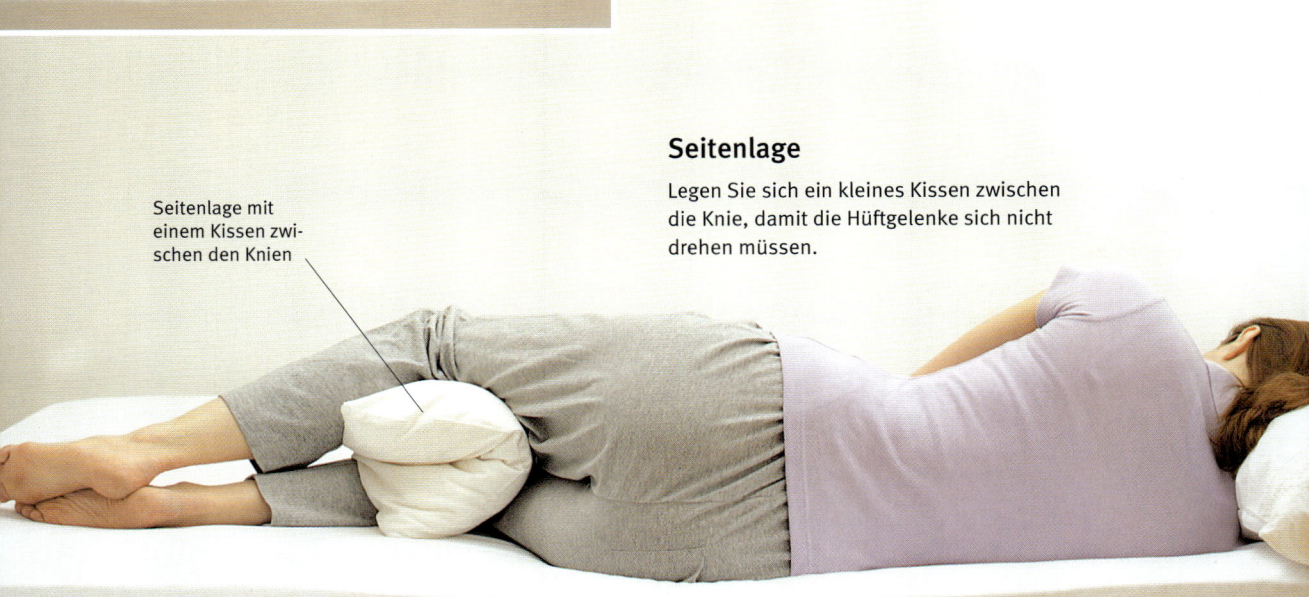

Seitenlage mit einem Kissen zwischen den Knien

Einfache Entspannungsübungen

Muskelverspannungen sind oft eine Reaktion auf Sorgen und Ärgernisse oder auch haltungsbedingte Schmerzen. In jedem Fall sind sie eine der Hauptgründe für Rücken- und Nackenschmerzen, und diese Schmerzen können Sie verhindern, wenn Sie lernen, die Gefahrensignale zu erkennen und rechtzeitig vor einer Verkrampfung zu entspannen.

Wenn Sie regelmäßig Entspannungsübungen ausführen, werden Sie bald merken, wie Sie unnötige Muskelspannung in Ihrem Körper vermeiden können. Sie werden sich dann rasch bewusst, dass Sie sich etwa angespannt ans Lenkrad klammern oder verkrampft am Telefonhörer hängen. Ihnen fällt die angespannte Sitzhaltung bei Geschäftsbesprechungen oder auch beim Füttern Ihres Babys auf. Und sobald Sie die Stressfaktoren erkannt haben, können Sie auch etwas daran ändern. Die einfachen Entspannungsübungen auf dieser Seite gehen davon aus, dass sich bei Anspannung einer bestimmten Muskelgruppe die entgegengesetzte Gruppe lockert. Wenn Sie diese Übungen jeden Tag ausführen, reicht das aus, um Anspannungen rechtzeitig zu lösen und sich vollständig zu lockern.

Entspannung leicht gemacht

Ziehen Sie die Schuhe aus und lockern Sie Ihre Kleidung. Wenn Sie möchten, stellen Sie beruhigende Musik an. Legen Sie sich auf dem Rücken auf den Boden oder ein hartes Bett – ein Kissen stützt Ihren Kopf, die Arme liegen an der Seite oder auf dem Bauch, die Beine locker nebeneinander.

Bei Rückenschmerzen legen Sie sich ein Kissen unter die Knie. Bei akuten Schmerzattacken oder in der späten Schwangerschaft ist die Seitenlage zu empfehlen, wobei der untere Arm hinter dem Rücken liegt, das obere Knie gebeugt auf einem Kissen aufliegt und das untere Bein gerade ausgestreckt bleibt.

Alternativ setzen Sie sich in einen Sessel. Kopf und Arme sollten gut abgestützt sein, die Beine locker nebeneinander stehen.

1 Ziehen Sie Ihre Schultern nach unten. Vergrößern Sie den Abstand zwischen Ohren und Schultern. In dieser neuen Position sollten Sie es bequem haben.

2 Schieben Sie die Ellenbogen nach außen, bis Ihnen die Armposition bequem vorkommt.

3 Strecken Sie die Finger aus und recken Sie Fingerspitzen und Daumen so weit nach außen wie möglich. Lassen Sie sie so liegen.

4 Spannen Sie das Gesäß an und lassen Sie die Beine und Füße auseinanderfallen. Die Beine fühlen sich schwer an.

5 Wenn Sie möchten, bewegen Sie die Knie ein wenig. Danach lassen Sie die Beine wieder schwer werden.

6 Schieben Sie die Füße sanft von sich weg und lassen Sie sie locker von den Knöcheln baumeln.

7 Wenn Sie in einem Sessel sitzen, drücken Sie den Oberkörper gegen die Rückenlehne. Dann lassen Sie ihn wieder locker in den Sessel sinken.

8 Drücken Sie den Kopf gegen das Kissen oder die Rückenlehne. Dann lassen Sie das ganze Gewicht des Kopfes locker ins Kissen sinken.

9 Schließen Sie die Augen. Spüren Sie die Schwere der Augenlider. Öffnen Sie den Mund und lockern Sie die Kiefer, dann schließen Sie den Mund wieder. Drücken Sie die Zunge gegen Ihre unteren Zähne und lassen Sie sie dann wieder entspannt in den Mund fallen. Entspannen und glätten Sie Ihre Stirn.

10 Achten Sie auf Ihre Atmung. Vermutlich ist sie schon langsamer geworden. Achten Sie darauf, wie die Luft beim Einatmen tief in Ihre Lunge strömt und atmen Sie mit einem Seufzer wieder aus. Atmen Sie 10–15 Minuten lang leicht und locker weiter, während Sie sich ausruhen.

Wärmekissen mit Getreidefüllung. Die Wärme beruhigt und entspannt die Muskeln, wodurch der Schmerz nachlässt. Heiße Bäder sind nicht unbedingt zu empfehlen, da das Ein- und Aussteigen in die und aus der Wanne sich als problematisch erweisen könnte. Auch Eis kann schmerzlindernd wirken. Verwenden Sie in ein Küchentuch gehüllte Tiefkühlerbsen oder zerstoßene Eiswürfel. Lassen Sie die Kälte 15 Minuten lang wirken und erneuern Sie die Auflage alle 2–3 Stunden.

Massagen

Muskelentspannende Massagen können auch zur Schmerzbekämpfung beitragen. Besonders effektiv wirken sie gegen Verspannungen, die durch persönliche Ängste und Ihre willkürliche Reaktion auf den Rückenschmerz aufgetreten sind. Partner, Partnerin oder Freunde müssen keine professionellen Masseure sein – es genügt, wenn sie sensible Hände haben und selbst nicht verspannt sind. Die beruhigende Berührung durch die Hand eines vertrauten Menschen kann sehr tröstlich wirken (zu effektiven Massagemethoden s. S. 70–71). Auch Akupressur (s. S. 72) bietet sich an.

Medikamente

Von den handelsüblichen Schmerzmitteln wie Aspirin, Ibuprofen oder Paracetamol ist Aspirin am empfehlenswertesten. Über lange Zeiträume hinweg eingenommen kann es aber den Magen schädigen. Bei Magengeschwüren oder Verdauungsstörungen sollten Sie es auf keinen Fall einnehmen. Wenn Sie die verschriebene Dosis Aspirin regelmäßig einnehmen, bekämpft es sowohl die Schmerzen als auch die Entzündung. Eine entzündungshemmende Wirkung ist besonders bei Facettengelenks- und Nervenwurzelhüllenentzündung von Bedeutung.

Aspirin, Ibuprofen und andere nicht steroide Medikamente vermindern auch die Reizung bei einer Bandscheibenprotrusion und lassen Entzündungen bei inneren Blutungen zurückgehen, falls Muskeln, Bänder oder Gelenke verletzt worden sind (außerhalb der Gefäße irritiert Blut das Gewebe). Wenn Sie ein stärkeres Schmerzmittel brauchen, lassen Sie sich eines von Ihrem Arzt verschreiben. Nehmen Sie die Medikamente unbedingt regelmäßig ein. Bei gleich bleibenden Blutwerten ist eine bessere Schmerzkontrolle gewährleistet.

In der Seitenlage

Wenn Sie in der Seitenlage bequem liegen, legen Sie den Kopf auf ein Stützkissen, damit kein Druck auf dem Hals lastet.

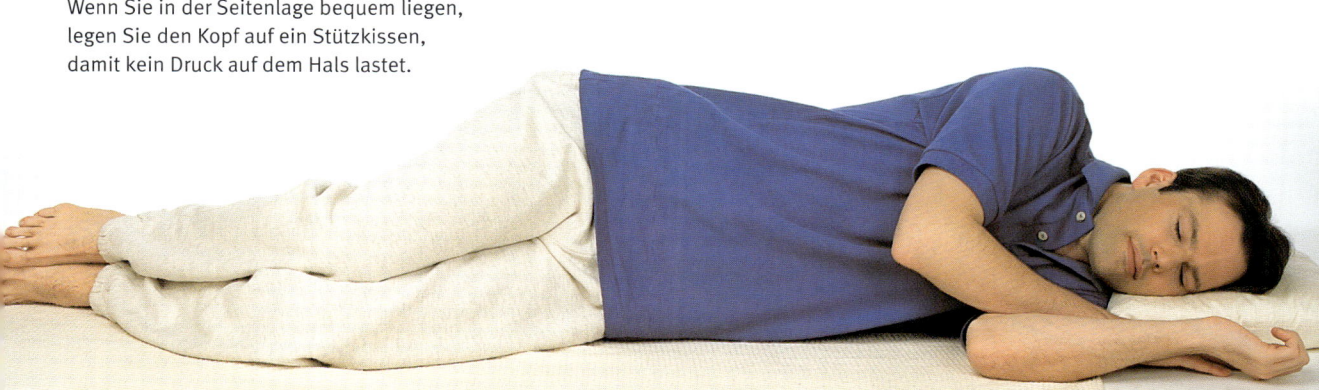

Entspannende Massage

Massagen bieten eine hervorragende Möglichkeit, müde und schmerzende Muskeln zu lockern. Jeder kann massieren, man braucht dafür keineswegs eine spezielle Ausbildung. In manchen Kulturen lernen Kinder das Massieren schon als Teil ihrer allgemeinen Erziehung. Bei uns im Westen ist diese Tradition verloren gegangen, aber dennoch ziehen die meisten Menschen eine gute Massage jedem starken Beruhigungsmittel vor. Auch bei Gebärenden in den Wehen helfen Massagen gegen Rückenschmerzen.

Hauptsächlich lockert eine Massage die Muskeln und regt den Kreislauf an. Die psychische Wirkung kann sowohl entspannend als auch anregend sein. Zwar müssen Massagen nicht stark schmerzen, doch sollten sie auch nicht absolut schmerzlos ablaufen.

Besonders verspannte Bereiche in Nacken und Schultern könnten Reizpunkte sein, die auf festen Druck schmerzhaft reagieren *(s. S. 48–49)*. Die empfindlichen Stellen sollten weiter massiert werden, bis eine Entspannung eintritt. Wenn die Muskeln sich auf den Druck hin verhärten oder verkrampfen, ist die Massage zu stark oder die aufkommenden Schmerzen sind zu groß für den Massierten. Massagen helfen dabei, verspannte Bereiche aufzuspüren, und allein schon das Wissen darum kann sehr beruhigend wirken.

Richtig massieren

Das Zimmer sollte gut geheizt und die Unterlage bequem, aber fest sein. Da die meisten Betten zu weich für eine Massage sind, empfiehlt es sich eher, mit einer Wolldecke oder einem Handtuch auf dem Boden zu arbeiten.

Die Hände des Massierenden sollten vorgewärmt und gut eingeölt sein. Massieren Sie mit sanften, aber festen, rhythmischen Strichen und konzentrieren Sie sich auf die verspannten Bereiche.

Rückenmassage

Diese Anweisungen gelten für den gesamten Rücken. Falls der Massierte in einem begrenzten Bereich Schmerzen hat, konzentrieren Sie sich auf diese Region. Arbeiten Sie, wenn nicht anders angegeben, immer vom oberen Ende der Wirbelsäule aus nach unten. Beginnen Sie mit Schulterstrichen und arbeiten Sie sich zum mittleren Rücken vor, oder beginnen Sie dort und wandern Sie in Richtung Gesäß nach unten.

1 Beginnen Sie mit langen, sanften Strichen über die Rückenmitte, vom Nacken aus bis zum Gesäß und bis zu den Seiten.

2 Kneten Sie die Schultermuskeln mit wachsendem Druck. Vom Nacken bis zur Schädelbasis hocharbeiten.

3 Massieren Sie die Schulterblätter und die Muskeln im Brustwirbelbereich. Wechseln Sie kleine kreisende Bewegungen mit langen, sanften Strichen ab.

4 Drücken Sie die Daumen auf die Muskelstränge neben der Wirbelsäule und gehen Sie von oben nach unten vor. Im mittleren Rückenbereich angekommen beginnen Sie wieder beim Nacken und so weiter. Lassen Sie einen leichten Fingerdruck folgen.

5 Drücken Sie die Handflächen fest auf die Schultern und bis hinunter zum Gesäß.

6 Kneten Sie die großen Muskeln im Kreuz- und Gesäßbereich.

7 Drücken Sie die Daumen auf die Muskelstränge neben der Wirbelsäule vom mittleren Rücken bis zum Gesäß.

8 Lassen Sie die Hände zu beiden Seiten der Wirbelsäule kreisen.

9 Beginnen Sie im mittleren Rücken mit einem Handflächendruck. Pressen Sie Zeige- und Mittelfinger auf die Muskelstränge neben der Wirbelsäule – mit kurzen Strichen. Drücken Sie den ganzen Rücken hinunter die Handflächen fest auf und beenden Sie die Massage mit langen, beruhigenden Strichen.

Grundtechniken

Zu einer Rückenmassage gehören verschiedene Druck-
techniken, je nach Phase der Massage oder massier-
tem Körperteil. Die hier gezeigten Techniken sind die
für den Rücken sinnvollsten. Der Massierte kann Ihnen
sagen, welche ihm am wohlsten tut.

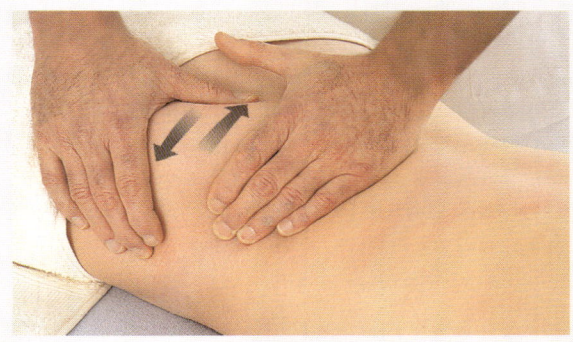

Kneten
Drücken Sie das Fleisch mit sanften Wellenbewegungen
zwischen Fingern und Daumen oder zwischen Handballen
und Fingern, als ob Sie Teig kneten würden.

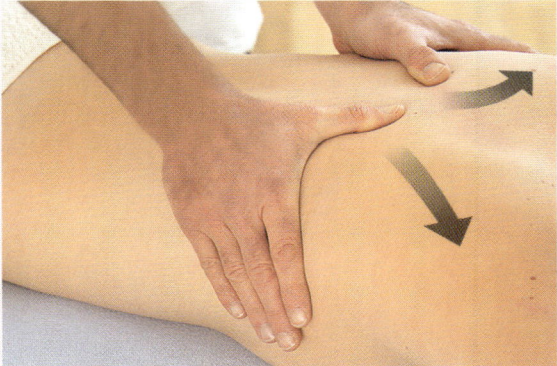

Lange Striche
Beginnen Sie die Massage mit sanften Strichen über den
ganzen Rücken. So wird der Massierte auf festere Striche
vorbereitet. Legen Sie die ganze Handfläche auf die Haut
auf und vollführen Sie kreisende Bewegungen. Beginnen
Sie mit leichtem Druck, den Sie schrittweise verstärken.

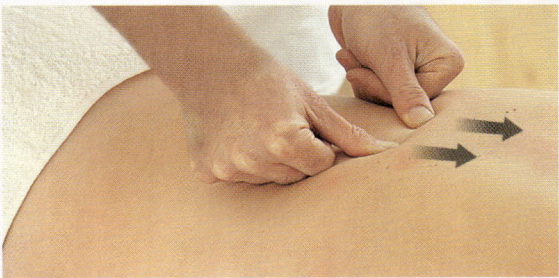

Daumendruck
Diese Massage eignet sich für verspannte Muskelstränge.
Drücken Sie Ihre Daumen in langen Bewegungen fest auf.

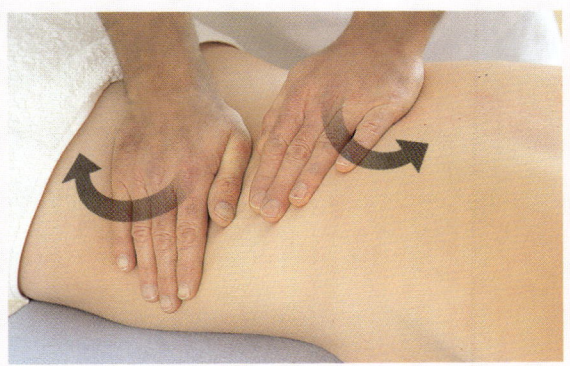

Kreisen
Drücken Sie die Hände in kreisenden Bewegungen auf. Finden Sie einen Rhythmus, ohne den Hautkontakt zu unterbrechen. Lassen Sie den Handballen weiter kreisen.

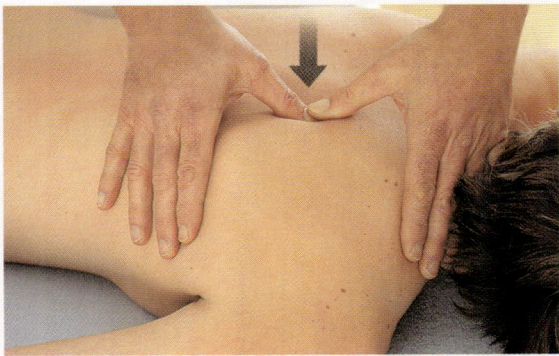

Hände- oder Fingerdruck
Setzen Sie einen Daumen auf dem Knoten an und den anderen darauf. Drücken Sie 30 Sekunden lang. Wiederholen Sie
die Bewegung mit anderen Fingern an weiteren Stellen.

Akupressur

Akupressur ist eine Massagemethode, die auf dem gleichen Prinzip beruht wie Akupunktur *(s. S. 159)* – einflussreiche Körperpunkte und Energiebahnen werden angeregt. Nur werden in diesem Fall keine Nadeln angewandt, sondern Druck (oft mit Daumen oder Fingern). Das Folgende können Sie unbesorgt selbst ausprobieren, ohne einen Spezialisten aufsuchen zu müssen. Für die Bekämpfung von Rücken- und Ischiasschmerzen sind hauptsächlich drei Körperpunkte zuständig. Drücken Sie eine Fingerspitze auf einen der unten gezeigten Punkte. Üben Sie festen Druck aus und lassen Sie den Finger einige Minuten lang schnell und leicht vibrieren, bis der Schmerz nachlässt – manchmal nach Minuten, manchmal erst nach Tagen.

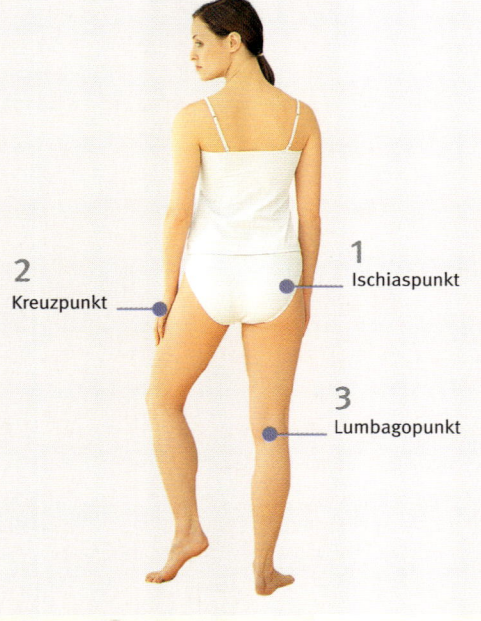

2 Kreuzpunkt

1 Ischiaspunkt

3 Lumbagopunkt

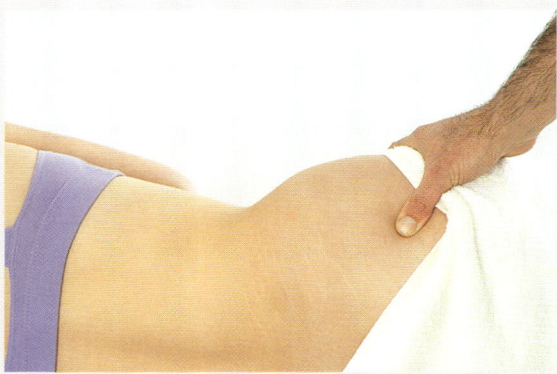

1 Ischias
Legen Sie sich auf die schmerzfreie Seite und winkeln Sie das betroffene Bein leicht an. Bitten Sie den Massierenden, den Zeigefinger auf die Knochenvorwölbung des Beckens zu drücken, während er den Daumen rechtwinklig zur Hand hält. So liegt der Daumen direkt über dem Akupressurpunkt.

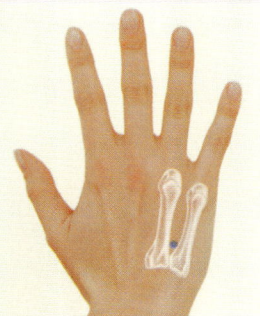

2 Kreuzschmerzen
Schmerzen im Kreuzbereich kann man durch Druck auf diesen Punkt bekämpfen. Von den Knöcheln des Ringfingers und kleinen Fingers der rechten Hand aus gleiten Sie mit dem linken Zeigefinger auf das Handgelenk zu, bis Sie eine kleine Delle spüren. Der Akupressurpunkt liegt etwa auf zwei Dritteln zwischen Knöcheln und Handgelenk.

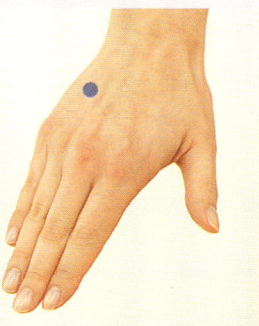

3 Akute Lumbago
Um intensive und lähmende Kreuzschmerzen zu lindern, drücken Sie auf den Punkt in der Mitte der Kniekehle.

Salben

Grundsätzlich gibt es zwei Arten von Schmerzsalben: Solche mit aktiven pharmakologischen Stoffen (wie Aspirin) werden durch die Haut in die tieferen Muskelschichten aufgenommen. Solche mit Aromaölen (wie Menthol) brennen auf der Haut und schaffen so eine vorübergehende Ablenkung des Gehirns. Die Muskeln entspannen sich, sobald der Schmerz nachlässt.

Den größten Nutzen hat man vermutlich davon, dass die Öle in die Haut einmassiert werden. Sie können wohl Erleichterung bei leichten bis mäßigen Schmerzen bringen, doch sind sie nicht dauerhaft oder effektiv genug, um schwere Schmerzattacken abzufangen.

Die Kraft des Geistes

Führen Sie dreimal am Tag die folgenden vier Schritte jeweils 10–15 Minuten lang aus. Sie werden sehen, dass eine zunehmend bewusste Wahrnehmung Ihrer Reaktionen auf die Rückenschmerzen Ihnen weiterhilft. Fragen Sie sich:

• Spüren Sie Ärger und Frustration über diese Ihnen plötzlich auferlegte Einschränkung? Wenn ja, akzeptieren Sie Ihren momentanen Zustand. Geben Sie dem Schmerz nach. Eine bekannte Gefahr ist nicht halb so einschüchternd wie ein nicht eingestandenes Übel.

• Rüsten Sie sich gegen den Schmerz auch mit Ihren Muskeln? Je verspannter Sie sind, desto schlimmer wird es. Entspannen Sie sich.

• Denken Sie negativ? Reden Sie sich ein »Mein Rücken ist total kaputt« oder »Ich werde bestimmt gelähmt«, oder machen Sie sich Sorgen um die Arbeit oder den Urlaub? So fühlen Sie sich ganz sicher noch schlechter. Halten Sie übertriebene Panik im Zaum.

• Worauf konzentrieren Sie sich? Versuchen Sie, Ihre Aufmerksamkeit auf einen gesunden Teil des Körpers zu richten, wie z.B. Ihren Atemrhythmus. Stellen Sie sich vor, Sie seien an einem Ort, an dem Sie sich ruhig, glücklich und sicher fühlen – an einem See, am Strand oder vielleicht auf einer sonnigen Blumenwiese.

Alltagsbewältigung

Während einer akuten Schmerzattacke müssen Sie sich auf bestimmte Bewegungen beschränken. Solange der Schmerz noch stark ist, bewegen Sie sich den Regeln in Kapitel 8 entsprechend rückenschonend. Denken Sie immer daran, dass Sie zusätzlichen Schmerzen und erneuter Ermüdung vorbeugen wollen.

Bewegen Sie sich, sobald der Schmerz allmählich nachzulassen beginnt. Gehen Sie nach den ersten 12–24 Stunden zu leichten Mobilisierungsübungen (*s. S. 120*) über. So können Sie Rückensteifheit effektiv vorbeugen. Bei einigen dieser Übungen wird der Bandscheibenkern wieder sanft zur Wirbelsäulenmitte gedrängt, andere dienen zur Öffnung der Facettengelenke.

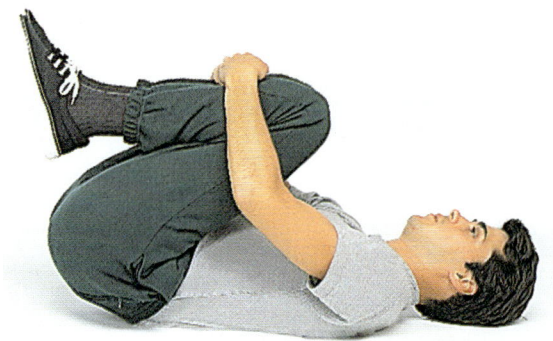

Schmerzlinderung
Legen Sie sich auf den Rücken und ziehen Sie die angezogenen Knie leicht an die Brust.

Wieder aktiv

Vermutlich legt sich Ihr Rücken- oder Nacken-
schmerz (wie bei der Mehrheit aller Rückenkran-
ken) innerhalb etwa eines Monats von selbst. Nach
ein paar Tagen möchten Sie sich sicher wieder
bewegen und zu Ihrem normalen Tagesablauf
zurückkehren.

In dieser Phase ist es besonders wichtig, sich an die
Grundregeln der Rückenschonung aus Kapitel 8 zu
halten. Das heilende Gewebe reagiert auf mäßige Bewegung positiv. Zeitweise fühlen Sie sich vielleicht
etwas steif oder haben Schmerzen, doch vergessen
Sie nicht, dass in dieser Gewöhnungsphase an die
normale Gelenk- und Muskelbelastung Schmerzen
nicht unbedingt auch eine Schädigung bedeuten.

Arztbesuch

Falls es sich um Ihre erste Rückenschmerzattacke
handelt, gehen Sie zum Arzt. Nur dürfen Sie bei
Rückenschmerzen keine sofortige Erleichterung oder
gar Heilung erwarten. Der Arzt stellt Ihnen vermutlich die folgenden Fragen. Helfen Sie ihm mit voll-
ständigen, klaren Antworten bei seiner Diagnose.

- Was haben Sie getan, als der Schmerz eingesetzt hat?
- Ist der Schmerz plötzlich oder graduell eingetreten?
- Wo genau spüren Sie den Schmerz?
- Handelt es sich um stechenden, dumpfen,
schweren oder brennenden Schmerz?
- In welcher Lage lässt der Schmerz nach, in wel-
cher wird er stärker?

Bewegung: den Schmerz respektieren, aber nicht fürchten

Wenn Sie während der ersten zwei
Morgenstunden aufs Bücken und
Sitzen verzichten, können Sie auch
bei chronischen Rückenschmerzen
den Alltag bewältigen.

Die Ratschläge, die Sie hier finden, können Schmerzattacken in
den Kreuzgelenken verhindern. Mit
ein wenig Übung werden Ihnen die
Bewegungen bald zur Routine.
Bleiben Sie auch dann bei diesen
Bewegungen, wenn Ihr Rücken
nicht schmerzt.

Tragen Sie während der Schmerz-
episoden keine Kleidung, die beim
An- oder Ausziehen Probleme bereiten könnte. Verzichten Sie auf
enge Jeans und tragen Sie Slipper
statt Schnürschuhe.

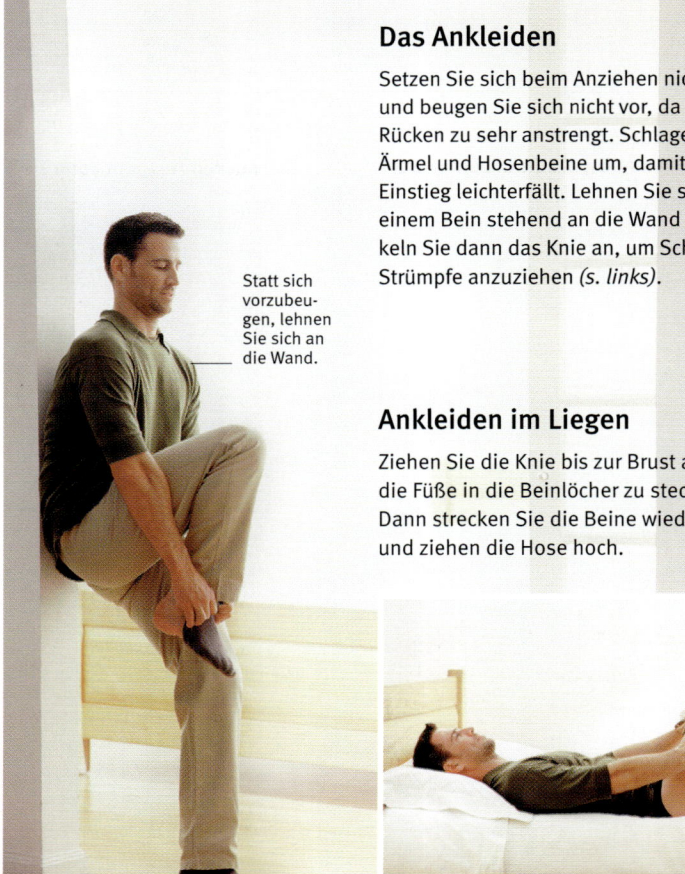

Statt sich vorzubeu-
gen, lehnen Sie sich an
die Wand.

Das Ankleiden

Setzen Sie sich beim Anziehen nicht hin
und beugen Sie sich nicht vor, da das Ihren
Rücken zu sehr anstrengt. Schlagen Sie die
Ärmel und Hosenbeine um, damit Ihnen der
Einstieg leichterfällt. Lehnen Sie sich auf
einem Bein stehend an die Wand und win-
keln Sie dann das Knie an, um Schuhe und
Strümpfe anzuziehen (s. links).

Ankleiden im Liegen

Ziehen Sie die Knie bis zur Brust an, um
die Füße in die Beinlöcher zu stecken.
Dann strecken Sie die Beine wieder aus
und ziehen die Hose hoch.

- Ist der Schmerz konstant spürbar?
- Spüren Sie Taubheit oder Prickeln?
- Hatten Sie schon ähnliche Schmerzanfälle?
- Welche Arbeit verrichten Sie?

Schmerzbeschreibung

Zur Beschreibung von Schmerzart und -stärke bieten sich mehrere Adjektive an. Manche beziehen sich auf die körperliche Empfindung: scharf, pulsierend, stechend. Schmerzen können nagend, ziehend, brennend oder glühend auftreten. Auch das innere Gefühl dabei spielt eine Rolle: ermüdend, übelkeitserregend, elend, beängstigend. Andere denken eher an die gefühlte Intensität: schrecklich, unerträglich, hinterhältig, quälend.

Ein allgemeiner dumpfer Schmerz hängt oft mit Muskelverspannungen oder Wirbelgelenkreizungen zusammen. Scharf einschießende Schmerzen können von einem eingeklemmten Nerv herrühren und daher, wie bei Ischialgie und Brachialgie, nicht direkt an der verletzten Stelle zu spüren sein. Ein scharfer Schmerz mit klar definiertem Bereich, der nicht ausstrahlt, kommt von verletztem Haut- oder Knochenhautgewebe.

Ein diffuses Brennen liegt oft an einer Störung des sympathischen Nervensystems, das unfreiwillige und unbewusste Funktionen wie Blutkreislauf und Schweißausstoß steuert. Da diese Nerven nicht für bewusste Tätigkeiten zuständig sind, bemerkt man auch keine schmerzbegleitende Schwäche.

Aufstehen

Ziehen Sie die Knie bis zur Hüfte an und rollen Sie sich auf die Seite. Stellen Sie die Füße auf den Boden und stemmen Sie sich mit den Armen hoch, bis Sie sitzen. Wiederholen Sie diese Schritte in umgekehrter Reihenfolge, wenn Sie sich ins Bett legen.

Sich setzen und wieder aufstehen

Wenn Sie sich auf einen Stuhl oder Sessel setzen möchten, stellen Sie sich mit dem Rücken zum Stuhl und schulterbreit gespreizten Beinen direkt an die Kante der Sitzfläche. Lassen Sie sich dann mit geradem Rücken langsam auf den Stuhl sinken. Stützen Sie die Arme auf die Lehnen, sobald das möglich ist.

Beim Aufstehen ziehen Sie zunächst die Füße so weit wie möglich an den Stuhl heran, möglichst noch unter die Sitzfläche. Gleichzeitig heben Sie das Gesäß senkrecht über Ihren Füßen an. Halten Sie die Knie schulterbreit gespreizt, um nicht das Gleichgewicht zu verlieren. Die Wirbelsäule bleibt gerade, die Hände stützen sich weiter auf die Armlehnen ab. Strecken Sie jetzt langsam die Beine durch und stemmen Sie sich mit den Armen aus dem Stuhl (s. rechts).

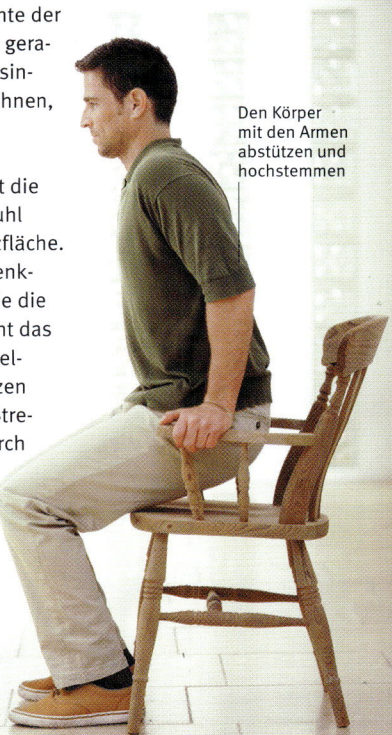

Den Körper mit den Armen abstützen und hochstemmen

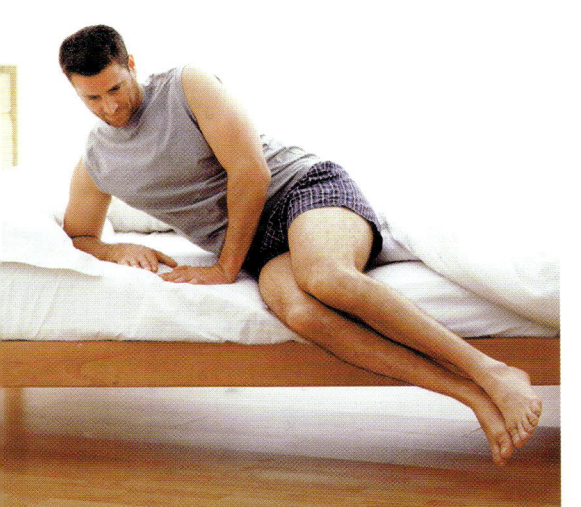

Erste Behandlungsschritte

Nach der Untersuchung (*s. unten*) erstellt der Arzt eine vorläufige Diagnose. Da in 94% aller Fälle die Rückenschmerzen mechanische Ursachen haben, in 5% die Nervenwurzeln beschädigt sind und nur bei 1% ernsthafte Folgen drohen, ist es sehr wahrscheinlich, dass der Arzt Ihnen Ihr Problem gleich erklären kann. Vielleicht empfiehlt er eine kurze Ruhephase mit Schmerz- oder Muskelentspannungsmedikamenten, der eine schrittweise aufbauende Mobilisationsphase folgen sollte. Die Botschaft lautet hier: Bleiben Sie gemäßigt aktiv und haben Sie keine Angst vor den Schmerzen. Diese gehören bei den ersten Bewegungen nach der Attacke dazu.

Wenn Ihre Schmerzen extrem sind, brauchen Sie vermutlich ein entsprechend starkes Schmerzmittel. Scheuen Sie sich nicht, um stärkere Tabletten zu bitten, und sprechen Sie mit Ihrem Arzt auch über die Gefahr einer Abhängigkeit. Kehren Ihre Rückenschmerzen regelmäßig wieder und gehört das Heben oder Tragen schwerer Lasten zu Ihrem Beruf, sollten Sie einen Arbeitsplatzwechsel in Betracht ziehen.

WEITERE UNTERSUCHUNGEN

Bei sehr starken, lang andauernden oder wiederkehrenden Schmerzen nimmt der Arzt weitere Untersuchungen vor. Zunächst werden ein Bluttest und Röntgenbilder angeordnet (obwohl Röntgenbilder für eine definitive Diagnose selten hilfreich sind).

Körperliche Untersuchung

Wenn Sie alle Fragen des Arztes beantwortet haben, erfolgt eine körperliche Untersuchung. Vermutlich werden Sie gebeten, sich bis auf die Unterwäsche zu entkleiden, damit der Arzt den Rücken in Bewegung sehen und die Wirbelsäule abtasten kann.

Reflextest

Der Arzt überprüft Ihre Knie- und Fußgelenkreflexe. Möglicherweise bittet er Sie, den Fuß nach oben zu ziehen, während er ihn unten festhält.

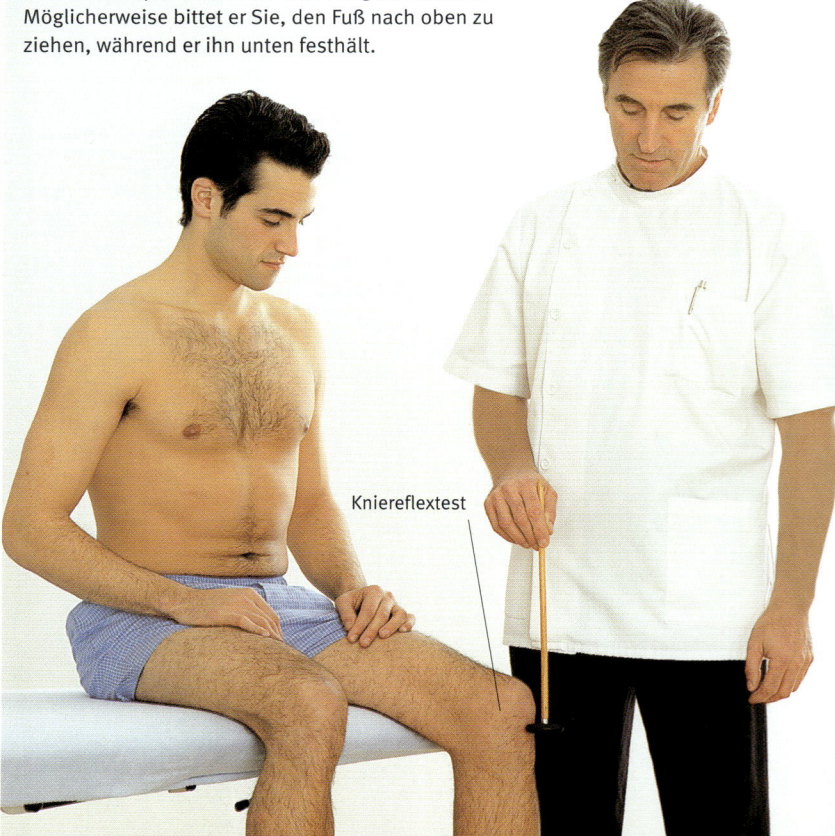

Kniereflextest

Ein Bluttest erschließt die Anzahl Ihrer verschiedenen Blutzellentypen. Dabei könnten sich Infektionen oder eine Anämie ergeben, die auf krankheitsbedingte Ursachen hindeuten. Bei der Blutsenkung können sich Infektionen, chronische Entzündungen oder Tumore zeigen. Die Erythrocytensedimentationsrate (ESR) ist bei Entzündungserkrankungen der Wirbelsäule, wie etwa Bechterew, für gewöhnlich erhöht.

Röntgenbilder

Röntgenaufnahmen können nur dazu dienen, bestimmte Ursachen für Rückenschmerzen auszuschließen, z.B. Brüche, Spondylolyse oder Spondylolisthesis, einen Tumor, eine Infektion oder fortgeschrittene Bechterew-Erkrankung. Auf den Röntgenbildern lassen sich Verschleißerscheinungen wie Knochenauswüchse (s. S. 57) oder Verengungen erkennen, doch müssen diese Befunde gar nichts mit Ihren Rückenschmerzen zu tun haben.

Weichteile wie Muskeln, Bänder, Bandscheiben und Knorpel sieht man auf Röntgenbildern nicht. Da diese aber für gewöhnlich die Beschwerden verursachen, können Röntgenbilder nur nicht verantwortliche Ursachen ausschließen. Bei 95% aller Patienten schließen sie die Möglichkeit ernsthafter Knochenschäden oder -krankheiten aus, können aber nichts positiv bestimmen. Degenerative Gelenkerkrankungen müssen bei Über-30-Jährigen nicht der Grund für Schmerzen sein.

Körperhaltung

Der Arzt überprüft Ihre Körperhaltung im Stehen und bittet Sie, sich nach vorn, nach hinten und zu den Seiten zu beugen, wobei Sie jeweils sagen, wann der Schmerz sich verstärkt.

Auf Schmerzen abtasten

Wenn Sie auf dem Rücken liegen, hebt der Arzt jedes Bein gerade an, bis Sie Schmerzen verspüren.

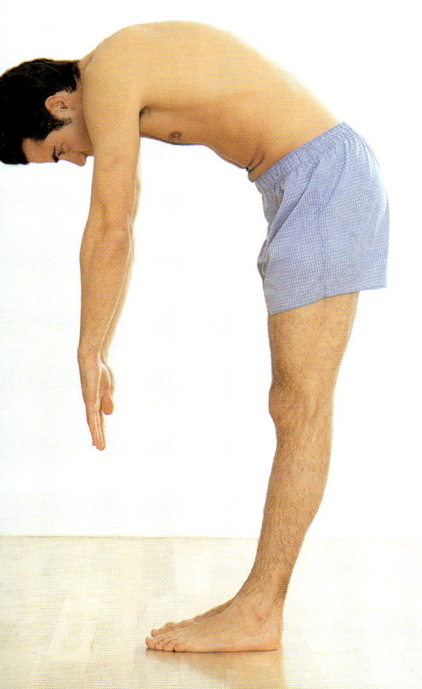

Auf Empfindlichkeit abtasten

Der Arzt drückt auf die Wirbelsäule, um empfindliche Stellen ausfindig zu machen.

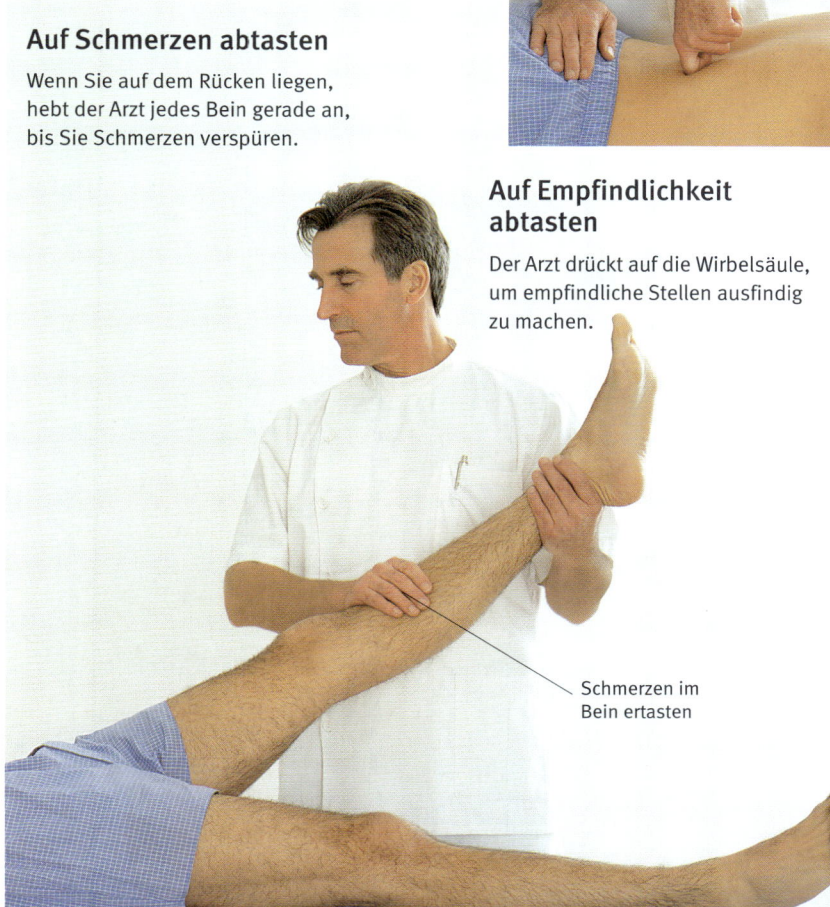

Schmerzen im Bein ertasten

Spezialisten

Falls Ihre Schmerzen nach sechs bis acht Wochen allgemeinmedizinischer Behandlung nicht nachlassen und auch auf Röntgenbildern kein Problem auszumachen ist, überweist der Arzt Sie eventuell an einen Orthopäden oder Rheumatologen.

Ein Spezialist ordnet lieber ein Kernspintomogramm als ein Röntgenbild an, wenn er eine genauere Diagnose braucht. Sollten Sie schon viele Wochen lang starke Schmerzen haben, lange krankgeschrieben sein und klare Anzeichen von Nervenschädigung aufweisen, bekommen Sie vielleicht auch eine Wirbelsäuleninjektion zur Schmerzlinderung.

Weitere Bluttests

Beim Spezialisten werden die Kalzium-, Phosphat- und Vitamin-D-Werte in Ihrem Blut getestet, um eine mögliche Knochenkrankheit ausfindig zu machen. Bei Verdacht auf Entzündungen wird ein HLA-B27-Test (Bechterew-Krankheit) durchgeführt.

Spezialröntgengeräte

Im Fall einer Wirbelsäulenverformung kann ein Röntgenbild zur genaueren Bestimmung der Krümmung dienen. Mit einem Stand-Röntgengerät lässt sich herausfinden, ob die Beine unterschiedlich lang sind oder das Becken nicht symmetrisch ist.

Kernspintomographie

Die Technik der Kernspintomographie hat eine kleine Revolution im Bereich der Wirbelsäulen- und Muskel-Skelett-Erforschung herbeigeführt. Ein Spezialist kann auf einem Kernspintomogramm die Weichteile in und neben der Wirbelsäule erkennen, wie z.B. Bandscheiben, Nervenwurzeln und Rückenmark.

Der Patient legt sich dabei auf einen schmalen Tisch in einer Röhre, die einen großen Magneten

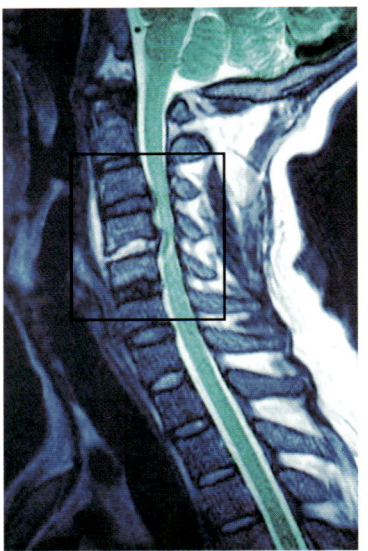

Bandscheibenprotrusion
Eine vorgewölbte Bandscheibe zeigt sich auf diesem Kernspintomogramm in Seitenansicht.

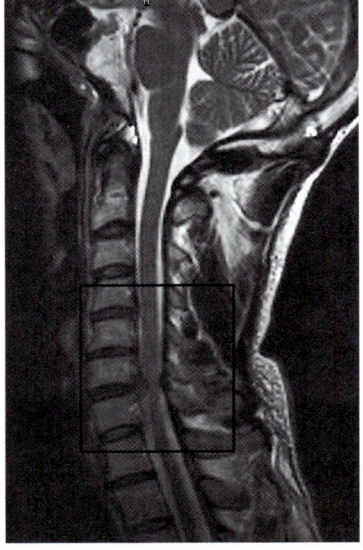

Verschleiß
Auf diesem Kernspinbild sieht man in Seitenansicht die üblichen Veränderungen durch Verschleiß im Alter.

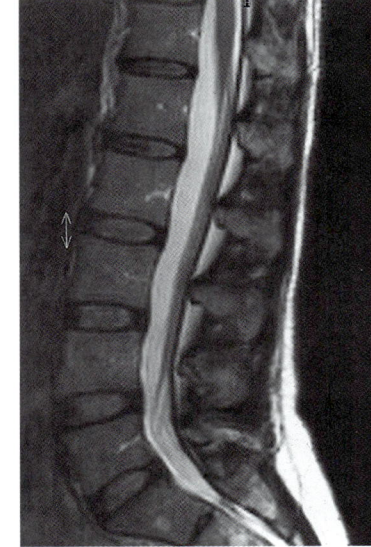

Lendenwirbelsäule
Hier sieht man eine normale Lendenwirbelsäule. Wirbel und Bandscheiben sind klar sichtbar.

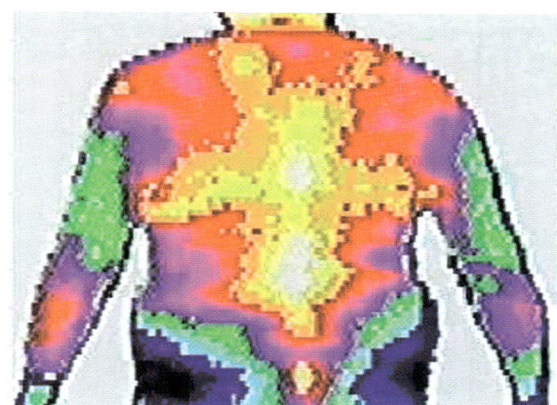

Thermographie
Dieses bunte Konturmuster stellt Körpertemperatur-
differenzen schon ab 0,25 °C dar.

duzierbaren Parallellinienbild arbeitet, aber nur in
Spezialkliniken angeboten wird.

Thermographie

Mit dieser Technik lässt sich zeigen, ob die Durchblutung der Haut sich durch feinste Veränderungen
in der Nervenfunktion geändert hat. Ein Wärme-
detektor nimmt die leisesten Veränderungen der
Hauttemperatur wahr, indem er die vom Körper aus-
gehende Infrarotstrahlung misst (*s. links*). Ein entzün-
detes Gelenk erscheint als Hitzepunkt, ebenso wie
vermehrte Knochentätigkeit aufgrund der Paget-
Krankheit oder eine Marschfraktur. Von Nervenreiz-
zungen verursachte chronische Muskelverspannungen (Reizpunkte) erscheinen als Kältepunkte. Ein
gereizter Ischiasnerv führt zu einer gestörten Durchblutung des Beines und damit zu einem kalten Fuß.

Computertomographie

Bis zur Einführung der Kernspintomographie war
diese Technik zur Wirbelsäulenuntersuchung sehr

enthält. Dann wird gewissermaßen ein Foto von
einer Scheibe des Körpers aufgenommen. Aus
mehreren dieser Scheiben kann ein Computer die
gesamte Anatomie eines Menschen zusammenset-
zen: Muskeln, Bänder, Organe und Blutgefäße werden extrem klar dargestellt.

Die Kernspintomographie ist eine gefahrlose und
strahlungsarme Methode. Eine Aufnahme dauert
30–40 Minuten. Wer an Klaustrophobie leidet,
kann ein Beruhigungsmittel bekommen. Manchmal
ist die Röhre auch nach oben hin geöffnet.

Moiré-Effekt

Dieses Verfahren lässt erkennen, ob die Rumpfsym-
metrie (und damit Wirbelsäulenbalance) im Stehen
oder Sitzen verbessert werden kann. Polarisiertes
Licht wirft durch ein Lichtbeugungsgitter ein Moiré-
Konturmuster auf den Rücken des Patienten (*s. rechts*).
Verläuft das Muster nicht symmetrisch, wird eine Körperseite im Sitzen oder Stehen durch kleine Sockel
erhöht, bis die bestmögliche Symmetrie erzielt wurde.
In jüngster Zeit wurde die Moiré-Methode durch die
wesentlich exaktere, technisch hoch aktuelle Methode
der Rasterstereographie ersetzt, die mit einem repro-

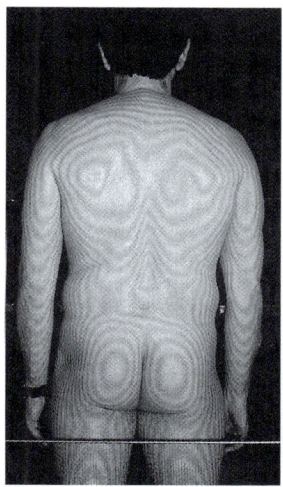 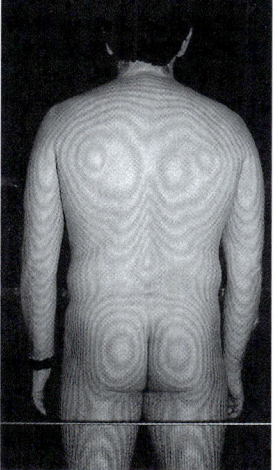

Moiré-Effekt vorher
Die Lichtmuster zeigen, dass
die rechte Seite tiefer steht
als die linke.

Moiré-Effekt hinterher
Mit einer Erhöhung unter
dem rechten Fuß ist die Symmetrie wieder hergestellt.

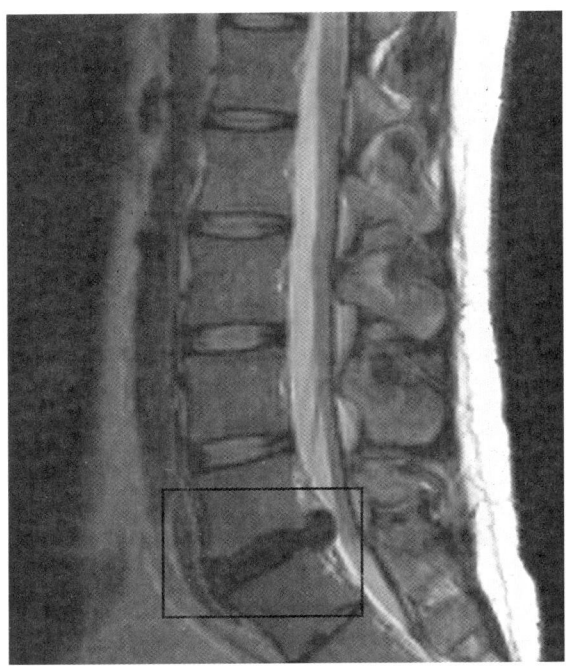

Bandscheibenprotrusion
Auf diesem Kernspintomogramm erscheint die Lendenwirbelsäule mit einer vorgewölbten Bandscheibe.

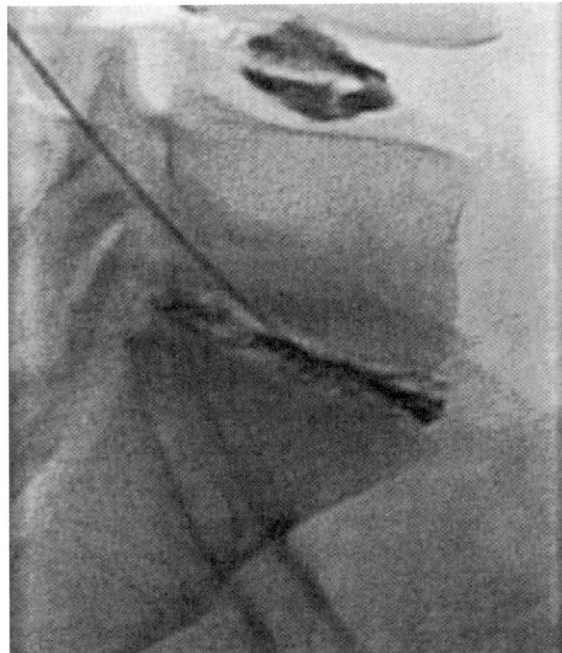

Abnorme Bandscheibe
Auf diesem Discographiebild erkennt man die Abnormität zwischen fünftem Lenden- und erstem Kreuzbeinwirbel.

verbreitet. Pathologische Veränderungen der Knochen und Verkalkungen von Weichteilen sind auf der Computertomographie (CT) am besten zu erkennen. Der größte Nachteil besteht in der notwendigen Strahlendosis, die noch höher als beim Röntgen liegt. Wie bei der Kernspintomographie liegt der Patient in einer Röhre etwa 40 Minuten still.

Elektromyographie

Mittels dieser Technik wird die Aktivität einzelner Muskelgruppen gemessen, wenn die Wirbelsäule ruht oder in Bewegung ist. So kann man feststellen, welche Nervenwurzel beschädigt wurde, da die Aktivität der mit dieser Wurzel verbundenen Wurzel nachlässt. So lässt sich wiederum eine Bandscheibenprotrusion leichter lokalisieren. Bei der Elektromyographie werden feine Injektionsnadeln

ins Bein, den Fuß oder die Wade gestochen und dann die abgegebenen elektrischen Impulse gemessen. Das dauert etwa 30 Minuten. Es sind keine Nebenwirkungen bekannt.

Diskographie

Dieser Test wird zur Bestimmung der Schmerzquelle unter einem Vergrößerungsgerät durchgeführt. Nach einer örtlichen Betäubung wird ein wenig Farbstoff in den Bandscheibenkern injiziert. Man fragt den Patienten nach den begleitenden Symptomen und vergleicht sie mit den üblichen Reaktionen. Falls eine Kernspintomographie nichts weiter ergeben hat, kann man mithilfe der Diskographie die verletzte Bandscheibe finden. Auch bei Verschleißerscheinungen und wenn Schmerzen nach einer Bandscheibenoperation wieder auftreten,

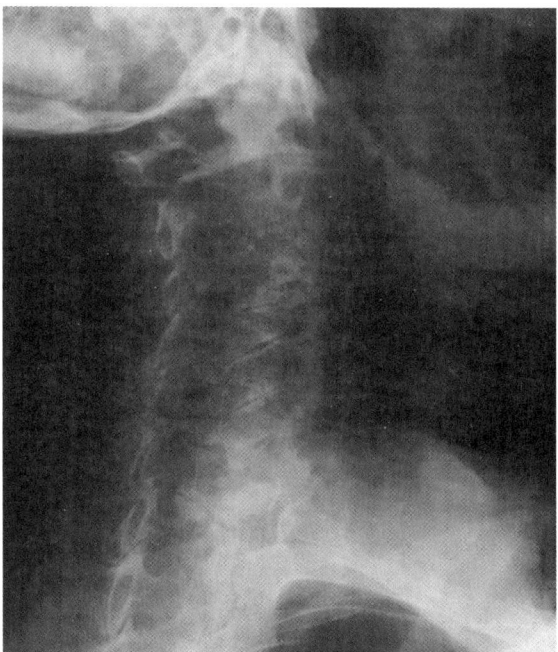

Laterale Kanalstenose
Dieses Röntgenbild zeigt eine Verengung der Wirbellöcher
zwischen dem vierten und fünften Halswirbel.

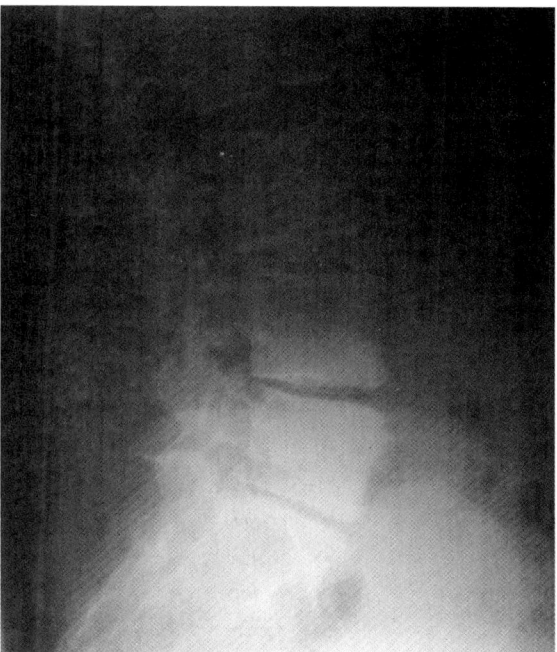

Dünne Bandscheiben
Auf diesem Röntgenbild erkennt man, wie die Bandscheiben
durch Druck zwischen den Wirbeln dünner geworden sind.

wird die Diskographie eingesetzt. So kann man
einer Schmerzquelle auf die Spur kommen, die sich
mit einer Fusionsoperation oder weniger invasiven
Techniken bekämpfen lässt.

Facetten-Arthrographie

Mit dieser Technik lässt sich bestimmen, welcher
Schmerz im Rücken-, Hüft-, Leisten- oder Bein-
bereich von einer Entzündung der Facettengelenke verursacht wird. Die Prozedur dauert etwa
30 Minuten und kann etwas schmerzhaft sein.
Nach einem örtlichen Betäubungsmittel wird
unter Röntgenkontrolle ein wenig Kontrastmittel
ins Gelenk injiziert. Wenn die Symptome schon
durch das Betäubungsmittel gelindert worden
sind, kommt auch Radiofrequenz-Denervierung
(*s. S. 105*) infrage.

Skelettszintigraphie

Eine radioaktiv markierte Lösung wird in eine Vene
injiziert und vom Knochen aufgenommen, so dass
die Bereiche, die sich erneuern, rasch erkennbar
werden. Eine verstärkte Knochenerneuerung kann
viele Ursachen haben, z.B. einen heilenden Bruch,
eine Infektion oder einen Tumor. Szintigramme
weisen Hitzepunkte bereits drei Monate früher aus
als Röntgenbilder. Die Methode ist schmerzfrei und
bleibt ohne Nebenwirkungen, aber man muss
einige Stunden warten, bis die Injektion wirkt.

Noch verfeinert wurde die Methode durch die
Möglichkeit dreidimensionaler Bilder der Wirbelsäule und durch die Möglichkeit, mittels Vergrö-
ßerung ein Farbdifferenzbild zu erhalten, das die
exakte Lage der abnormen Knochenaktivität sichtbar macht.

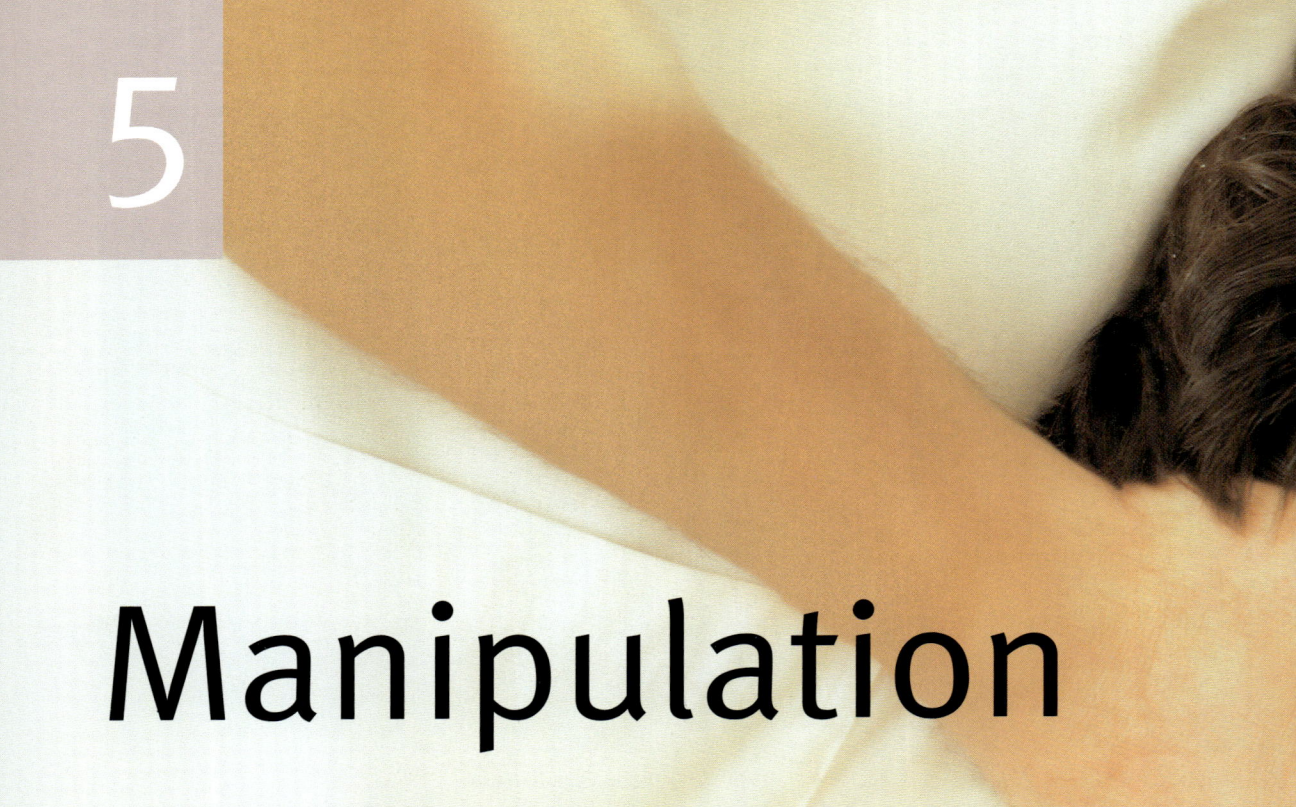

5

Manipulation

Immer mehr Ärzte bieten mittlerweile Manipulationstechniken als Alternative zu konventionelleren Therapien an. Viele Patienten in Physiotherapiepraxen sind an dieser Behandlungsmethode interessiert. Es geht dabei um die manuelle Anpassung der Gelenke in der Wirbelsäule, was gegen etliche Wirbelsäulenbeschwerden hilft.

 Die medizinische Manipulation, die Ärzte und Physiotherapeuten anbieten, unterscheidet sich nicht wesentlich von den Techniken der Osteopathen und Chiropraktiker, nur wird bei Nackenbeschwerden

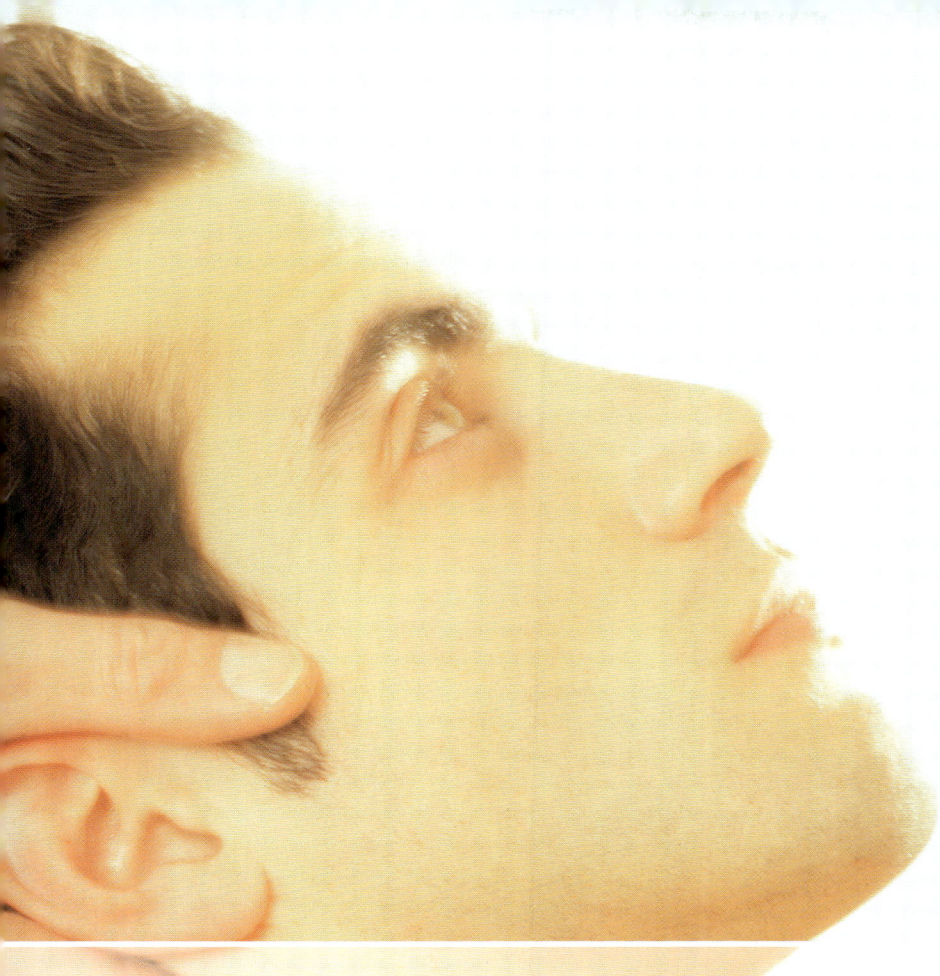

häufiger auch eine Traktion angewandt. Der wichtigste Unterschied besteht darin, dass bei Schulmedizinern zunächst eine klassische Diagnose erstellt wird, bevor sie sich auf das individuelle Problem konzentrieren. Osteopathen und Chiropraktiker hingegen verlassen sich mit ihrer Behandlung oft auf eine Tastuntersuchung nach dem geschädigten Wirbelsäulensegment. Eine holistische Herangehensweise ist bei ihnen üblicher. Häufig wird die Behandlung auch nach dem Abklingen der Symptome fortgesetzt.

Drei Strategien gegen Rückenschmerzen

Die Unterschiede zwischen Osteophatie, Chiropraktik und medizinischer Manipulation werden am deutlichsten, wenn man je eine typische Behandlungsweise erläutert. Manipulationstechniken helfen bei akuten und chronischen Problemen, auch bei nicht wirbelsäulenbezogenen Problemen.

MANIPULATION: LEICHTE BANDSCHEIBENPROTRUSION

Die medizinische Manipulation empfiehlt sich für verschiedene Rückenleiden, selbst wenn der ausgestrahlte Schmerz an einer anderen Stelle auftritt.

SYMPTOME

Johanna, eine 20-jährige Maschinenbaustudentin, suchte wegen einer akuten Schmerzattacke in der rechten Hüfte und im Lendenbereich einen Orthopäden auf. Sie hatte in letzter Zeit viel für ihre Prüfungen lernen müssen und aus diesem Grund lange Zeit in einer ungesunden Haltung vor dem Computer verbracht.

Einige Wochen lang hatte Johanna in der rechten Hüfte und im Unterleibsbereich Schmerzen gehabt. Nach längerem Sitzen konnte sie wegen der Schmerzen kaum wieder aufstehen. Nach einer Weile ließ der Schmerz dann wieder nach. Husten und Niesen verursachten im Lendenbereich Schmerzen.

Manipulationsbehandlung

Der Therapeut hat Johannas Wirbelsäule sanft gedreht und dabei die Distraktionstechnik angewandt – während der Drehung die Gelenke auf einer Seite sanft auseinandergezogen. Dann bat er Johanna aufzustehen und überprüfte ihre Haltung erneut. Jetzt schmerzte nur noch das Vorbeugen. Daraufhin behandelte er Johanna noch einmal in Bauchlage und überprüfte wieder ihre Bewegungsfreiheit.

Dehnung rechts

Der Therapeut legt eine Hand auf die rechte Schulter und die andere auf die rechte Hüfte. Während er Schulter und Hüfte nach unten drückt, um die Wirbelsäule zu drehen, lehnt er sich mit seinem ganzen Körpergewicht vor, um die rechte Seite der Patientin zu dehnen.

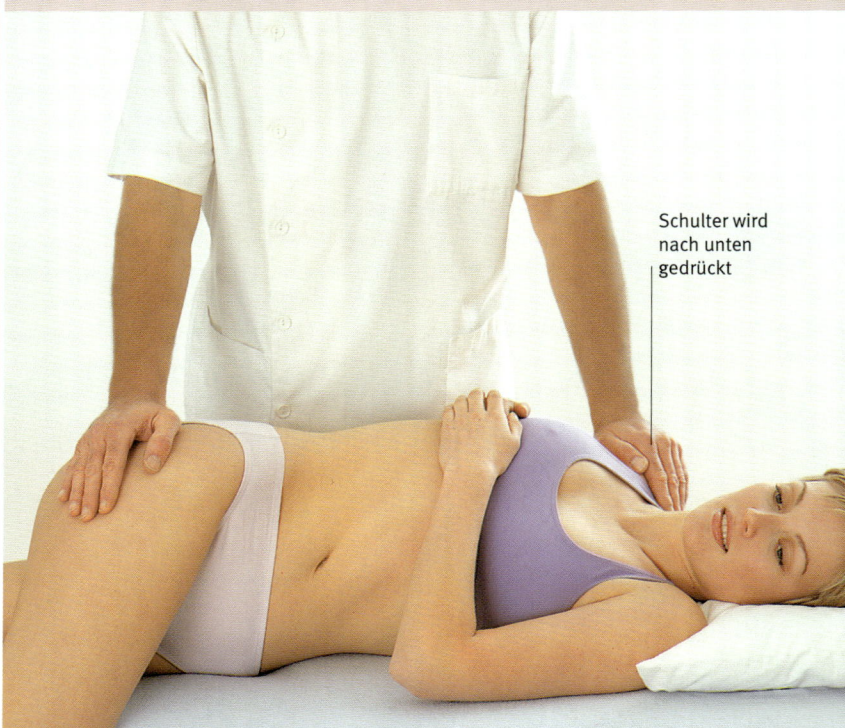

Schulter wird nach unten gedrückt

UNTERSUCHUNG

Der Arzt entnahm ihrer Krankengeschichte, dass bei Johanna auch Menstruationsprobleme mit Vaginalausfluss und Krampfschmerzen aufgetreten waren. Er führte eine gründliche körperliche Untersuchung durch, bei der sich Johanna nach vorn, nach hinten und zu jeder Seite beugen musste, damit die Flexibilität ihrer Wirbelsäule sichtbar wurde. Die Bewegungsfähigkeit war in zwei Richtungen eingeschränkt, und bei zu weitem Vorbeugen hatte sie Schmerzen im Lendenbereich. Dann tastete der Arzt jedes einzelne Wirbelsäulensegment mit der Hand ab. Er entdeckte, dass sie zwischen dem vierten und fünften Lendenwirbel auf Druck empfindlich reagierte. Außerdem unter-

suchte er das Becken und ließ einen Gebärmutterhalsabstrich vornehmen, um mögliche Infektionen zu entdecken. Er tastete den Bauch ab und suchte nach einem möglichen Leistenbruch. Auch die Hüftgelenke wurden untersucht. Die Testergebnisse waren normal.

DIAGNOSE

Der Arzt vermutete, dass bei Johanna eine leichte Bandscheibenprotrusion nach rechts zwischen dem vierten und fünften Lendenwirbel vorlag, welche den Schmerz auf Hüfte und Leistenregion übertrug. Außerdem hielt er die Bänder im Kreuzbereich für überlastet, da die Iliosakralgelenke übertrieben beweglich schienen.

Manipulation

Der Therapeut legt einen Handballen auf die linke (schmerzfreie) Seite zwischen dem vierten und fünften Lendenwirbel auf. Dann lehnt er sich vor und übt abrupten abwärts gerichteten Druck zur Mitte hin aus.

Heilung

Nach zwei Behandlungen hatte Johanna ihre volle Beweglichkeit wiedererlangt. Der Therapeut gab ihr Informationen zur richtigen Körperhaltung und zu regelmäßigen Bewegungsübungen. Zur Stabilisierung der betroffenen Iliosakralgelenke wurde ihr eine prolotherapeutische Behandlung (s. S. 101) empfohlen.

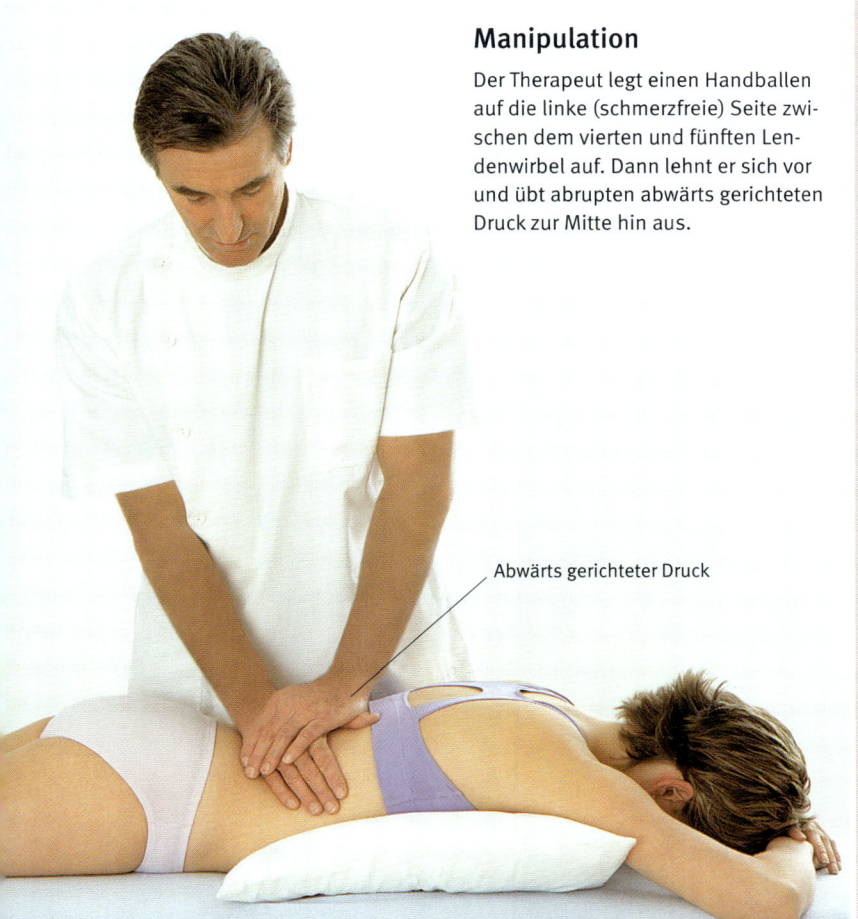

Abwärts gerichteter Druck

OSTEOPATHIE: AKUTE LUMBAGO

Es folgt ein typischer Fall akuter Kreuzschmerzen, die von einer unglücklichen Drehbewegung der Wirbelsäule herrühren.

SYMPTOME

Julia litt seit einiger Zeit unter unregelmäßig wiederkehrenden leichten Kreuzschmerzen – für gewöhnlich nach dem Autofahren, aber jeweils nur einige Stunden lang. Bei einem Tennismatch spürte sie jedoch plötzlich einen sehr scharfen Schmerz im Kreuz, der im Verlauf des Tages dumpfer wurde, aber anhielt. Am nächsten Morgen war der Schmerz wieder da, diesmal stechend im rechten Bein. Bestimmte Bewegungen verstärkten ihn noch: Sich nach hinten oder nach rechts zu beugen, tat besonders weh, daher hatte Julia eine leicht vorgebeugte und linkslastige Haltung eingenommen. Bei diesem akuten Schmerzanfall suchte Julia einen Osteopathen auf.

UNTERSUCHUNG

Der Osteopath erstellte seine Diagnose nach einer körperlichen Untersuchung, bei der Julia den Rücken beugen und ihm den auftretenden Schmerz beschreiben musste. Bei der Beugung nach rechts traten starke Schmerzen im Rücken und bis zum rechten Bein hinunter auf. Beugte sie sich zurück, dann spürte sie starke Kreuzschmerzen. Sich nach vorn oder links zu beugen, schmerzte jedoch nicht.

Osteopathische Behandlung

Der Osteopath hat Julias Rücken zunächst massiert, damit die Muskeln sich lockern. Die Massage hat die Wirbelsäule gleichzeitig leicht gestreckt, wobei der Druck auf die Bandscheibe gemildert wurde. Nach etwa fünf Minuten konnte Julia sich ohne Kissen bequem hinlegen, die Schmerzen im Bein waren zurückgegangen und die Rückenschmerzen traten jetzt konzentriert an einer Stelle auf. Der Osteopath massierte anschließend die betroffenen Wirbelsäulensegmente, um die vorgewölbte Bandscheibe zur Rückbildung anzuregen.

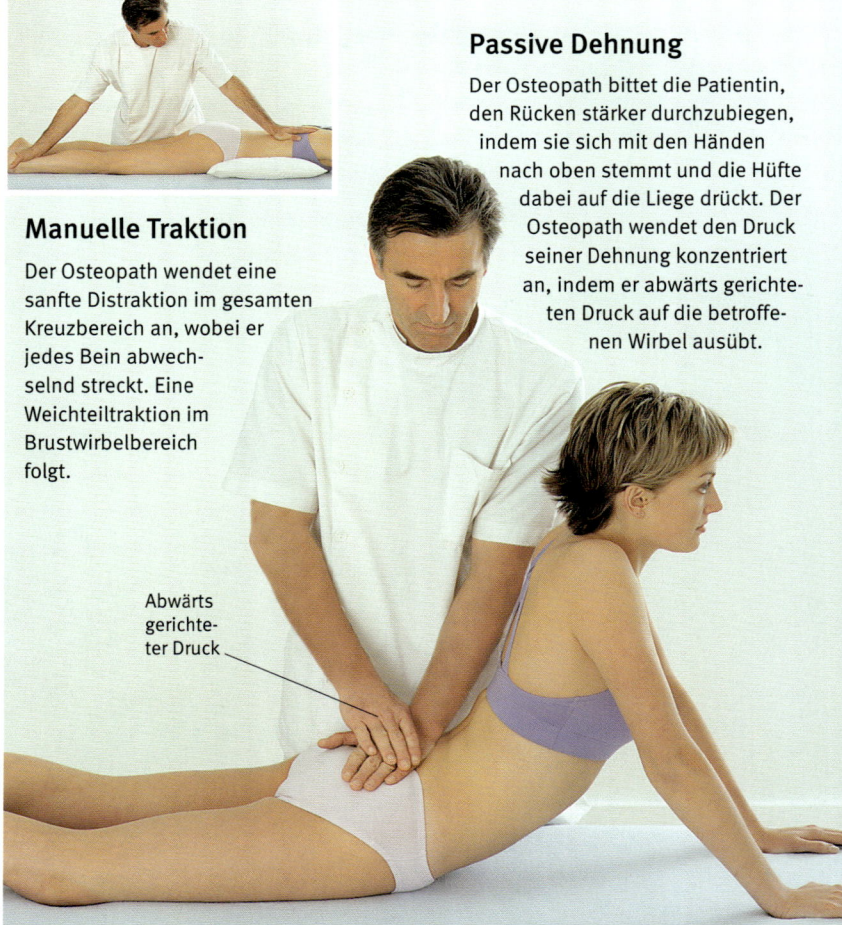

Manuelle Traktion

Der Osteopath wendet eine sanfte Distraktion im gesamten Kreuzbereich an, wobei er jedes Bein abwechselnd streckt. Eine Weichteiltraktion im Brustwirbelbereich folgt.

Passive Dehnung

Der Osteopath bittet die Patientin, den Rücken stärker durchzubiegen, indem sie sich mit den Händen nach oben stemmt und die Hüfte dabei auf die Liege drückt. Der Osteopath wendet den Druck seiner Dehnung konzentriert an, indem er abwärts gerichteten Druck auf die betroffenen Wirbel ausübt.

Abwärts gerichteter Druck

Der Osteopath bat Julia, sich auf den Rücken zu legen, und hob jedes Bein an. Das linke Bein ließ sich auf etwa 60° anheben, ehe es zu schmerzen begann, aber das rechte Bein schmerzte beim Anheben sofort. Die Bauchlage war auch schmerzhaft, da sich so das Kreuz leicht biegen musste. Aber mit Kissen unter dem Bauch, die ihre Wirbelsäule unten gerade rückten, konnte Julia schmerzlos liegen.

DIAGNOSE

Aus der Untersuchung folgerte der Osteopath, dass Julia an einer Bandscheibenvorwölbung litt. Die Bandscheibe wölbte sich nach rechts und drückte gegen den Ischiasnerv. Da bei gerader Wirbelsäule keine Schmerzen auftraten, kam der Osteopath zu dem Schluss, dass die Bandscheibe in ihrer neuen Position nicht verklemmt war. Sie würde sich noch verschieben lassen, sobald die obere Wirbelsäule nicht mehr darauf lastete. Die sanfte Manipulation mit manueller Streckung sollte Abhilfe schaffen.

CHIROPRAKTIK: PEITSCHENHIEB

Das Beispiel zeigt, wie eine Manipulation der Wirbelgelenke durch einen Chiropraktiker auch wirbelsäulenuntypische Probleme bekämpft.

SYMPTOME

Michael suchte einen Chiropraktiker auf, da er unter Kopfschmerzen litt, die von Schmerzen und Steifheit in Nacken und Rücken begleitet waren.

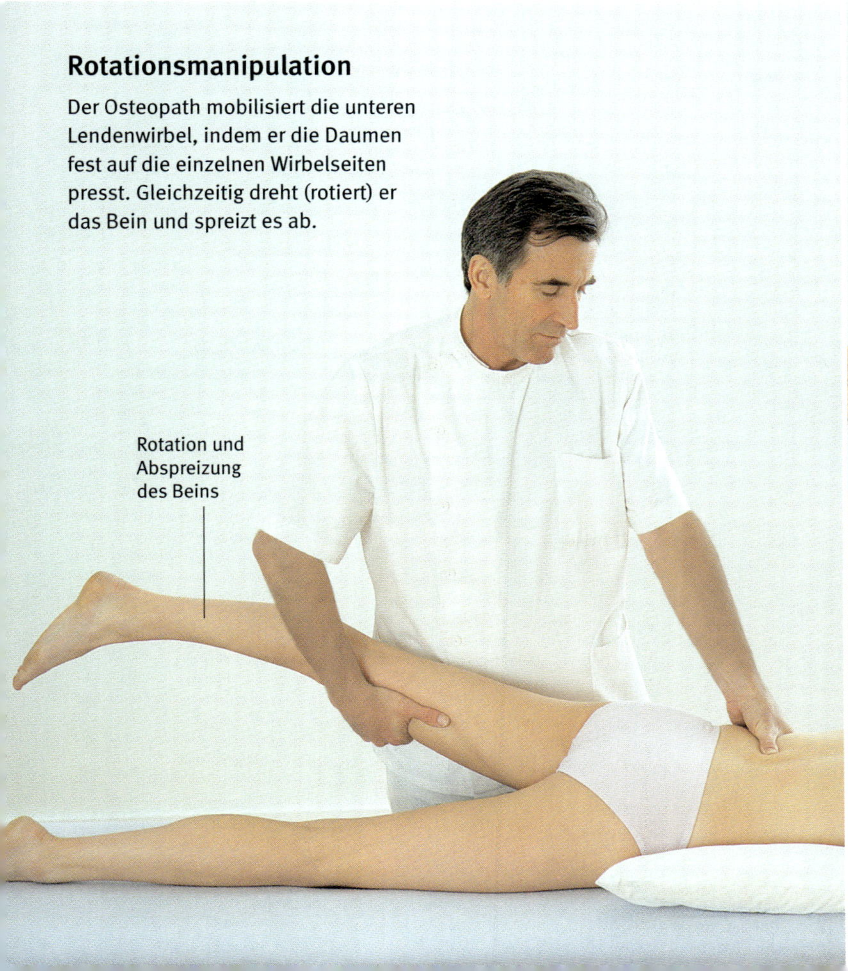

Rotationsmanipulation

Der Osteopath mobilisiert die unteren Lendenwirbel, indem er die Daumen fest auf die einzelnen Wirbelseiten presst. Gleichzeitig dreht (rotiert) er das Bein und spreizt es ab.

Rotation und
Abspreizung
des Beins

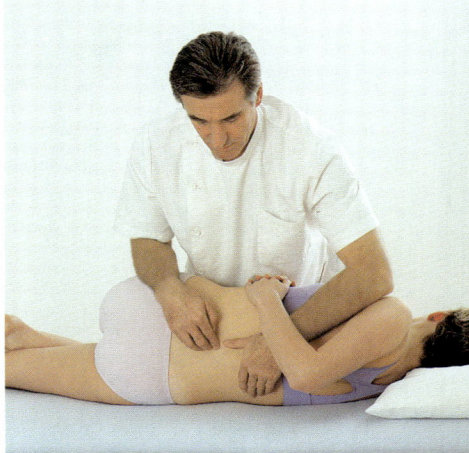

Heilung

Nach dieser Behandlung hatte Julia keine Schmerzen mehr im Bein und konnte wieder aufrecht stehen und sich nach hinten lehnen. Der Osteopath verordnete ihr ein paar Tage Bettruhe und wies sie an, die passive Dehnungsübung zweimal am Tag selbst auszuführen. Dann bestellte er sie einige Tage später zu einer weiterführenden Manipulationsbehandlung unter Ausnutzung der Hebelwirkung (s. oben).

Zuden klagte er über andauernde Nadelstiche im rechten Arm, die bis in Daumen und Zeigefinger der rechten Hand ausstrahlten.

UNTERSUCHUNG

Bei der Befragung stellte sich heraus, dass Michael vor drei Jahren bei einem Autounfall eine Peitschen-hieb-Verletzung erlitten hatte. Es war keine Röntgenaufnahme gemacht worden, und Michael war seitdem auch nicht krank gewesen. Gegen die Kopfschmerzen hatte er Schmerztabletten eingenommen. Der Chiropraktiker überprüfte Michaels Blutdruck und testete die Reflexe seiner Armmuskeln. Er überprüfte auch die Fähigkeit der Pupillen, sich angemessen zu weiten und zu verengen.

Blutdruck und Augenreflexe waren normal, aber die Reflexe im rechten Arm waren etwas langsamer als im linken. Der Chiropraktiker drehte und dehnte Michaels Hals zur Überprüfung der Halswirbelarterie, die für die Blutzufuhr ins Gehirn zuständig ist. Es lag keine Verengung vor.

Zum Schluss untersuchte er Michaels Wirbelsäule auf Dreh- und Beugefähigkeit hin. Michael konnte den Kopf problemlos nach links drehen, doch zur anderen Richtung hin wurde der Nacken steif und schmerzte. Bei einer Kopfbeugung nach vorn spürte Michael Schmerzen im mittleren Rücken. Die größte Unbeweglichkeit war zwischen dem zweiten und dritten Halswirbel festzustellen. Dann legte Michael sich in Bauchlage auf eine Liege. Der

Chiropraktische Behandlung

Chiropraktiker benutzen speziell für ihre Zwecke entworfene Liegen, die aus vier Abschnitten bestehen, die sich einzeln anheben oder senken lassen. So kann ein Chiropraktiker die Wirbelsäule mit heftigen Stoßbewegungen behandeln.

Wenn er den betreffenden Liegenabschnitt senkt und dann auf einen Wirbel schlägt, kann er den Druck auf den einen betroffenen Wirbel erhöhen und gleichzeitig die restliche Wirbelsäule entlasten.

Der Chiropraktiker hat zwei von Michaels Wirbeln auf diese Weise behandelt und hinterher jedes Mal die Beweglichkeit von Rücken und Hals getestet.

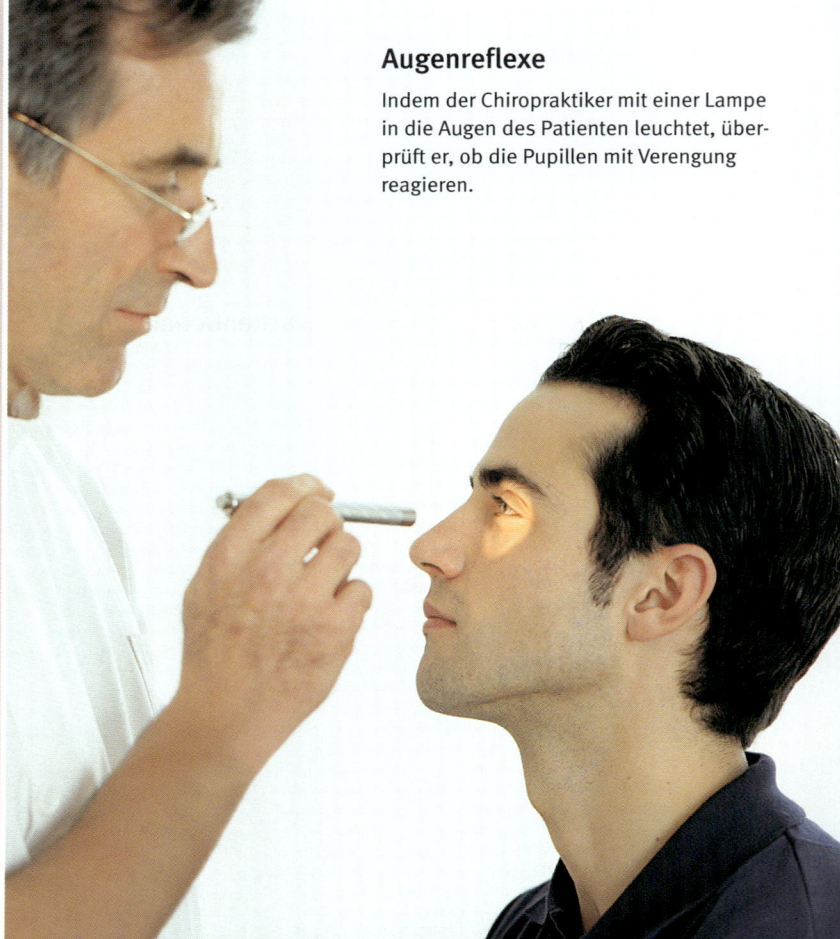

Augenreflexe

Indem der Chiropraktiker mit einer Lampe in die Augen des Patienten leuchtet, überprüft er, ob die Pupillen mit Verengung reagieren.

Chiropraktiker tastete jeden Brustwirbel ab und stellte eine leichte Versteifung im mittleren Rücken zwischen sechstem und siebentem Brustwirbel fest.

DIAGNOSE

Der Chiropraktiker kam zu dem Schluss, dass die Peitschenhieb-Verletzung zu den Versteifungen zwischen zweitem und drittem Halswirbel und zwischen sechstem und siebentem Brustwirbel geführt hatte. Der Bewegungsmangel dort oder auch noch vom Unfall stammendes Fasergewebe hemmte die Nerven in ihrer ordentlichen Funktionsweise. So erklären sich das Prickeln und die verlangsamten Reflexe im rechten Arm und die Kopfschmerzen.

Beim Physiotherapeuten

Ein Physiotherapeut nimmt eine exakte Beurteilung der Wirbelsäule und ihrer Funktionen vor, ehe er mit der Behandlung beginnt. Je weiter sich die manuellen Untersuchungen fortentwickeln, desto seltener werden bei Kreuzschmerzdiagnosen Röntgenstrahlen angewendet. Wenn ein Physiotherapeut keine Röntgenaufnahmen anfordert, verhält er sich nur den aktuellen Richtlinien entsprechend. Der Physiotherapeut nimmt eine vollständige Anamnese auf und untersucht Sie. Er sieht sich an, wie Sie gehen, stehen und sitzen und bittet Sie, sich nach vorn, nach hinten und zur Seite zu beugen. Seine einführende Untersuchung unterscheidet sich nicht wesentlich von der ärztlichen (s. S. 76). Durch

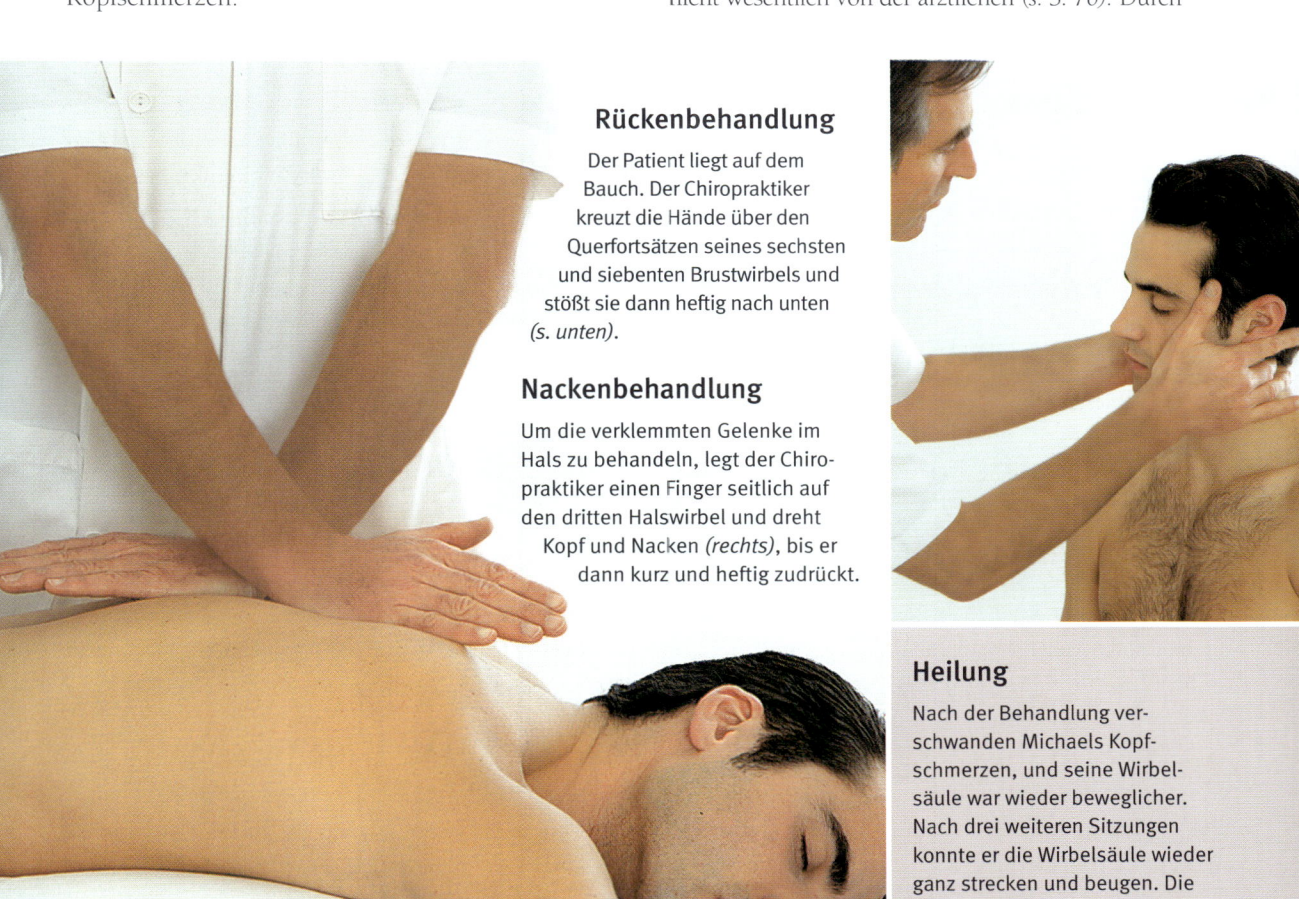

Rückenbehandlung

Der Patient liegt auf dem Bauch. Der Chiropraktiker kreuzt die Hände über den Querfortsätzen seines sechsten und siebenten Brustwirbels und stößt sie dann heftig nach unten (s. unten).

Nackenbehandlung

Um die verklemmten Gelenke im Hals zu behandeln, legt der Chiropraktiker einen Finger seitlich auf den dritten Halswirbel und dreht Kopf und Nacken (rechts), bis er dann kurz und heftig zudrückt.

Heilung

Nach der Behandlung verschwanden Michaels Kopfschmerzen, und seine Wirbelsäule war wieder beweglicher. Nach drei weiteren Sitzungen konnte er die Wirbelsäule wieder ganz strecken und beugen. Die Nerven beruhigten sich, und die Symptome verschwanden.

Abtasten überprüft er die Bewegung individueller Segmente und sucht nach weiteren Muskelverspannungen.

VORBEREITENDE BEHANDLUNG

Physiotherapeuten beherrschen Manipulations- und Massagemethoden, wobei die Techniken von Therapeut zu Therapeut variieren. Sehr verbreitet ist die Maitland-Therapie (*s. unten*). Auch eine Elektrotherapie (z.B. Ultraschall) kommt in Frage.

MASSAGE

Massagen der verspannten Muskelbereiche können therapeutisch wirken. Die einsetzende Entspannung ist eine wichtige Vorbereitung auf die Manipulation.

Bei der Muskelmassage werden die Bänder- und Muskelfasern mit den Fingern massiert, um Narbengewebe zu lösen, die Durchblutung anzuregen und die Beweglichkeit zu verbessern. Bei der Bindegewebsmassage wird die Haut mit einer Fingerspitze über bestimmten Nervenbahnen gedehnt, um dort die Durchblutung anzuregen und die Muskeln zu entspannen. Weitere Massagetechniken sind Streichen, Kneten, Vibration und Petrissage (Muskelpartien werden gekniffen und gedehnt). Sie alle helfen dabei, Flüssigkeitsablagerungen im Muskelgewebe zu reduzieren.

MAITLAND-THERAPIE

Mithilfe dieser Therapie werden Wirbel- und weitere Gelenke mobilisiert. Die Methode beruht auf sanften, rhythmischen Bewegungen der Wirbelgelenke bis an die Grenze ihrer Beweglichkeit. Einzelne Stöße strapazieren das Gelenk manchmal noch weiter, aber nur mit Zustimmung des Patienten.

ULTRASCHALL

Eine der beliebtesten physiotherapeutischen Behandlungsmethoden, die Ultraschalltherapie, bekämpft Weichteilverletzungen wie Muskel-,

Bänder- und Sehnenschäden. Auch Reizpunkte (s. S. 48–49) können mit Ultraschall behandelt werden, da er Muskelverspannungen löst. Forschungsergebnisse deuten darauf hin, dass die Hochfrequenzwellen die Heilung unterstützen, indem sie die Entzündungs-, aber auch die Heilungsphasen der betroffenen Körperzellen beschleunigen.

Eine Ultraschallbehandlung ist bei Sportverletzungen empfehlenswert. Entzündungshemmende Salben oder Kortison lassen sich damit rascher durch die Haut ins Gewebe einbringen.

Die Behandlung verläuft normalerweise völlig schmerzlos. Die Schmerzlinderung tritt nicht sofort ein. Üblicherweise werden zwei bis drei Sitzungen pro Woche vereinbart.

KURZWELLENBESTRAHLUNG

Der Heilprozess im Gewebe wird durch elektromagnetische Hochfrequenzwellen beschleunigt. Entzündungen schwellen ab, die Zellmembranen werden gestärkt und die Durchblutung angeregt – Muskelentspannung, bessere Gelenkbeweglichkeit und Schmerzlinderung sind die Folge. Damit das Gewebe nicht zu stark der Hitze ausgesetzt wird, werden die Wellen impulsartig abgegeben. Kurzwellenbestrahlung wird auch zur Therapie von Frakturen eingesetzt, da die Wirkung weitreichender als bei konventioneller Wärmebestrahlung ist.

Die Behandlung ist schmerzlos. Die Schmerzlinderung tritt sofort ein. Einige Wochen lang fallen zwei bis drei Sitzungen pro Woche an. Wegen der schonenden Impulsdosierung gibt es keine Nebenwirkungen. So kann trotz eventueller innerer Blutungen rasch mit der Behandlung begonnen werden.

INTERFERENZTHERAPIE

Eine weitere Form der Elektrotherapie, bei der eine niederfrequente Interferenzwelle entsteht, in der zwei mittelfrequente Wechselströme sich überlagern.

Der Therapeut variiert die Wellenfrequenz je nachdem, welche Gewebeart (Nerven, Muskeln oder Blutgefäße) behandelt werden soll. Die Behandlung wirkt entzündungshemmend. Die Wellen werden über Elektroden oder Saugnäpfe übertragen. Die Ströme lassen beim Behandelten ein knisterndes Prickeln entstehen. Im unteren Frequenzbereich kann es zu unwillkürlichem Muskelzucken kommen. Nebenwirkungen sind nicht bekannt. Die Schmerzlinderung tritt oft sofort ein, dauert aber nur kurz an. Die Behandlung wird einige Wochen lang zwei bis drei Mal pro Woche fortgesetzt.

TRANSKUTANE NERVENSTIMULATION

Diese Methode wenden Physiotherapeuten und Schmerzkliniken in aller Welt zur Schmerzbekämpfung an (s. S. 169).

TRAKTIONSBEHANDLUNG

Die Traktions- oder Streckungsmethode wird mittlerweile nicht mehr so häufig angewandt. Die Wirbelgelenke werden vorsichtig auseinander gezogen, so dass die Rückenmuskeln sich vollständig entspannen können und die Bandscheiben entlastet werden. Die Streckung befreit die Facettengelenke vom Druck des Körpergewichts mit dem Ziel der Schmerzlinderung und Heilungsbeschleunigung.

Bei fachgerechter Anwendung mit Brust- und Beckengurten auf einem Traktionstisch verspüren Sie üblicherweise keine Schmerzen. Nach 20 Minuten kann es allerdings zu schmerzhaften Stichen kommen. Sollten Sie bei der Anwendung oder Intensivierung der Traktion Schmerzen spüren, brechen Sie die Behandlung sofort ab. Das kann bedeuten, dass die Bandscheibe noch weiter gegen die Nervenwurzel gepresst wird, besonders wenn der Beinschmerz schlimmer wird. Dann eignet sich die Traktionsbehandlung nicht für Sie.

Die Behandlung sollte täglich erfolgen. Die Schmerzlinderung tritt oft sofort ein. Wenn auch der Schmerz teilweise oder ganz wieder einsetzt, wird er doch insgesamt reduziert. Es kann eine Woche dauern, bis die Behandlung zu wirken beginnt. Wenn jedoch zwei Wochen ohne Fortschritte vergehen, ist diese Methode für Sie vermutlich nicht zu empfehlen.

INVERSIONSTHERAPIE

Die Inversionstherapie scheint die natürlichste und vielversprechendste Variation der Traktionsbehandlung zu sein. Sie hilft gegen Rückenbeschwerden, die sonst mit horizontaler Traktion behandelt wurden.

Es gibt Apparate, mit deren Hilfe Sie sich selbst therapieren können, indem Sie die Füße oben an einem Gerüst befestigen und sich dann auf dem Kopf hängend nach hinten schwingen. Wenn Ihr Arzt oder Therapeut Ihnen diese Behandlung verordnet, beaufsichtigt er die ersten Anwendungen noch selbst und gibt Ihnen, wenn keine Schwierigkeiten auftreten, das Gerät mit nach Hause.

Da Rückenschmerzen meist wiederkommen und die Bandscheiben im Alter verschleißen, ist es empfehlenswert, die Inversion regelmäßig etwa 10–15 Minuten am Tag durchzuführen.

Wenn Sie sich an den Blutandrang im Kopf gewöhnt haben, fühlen Sie sich in dieser Position wohl. Es gibt keine eng geschnallten Gurte, die Ihre Atmung oder Durchblutung behindern. Sie können die Behandlung durch Armbewegungen selbst steuern und so oft Sie möchten einsetzen.

In voll invertierter Position entspannen sich die Muskeln schnell. Die Wirbelsäule verlängert sich bereits nach wenigen Minuten. Teils liegt das daran, dass die Bandscheiben wieder vermehrt Flüssigkeit zur Knorpelernährung in ihren Kern aufnehmen. So verringert die Inversionstherapie bei langfristiger Anwendung wohl die übliche degenerative Austrocknung, obwohl es bislang keine Nachweise hierfür gibt. Außerdem führt die Behandlung zu Haltungsverbesserungen. Unter Umständen hilft die Inversionstherapie auch bei der Venendrainage in den Wirbelkanal, wodurch Blutstauungen verhindert und der Heilungsprozess beschleunigt werden. Auch wenn die Inversion außer bei Schlaganfällen, erhöhtem Blutdruck oder grünem Star ungefährlich ist, sollte vor einem Gerätekauf zunächst der Arzt konsultiert werden.

HALSKRAUSEN UND STÜTZKORSETTS

Zur Unterstützung eines schmerzenden Rückens oder Nackens verschreibt Ihnen der Therapeut

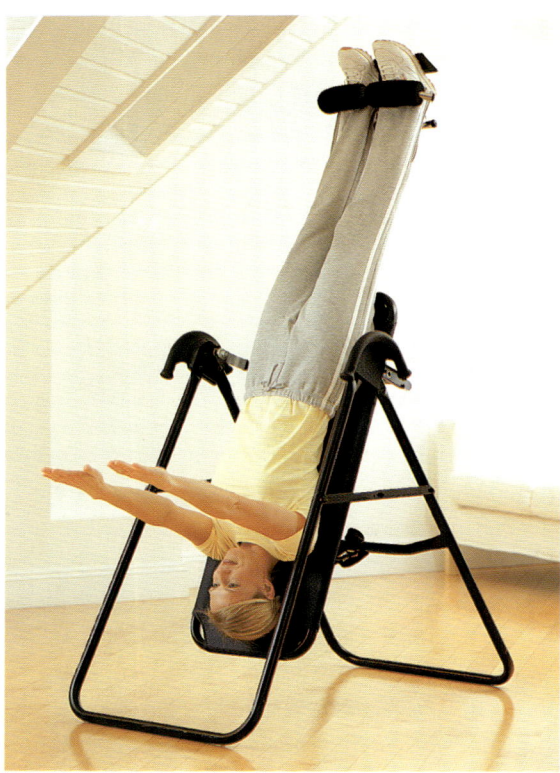

Inversionstherapie
10–15 Minuten täglich auf dem Inversions-Stützgerüst helfen bei der Muskelentspannung.

eventuell eine medizinische Halskrause oder ein Wirbelsäulenkorsett. Wie effektiv diese Stützmittel wirklich sind, ist allerdings fraglich.

Ein Stützkorsett vermindert den Druck auf die Wirbelsäule, indem es dem Bauch mehr Halt gibt. Es soll die Bewegungen einschränken, aber Untersuchungen deuten darauf hin, dass die Lendenwirbel sich mehr bewegen, wenn man ein hoch geschlossenes Korsett trägt. Eine Halskrause vermindert den Druck auf die Halswirbel. Halskrause und Korsett spenden Wärme und reizen (ähnlich wie eine Massage) die Nervenenden der Haut. Außerdem sind sie für den Betroffenen eine stetige Erinnerung daran, dass er sich vorsichtig bewegen muss.

HALSKRAUSEN

Halskrausen werden heute seltener bei Nackenschmerzen eingesetzt als früher. Das liegt vor allem daran, dass Patienten bei ihrer Verwendung noch mehr Angst vor Bewegungen haben und dazu neigen, sich auf die Stützfunktion zu verlassen.

Bei plötzlich über Nacht auftretenden Nackenschmerzen und beim Peitschenhieb-Syndrom kann eine Halskrause durch das bewegungseinschränkende Abstützen des Kopfes schmerzlindernd wirken.

Halskrausen sind eine vorübergehende Maßnahme, bis die Entzündung oder Verletzung der Halswirbelgelenke zurückgegangen ist. Sie brauchen die Halskrause nicht ständig zu tragen und können sie schon nach einigen Tagen wieder ablegen.

Hilfreicher ist eine Halskrause beim vertebrobasilären Syndrom. Die Halswirbelarterie, die durch einen von den Wirbelknochen gebildeten Kanal den Hals hinaufführt, kann beim Wenden des Kopfes oder Strecken des Halses verengt oder gequetscht werden. Das führt zu einem plötzlichen Schwindelgefühl und gelegentlich zu Ohnmachtsanfällen, wenn Sie nach oben sehen, sich umdrehen oder mit nach oben ausgestreckten Armen arbeiten.

Halskrausen und Stützkorsetts

Halskrausen bestehen aus Schaumstoff oder festem Kunststoff. Das Material der meisten Stützkorsetts ist eine Mischung aus Tuchgewebe und einem dehnbaren Kunststoff wie Neopren, je nach gewünschter Elastizität. Korsetts sind in verschiedenen Ausführungen erhältlich: kurz oder lang geschnitten, leicht elastisch oder stark gerippt, mit oder ohne Brusthalter, Seitstützen oder Kreuzbeinverlängerungen. Härtere Stützkorsetts können dem Körper individuell angepasst werden.

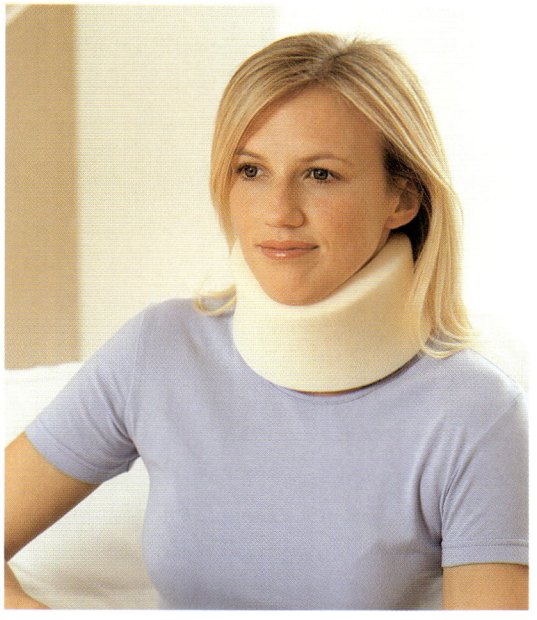

Halskrause
Die weiche Halskrause stützt den Kopf und entlastet den Nacken. Sie sollte allerdings nicht über einen längeren Zeitraum hinweg getragen werden.

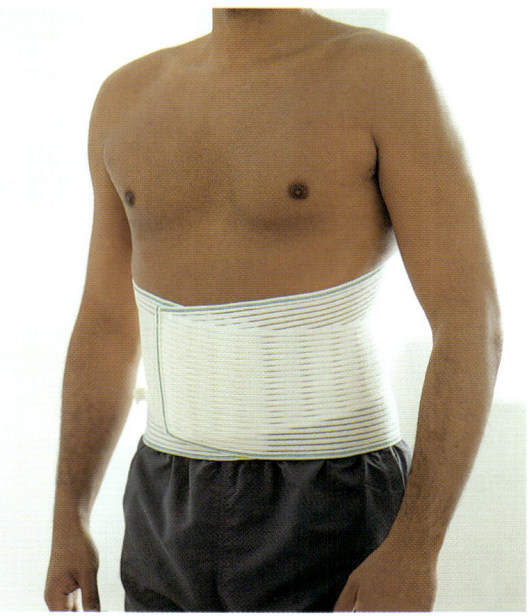

Stützkorsett
Ein Stützkorsett muss genau passen,damit es die Wirbelsäule entlastet. Wenn Sie langfristig ein solches Korsett tragen müssen, können Sie sich extra eines anfertigen lassen.

Das vertebrobasiläre Syndrom hängt zum Teil mit der Arterienverkalkung und -verhärtung in fortschreitendem Alter zusammen. Wer an dieser allgemeinen Durchblutungsstörung und gleichzeitig an einer verengten Halswirbelarterie leidet, muss eventuell ständig eine Halskrause tragen.

STÜTZKORSETTS

Physiotherapeuten empfehlen ein Stützkorsett nur noch als Kurzzeitmaßnahme – für einige Wochen, nachdem der Betroffene sich von einer akuten Rückenschmerzattacke erholt hat, damit er ohne Rückfallrisiko wieder zur Arbeit gehen kann. Nur die wenigsten Therapeuten befürworten eine längerfristige Korsettverwendung, da die Wirbelsäule dabei versteifen kann.

WEITERE THERAPIEN

Beim Physiotherapeuten erhalten Sie vermutlich Informationen zur optimalen Körperhaltung und den richtigen Bück- und Hebetechniken (*s. S. 148–149*). Auch Kurse zur Rückenschulung (*s. unten*) können sinnvoll sein und Ihnen einige therapeutische Bewegungsübungen (*s. Kapitel 7*) vermitteln. Bestimmte Fälle von Rückenschmerzen lassen sich durch sanfte Streck- und Beugeübungen im warmen Wasser bekämpfen (*s. unten*). Vor allem ein allgemeines Körperfitnesstraining wird immer häufiger zur Vorbeugung empfohlen.

HYDROTHERAPIE

Früher suchten Vertreter des Adels und gut situierten Bürgertums mit ihren Schmerzen und Beschwerden Heilbäder mit heißen oder besonders mineralienhaltigen Quellen auf. Der Hauptnutzen bei dieser Wasserbehandlung liegt jedoch in der Schwerelosigkeit der Unterwasserbewegungen. Die Beschaffenheit des Wassers, sei es salz-, schlamm- oder schwefelhaltig, ist dagegen vermutlich nur von untergeordneter Bedeutung.

Die meisten Physiotherapiezentren und Privatkliniken verfügen über ein Schwimmbecken, in dem unter Anleitung verschiedene Übungen zur Behandlung von Muskel- und Gelenkverletzungen durchgeführt werden können. Da das Wasser den Druck des Körpergewichts aufhebt, werden die Gelenke entlastet.

Flexibilität und Beweglichkeit lassen sich innerhalb des ganz »normalen« Bewegungsumfangs trainieren, da der Wasserwiderstand die Körpertätigkeit auf natürliche Weise einschränkt. Auch Schwimmen hat therapeutische Wirkung, sofern der Rücken beim Brustschwimmen nicht zu stark durchgebogen wird.

FUNKTIONELLE REHABILITATION

Seit ihrer Einführung 1969 in Schweden findet die so genannte Rückenschule bei physiotherapeutischen Einrichtungen in Europa, den USA und Australien großen Anklang. Die exakter auch als funktionelle Rehabilitation bezeichnete Methode ist nicht auf akute Rückenschmerzattacken, sondern auf die Heilung langfristiger Rückenbeschwerden gerichtet.

Es werden Rehabilitationsprogramme für unterschiedliche Patientengruppen angeboten. Die gemeinsamen Hauptelemente sind:
- Vermittlung rückenschonender Haltungen im Stehen, Sitzen und Liegen
- Spezifische Kräftigungsübungen für Bauch-, Rücken- und Beinmuskeln
- Hydrotherapie
- Theorieunterricht (Anatomie und Physiologie der Wirbelsäule, Tipps zum Heben und Bücken)
- Ergonomie (Geräte, Möbel, Form und Gewicht zumutbarer Lasten für die Wirbelsäule)
- Aufbau von Selbstvertrauen
- Allgemeines Fitnesstraining.

Der Hauptvorteil eines Rehabilitationsprogramms ist die umfassende Einbeziehung aller Faktoren. Man bietet den Patienten eine gründliche klinische Untersuchung, eine funktionelle Bewertung ihrer Bewältigung alltäglicher Aufgaben, angemessene therapeutische Behandlung und Gruppenunterricht. Dem Programm schließt sich eine Nachsorge durch ein Expertenteam an, zu dem Orthopäden, Psychologen und Berufsrehabilitationsspezialisten gehören können.

Untersuchungen, die die Effektivität der funktionellen Rehabilitation bewerten sollen, haben ergeben, dass die Symptome nach einem solchen Programm früher nachlassen und weniger Arbeitszeit verloren geht.

Die Teilnehmer sind nach dem Programm größtenteils bereit, regelmäßig mehr Sport zur Rückenstärkung und Beweglichkeit zu treiben, und sie sind weniger von passiven Behandlungsmethoden abhängig.

Osteopathie und Chiropraktik

Wenn Osteopathen und Chiropraktiker sich auch immer stärker an einer grundsätzlich schulmedizinischen Ausbildung orientieren, bleiben die meisten von ihnen doch bei einer ganzheitlichen Herangehensweise an ihre Patienten. Ohne sich nur auf die exakte Diagnose einzelner Symptome konzentrieren zu müssen, betrachten sie die Rückenschmerzen im Kontext ganzheitlicher Funktionsstörungen von Wirbelsäule, Becken, Beinen und Muskelapparat. Sie erteilen häufiger auch Ratschläge zur Ernährung – ein Faktor, den Schulmediziner nicht unbedingt mit Rückenschmerzen verbinden.

Sowohl Osteopathen als auch Chiropraktiker wissen, dass Struktur und Funktion der Knochen sich nicht wirklich trennen lassen, daher überschneiden sich auch ihre Methoden. Die Unterschiede sind fein: Ein Chiropraktiker sieht ein Problem vermutlich im Aufbau der Wirbelsäule, speziell in der Position der einzelnen Knochen. Daher setzt er häufiger Röntgenaufnahmen ein als der Osteopath, und seine Behandlung ist auf die Umstellung bestimmter Knochen mithilfe seiner Manipulationstechniken gerichtet.

Da bei der Osteopathie die Funktion im Vordergrund steht, werden abnorme Gelenkbewegungen als wichtigstes Merkmal einer Wirbelsäulenstörung angesehen. Osteopathen bevorzugen in den meisten Fällen eher indirekte Hebelwirkung und arbeiten häufig mit rhythmischen Dehnungen der Bänder um das betroffene Gelenk, damit die optimale Bewegungsspanne wiederhergestellt wird. Es geht ihnen in erster Linie um Lösen, Entspannung und Lockerung und weniger um regelrechte Umstellungen.

BESUCH BEIM OSTEOPATHEN ODER CHIROPRAKTIKER

Setzen Sie Ihren Hausarzt über Ihre Konsultation eines Osteopathen oder Chiropraktiker in Kenntnis. Wenn Manipulation sich für Sie schon früher als hilfreich erwiesen hat, hilft sie bei erneuten Anfällen eventuell wieder.

Bei bestimmten Krankheitsbildern kann Manipulation sich jedoch als nutzlos erweisen oder regelrecht schädlich wirken. Daher sollte auch Ihr Hausarzt Ihre Beschwerden kennen, bevor Sie mit der Manipulationsbehandlung beginnen.

In sehr seltenen Fällen sind Rückenschmerzen beispielsweise ein Krebssymptom, und dann ist die Manipulation nicht nur unangebracht, sondern auch gefährlich. Bei Entzündungskrankheiten wie Bechterew, wobei die Bänder im Rücken verkalken und die Wirbelsäule sich zunehmend versteift, hilft eine Manipulationsbehandlung nicht, ist aber auch nicht schädlich. Ein qualifizierter und gewissenhafter Therapeut kann unterscheiden, ob seine Patienten von der Manipulation profitieren oder nicht.

Jeder Manipulationstherapeut, ob mit schulmedizinischer Ausbildung oder ohne, bringt seinen individuellen Stil in die Behandlung ein. Die meisten untersuchen ihre Patienten ganz ähnlich wie ein Physiotherapeut es tut *(s. S. 89)* und erweitern ihre Analyse um einige persönlich bevorzugte Methoden.

SCHMERZLINDERUNG

Wenn Sie planen, einen Osteopathen oder Chiropraktiker aufzusuchen, möchten Sie vermutlich wissen, ob er Ihre Rückenschmerzen wirklich lindern kann. Leider gibt es darauf keine endgültige Antwort. Kein Krankheitsbild gleicht völlig dem anderen, und auch geringe Unterschiede in Bezug auf Alter, Gewicht, Fitness oder innere Einstellung verändern die Erfolgschancen einer Manipulationsbehandlung – ebenso wie das Verhältnis zwischen Therapeuten und Patienten. Dass Sie Ihrem behandelnden Manipulationstherapeuten vertrauen und sich gut mit ihm verstehen, ist von großer Bedeutung.

Wenn die Behandlung bei Ihnen anschlägt, sollte der Schmerz nach den ersten zwei oder drei Anwendungen langsam nachlassen. Bleibt er unverändert, dann wird er sich vermutlich auch nach weiteren Sitzungen nicht bessern.

Bei welchen Beschwerden hilft die Manipulation?

Die Manipulationstherapie wird manchmal zur Vorbeugung gegen Wirbelsäulenschäden angewendet. Manche behaupten, sie verzögere Verschleißerscheinungen (s. S. 56) oder verhindere akute Beschwerden wie eingeklemmte Facettengelenke (s. S. 43–44), doch ist das nicht nachgewiesen.

Wurden die Muskeln wegen eines eingeklemmten Nervs geschwächt, kann die Manipulation diesen Nerv befreien und so Kraft und Beweglichkeit wiederherstellen. Außerdem kann sie über bestimmte Reflexeffekte bei Migräne, prämenstruellem Syndrom und Verstopfung helfen.

Bei den folgenden Rückenbeschwerden hilft eine Manipulationsbehandlung am ehesten.

NACKENSCHMERZEN

Bei akuter Nackenstarre (s. S. 38), die häufig durch eine unglückliche Schlafposition verursacht wird, kann Manipulation begrenzt helfen. Die Muskeln können durch eine Massage entspannt werden, und nach sanfter Traktion verbessert sich eventuell die Beweglichkeit. Wenn die Gelenkkapsel überdehnt und schmerzhaft entzündet ist, wendet der Therapeut eine sanfte Form der Traktion an und

Stützen und Gipsverbände bei struktureller Skoliose

Welche nicht-operative Behandlung einer Skoliose angebracht ist, hängt von der Stärke der Verkrümmung ab. Bei minimalen Verkrümmungen ohne Schmerzen ist eventuell gar keine Behandlung notwendig.

Gymnastische Übungen (s. Kapitel 7) verbessern Beweglichkeit und Körperhaltung, aber die Verkrümmung selbst beeinflussen sie nicht. Sie helfen bei milden Skoliosen und den schwereren Fällen, in denen Schienen verordnet werden. Auch als Bewegungstraining vor Operationen bieten sie sich an.

Stützen und Schienen werden im Allgemeinen gegen stärkere Verkrümmungen eingesetzt. Eine bestimmte Schienensorte kann beispielsweise Patienten helfen, deren Lendenwirbelsäule sich nach links krümmt, während die Brustwirbel nach rechts streben. Gegen die Brustwirbelverkrümmung wird eine Auflage auf der rechten Schulter mit einer entgegenwirkenden Schlinge unter dem linken Arm kombiniert. Eine linksseitige Hüftstütze begradigt die Lendenwirbelsäule.

Leichtere, weniger hinderliche Schienen wirken über Einlagen

auf der Innenseite, die auf eine Wirbelsäulenkorrektur eingestellt sind. Auch Schulterstützen lassen sich an einer Schiene anbringen.

Schienen und Stützen werden vom Orthopäden verschrieben und angepasst. Man trägt sie meist 23 Stunden täglich und nimmt sie nur für Bewegungsübungen und zum Duschen ab. Nach der Wachstumsphase oder wenn die Verkrümmung zurückgeht, kann die Tragezeit dann verkürzt werden.

Babys mit Skoliose legt man manchmal in ein körpergerechtes Gipsbett mit Druckkissen.

positioniert dann Kopf und Hals so, dass sie der üblichen Schlafposition am ähnlichsten sind. Das wiederholt er alle zehn Minuten.

OSTEOARTHRITIS

Wenn diese Krankheit die Lendenwirbel befällt, kann eine sanfte Manipulation helfen, um die Beweglichkeit zu erhalten – aber die Gelenkentzündung geht dadurch nicht zurück.

BANDSCHEIBENPROLAPS

Bei einem schweren Bandscheibenvorfall kommt der Manipulationstherapeut zu Ihnen nach Hause und hilft Ihnen dabei, die bequemste Liegeposition zu finden. Sanfte Traktion kann Erleichterung bringen. Nach einigen Tagen vertragen Sie dann vielleicht schon eine Manipulationsbehandlung.

ISCHIALGIE

Manipulationsbehandlungen können bei Beinschmerzen durch Bandscheibenprotrusion Abhilfe schaffen, falls keine Nerven beschädigt sind. Auf alle Fälle kann der Therapeut bei der Wahl der schmerzlinderndsten Position helfen.

CHRONISCHE MUSKELVERSPANNUNG

Wenn Sie an chronischer Muskelverspannung leiden, kann eine Manipulation die Gelenke vorübergehend lockern. Der Therapeut streckt die Muskeln eventuell rhythmisch und schlägt Ihnen die passenden Übungen zur Muskelstärkung vor (s. Kapitel 7).

ILIOSAKRALSCHMERZ

Durch Manipulation können das Darmbein und das Kreuzbein korrekt ausgerichtet und der Druck aufs Becken verringert werden, aber durch eine übertriebene Behandlung verschlimmert sich der Schmerz eventuell wegen Überlastung der Bänder.

FACETTENGELENKSCHÄDEN

Durch Manipulation lassen sich Facettengelenke aus einer Verklemmung lösen. Traktionsbehandlungen können Gelenk- und Bandscheibenprobleme bekämpfen, die von einem Peitschenhieb-Syndrom herrühren.

RIPPENVERLETZUNGEN

Wenn ein Rippenkopf am Übergang zum Wirbel angehoben oder niedergedrückt wird, lässt sich die richtige Position in den meisten Fällen durch Manipulation wiederherstellen.

FUNKTIONELLE SKOLIOSE

Wenn eine Skoliose vorliegt, durch die die Wirbelsäule zu einer Seite hin verkrümmt wird, hängt der Erfolg einer Manipulationsbehandlung von verschiedenen Faktoren ab. Wenn auf den Röntgenbildern die Wirbelform normal erscheint, lehnt der Betroffene sich vielleicht nur zu einer Seite, um die Schmerzen einer Bandscheibenprotrusion o. Ä. zu vermindern. Das wird als funktionelle Skoliose bezeichnet, und Manipulation kann ihre Ursache bekämpfen. Wenn die Röntgenaufnahmen allerdings eine strukturelle Skoliose nahe legen (s. S. 54), wobei eine Wirbelseite dünner ist als die andere, kann die Manipulation dagegen nicht helfen.

Falls die Beine unterschiedlich lang sind, kippt der Betroffene vielleicht das Becken, was zu Haltungsschäden führt. Das lässt sich korrigieren, indem man einfach einen Schuh erhöht, bis das Becken wieder gerade steht und sich die Wirbelsäulenverkrümmung mit der Zeit normalisiert. Es kann dabei jedoch auch zu noch größeren Schmerzen als in der falschen Haltung kommen. Mithilfe einer Rasterstereographie (s. S. 79) lässt sich aber problemlos abmessen, wie weit der Schuh erhöht werden muss.

6

Medikamente und Operationen

Rückenschmerzen werden von zahlreichen Faktoren verursacht. Ein Arzt, der Bewegungsübungen mit einer medikamentösen Behandlung kombiniert, kann nach vernünftigen, ganzheitlichen Prinzipien therapieren. Es ist beispielsweise durchaus vorstellbar, dass entkrampfende Medikamente, Schmerzmittel und angemessene Bewegung die optimale Therapie darstellen, um den Heilprozess voranzubringen.

Nur eine kleine Minderheit aller Rückenschmerzpatienten braucht eine Operation. Wenn Ihnen der Arzt eine Operation nahe legt, haben Sie vermutlich schon viele andere Möglichkeiten ohne Erfolg versucht.

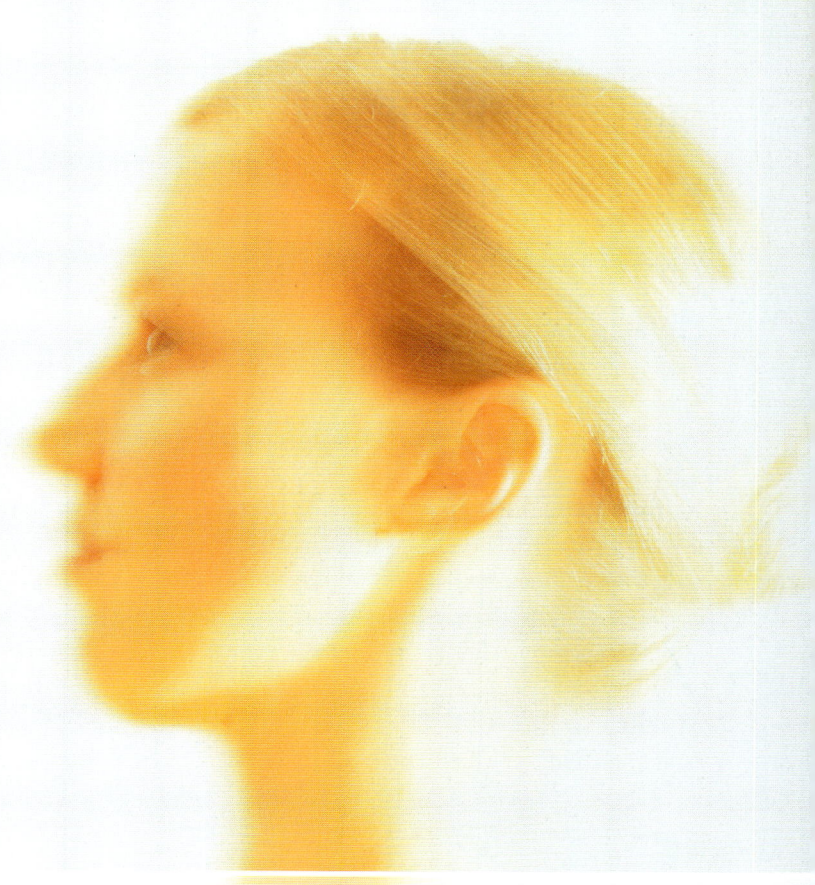

Operationen sind die einzig wirksame Behandlung bei bestimmten Knocheninfektionen und Tumoren. Wenn andere Methoden versagt haben, müssen Sie sich weiteren speziellen Untersuchungen unterziehen, wie z.B. einer Kernspintomographie, Diskographie oder Computertomographie (*s. Kapitel 4*). So findet man heraus, ob in Ihrem Fall eine Operation angezeigt ist. Bandscheibenprobleme sind der häufigste Grund für Rückenoperationen, manchmal sollen bei der Operation aber auch Brüche oder von Nervenschäden betroffene Wirbelsäulensegmente stabilisiert werden.

Medikamente

Ärzte setzen gegen Rückenschmerzen die unterschiedlichsten Medikamente ein – von der rezeptfreien Schmerztablette bis zum Spezialpräparat.

Einfache Schmerzmittel

Schmerzmittel wie Aspirin, Paracetamol oder Kodein sind rezeptfrei in Apotheken erhältlich und helfen gegen leichte bis mittelstarke Schmerzen.

Kombinationspräparate

Wenn die Wirkstoffe des Aspirin, Paracetamol, Ibuprofen oder Kodein mit einem weiteren Wirkstoff kombiniert werden, hilft die teils ebenfalls rezeptfreie Mischung gegen leichte bis mittelstarke Schmerzen.

Starke Analgetika

Zu den starken, verschreibungspflichtigen Mitteln gehören Narkotika wie Morphin oder Pethidin sowie Opiate wie Tramadol. Wenn Sie so starke Schmerzen haben, dass Sie in keiner Position Ruhe finden, brauchen Sie ein solches Schmerzmittel, besonders wenn der Schmerz länger als 12–24 Stunden anhält.

Narkotika haben mehr Nebenwirkungen, sind aber effektiver als andere Präparate. Sie können Verstopfung und Schläfrigkeit verursachen. Starke Narkotika werden auch wegen des Abhängigkeitsrisikos nicht gern verschrieben. Eine Suchtneigung des Patienten kann ein Risiko sein. Die mögliche Suchtgefahr sollte beim Arzt Gesprächsthema sein.

Bei starker Ischialgie oder Brachialgie verhindert eine wirksame Schmerzlinderung in der Frühphase eine heilungsverzögernde Übersensibilisierung.

Entkrampfende Mittel

Bei akuten Nackenschmerzen oder Lumbago, wenn die Muskeln sich schützend über der schmerzenden Stelle verkrampfen, können entkrampfende Mittel Abhilfe schaffen. Bei nervösen oder ängstlichen Menschen bleiben die Muskeln nach einer Verletzung oft viel länger verspannt als nötig.

Massagen oder Entspannungstherapien sind hier angezeigt, alternativ kann für zwei bis drei Tage ein entkrampfendes Medikament wie Diazepam verordnet werden. Das führt allerdings zu Schläfrigkeit und geistiger Trägheit. Bei Langzeiteinnahme droht Abhängigkeit. Entkrampfende Mittel werden viel häufiger verschrieben, als eigentlich notwendig wäre.

Entzündungshemmende Mittel

Viele Ärzte verschreiben entzündungshemmende Präparate gegen alle Muskel-Skelett-Schmerzen, um schmerzende Gelenke zu behandeln. Der entzündungshemmende Effekt spielt allerdings eine sehr wichtige Rolle bei der Schmerzbekämpfung.

Zu den Nebenwirkungen gehören Schläfrigkeit, Ausschlag, Übelkeit, Magenprobleme, Durchfall und gelegentlich innere Blutungen. Weitere Nebenwirkungen hängen mit Allergien oder Flüssigkeitsverhaltung zusammen. Selbst die neueren Varianten dieser Medikamente lindern die Schmerzen nicht wirksamer als einfache Schmerzmittel wie Kodein.

Steroide

Synthetische Steroide sind den natürlichen Steroidhormonen des Körpers sehr ähnlich. Sie werden in wesentlich größeren Dosen verordnet als der Körper gewöhnt ist, was zu einer stark entzündungshemmenden Wirkung führt. Kortikosteroide helfen bei Beschwerden, die sämtliche Körpergelenke betreffen.

Auf Langzeitbasis eingenommene Steroide haben Nebenwirkungen wie Gewichtszunahme, Akne, Haarwuchs, Diabetes, Bluthochdruck, verringerte Immunabwehr und erhöhtes Osteoporoserisiko. Eine gering dosierte Kortikosteroidinjektion zur Behandlung einer Nervenwurzel- oder Gelenkentzündung hingegen hat vermutlich keinerlei Nebenwirkungen.

Osteoporose-Medikamente

Wenn Sie an fortgeschrittener Knochendegeneration leiden, können einige Mineralien- und Vitamingaben dabei helfen, die brüchig gewordenen Knochen zu stärken oder den Mineralienverlust zu bremsen. Kalzium und Vitamin D unterstützen den Knochenaufbau. Eine neue Medikamentenart, die so genannten Bisphosphonate, verhindert sehr effektiv Kompressionsfrakturen der Wirbel.

Injektionen

Durch Spritzen verabreichte Medikamente können genau an der Stelle wirken, wo die Rückenprobleme auftreten. Man braucht keine Breitbandpräparate, wenn lokale, spezifische Anwendungen ohne Nebenwirkungen möglich sind. Erwarten Sie aber keine sofortige Erleichterung – es dauert vielleicht ein paar Tage, bis die Schmerzen nachlassen. Der Erfolg der Behandlung hängt zum Teil auch davon ab, wie gut Sie die ärztlichen Ratschläge zu einer rückenfreundlichen Haltung und Bewegung befolgen.

MUSKELINJEKTIONEN

Reizpunkte (s. S. 48) werden oft durch lokale Injektionen mit einer geringen Dosis Betäubungsmittel behandelt – es sei denn, die Gelenke sind das eigentliche Problem. Ist das der Fall, müssen zuerst die Gelenke behandelt werden, woraufhin die Muskeln sich entspannen sollten. Lokale Injektionen sind oft am hilfreichsten, wenn man sie mit Dehnübungen und einem Spray zur Muskelentspannung kombiniert. Die Behandlung erfolgt ambulant.

BÄNDERINJEKTIONEN

Rühren Ihre Schmerzen von einer Bänderdehnung her, kann es recht lange dauern, bis die Verletzung heilt. Manche Betroffenen benötigen eine lokale Steroidinjektion sowie ein örtliches Betäubungsmittel.

Verabreichung

Der Arzt ertastet das betroffene Band mit den Fingern und injiziert an einem Ende einen Tropfen Steroidlösung. Dann wird das Band auf der ganzen Länge und Breite auf dieselbe Weise behandelt. In den folgenden 24–48 Stunden können Schmerzen und Wundsein auftreten. Sie dürfen nichts Schweres heben oder tragen, sich nicht bücken und nicht lange in derselben Haltung sitzen.

Diese Schonung ist notwendig, weil die Steroidgabe die Bandfasern schwächt, so dass sie erschlaffen. Nach 10–14 Tagen hat sich das normalisiert.

Prolotherapie

Eine chronische Bänderüberdehnung, besonders im Kreuz und an den Iliosakralgelenken, ist bei Menschen mit »schwachem« Rücken sehr verbreitet. Dieses Gefühl der Schwäche könnte mit dünnen Bandscheiben zusammenhängen, die die Facettengelenke zusammenquetschen, oder auch mit wiederholter Überlastung des Iliosakralgelenks.

Die normale Beweglichkeit lässt sich mithilfe eines Sklerosierungsmittels wiederherstellen, das man in die Bänder injiziert, die die Bewegung des entsprechenden Segments oder Gelenks steuern. Diese Methode hilft auch bei milder Spondylolisthesis. Kräftigere Bänder halten die Wirbel besser an ihrem Platz. Sklerosierungsmittel enthalten Faserreizmittel (Phenol und Dextrose). Sie regen die Neubildung von fibrösem Gewebe an. Nach einigen wöchentlich erfolgten Injektionen werden die Bänder wieder dicker und kräftiger.

Verabreichung

Wenn die Bänder in Ihrem Kreuz behandelt werden sollen, legen Sie sich auf dem Bauch auf ein Kissen, das den Kreuzbereich etwas anhebt (s. Abb. S. 102). Die Sklerosierungslösung enthält ein örtliches Betäubungsmittel gegen das anfängliche Brennen.

Das Verfahren kann etwas schmerzhaft sein, dauert aber nur 10–15 Minuten. Eventuell gibt man Ihnen Lachgas oder Sie bekommen eine Narkose. Wenn die örtliche Betäubung nachgelassen hat, tritt ein Wundschmerz auf, der zwei oder drei Tage andauert und der seinen Ursprung in der Reaktion Ihrer Bänder auf das Faserreizmittel hat. Weitere Nebenwirkungen sind selten.

Die meisten Ärzte verabreichen drei wöchentliche Injektionen. Seien Sie während der Wochen möglichst vorsichtig mit Hebe- und Bückbewegungen. In der vierten und fünften Woche nach den Injektionen sollten Sie jeden Tag ausgiebig spazieren gehen, um die Durchblutung der erneuerten Bänder anzuregen. Fünf Wochen nach der letzten Injektion untersucht der Arzt Sie erneut.

Erfolge

Bis neues Bändergewebe nachgewachsen ist, dauert es einige Zeit. Erwarten Sie vor der achten Woche keine Besserung. In manchen Fällen tritt aber schon vorher eine leichte Besserung ein.

Viel entscheidender ist, ob die Behandlung Sie langfristig von Rückenschmerzen befreien kann. Einigen Patienten hilft die Behandlung jahrelang, andere sprechen nicht so gut darauf an. Es schadet nichts, die Injektionsserie zu wiederholen, wenn die Wirkung der ersten Behandlung nachlässt.

Prolotherapie

Der Arzt kann die Position der Bänder bestimmen, indem er die oberen Enden des Darmbeins und die Dornfortsätze der Lendenwirbel ertastet. Dann zeichnet er von diesen Punkten ausgehend ein Gittermuster auf dem Rücken ein, das ihm beim exakten Ansetzen der Spritze hilft. Auch wenn er mehrere Bänder behandeln will, sticht er nur zwei- bis dreimal zu und dirigiert die Nadelspitze dann unter der Haut zu den Bändern.

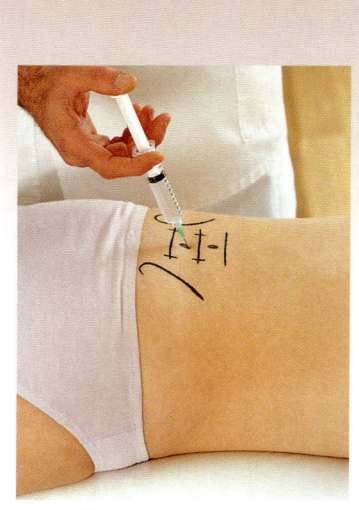

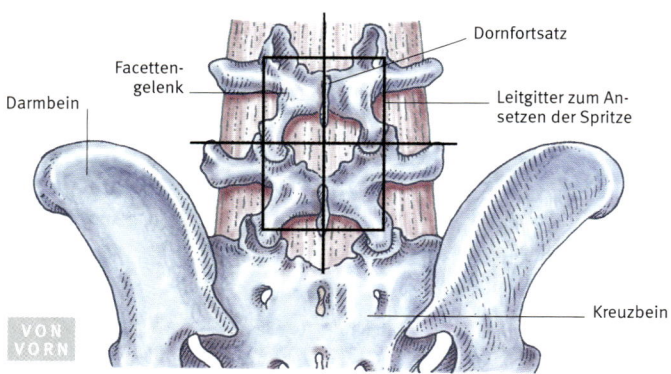

Facettengelenk

Darmbein

Dornfortsatz

Leitgitter zum Ansetzen der Spritze

Kreuzbein

VON VORN

Positionsgitter

Der Arzt zeichnet ein Gitter aus Linien und Punkten auf den Rücken und injiziert das Sklerosierungsmittel in die Bänder *(s. oben)*. Die äußeren senkrechten Linien verlaufen über die Facettengelenke.

EPIDURALINJEKTIONEN

Spritzen in den Epiduralraum können bei einem Bandscheibenvorfall mit Ischias- und Rückenschmerzbefund helfen, gegen die Bettruhe, Schmerzmittel, Manipulation und physiotherapeutische Maßnahmen wie Traktion, Gymnastik und Massagen nichts ausrichten konnten. Wenn Sie starke Ischiasschmerzen haben und Ihr Arzt Symptome einer geschädigten Nervenwurzel feststellt – Taubheit auf der Haut, Muskelschwäche und fehlender Sehnenreflex –, kann eine Epiduralinjektion vielleicht weiterhelfen. Der Epiduralraum liegt zwischen äußerer *Dura mater* und der Knochenwand des Wirbelkanals.

Von einer Periduralanästhesie, die bei Geburten zur Schmerzbetäubung eingesetzt wird, unterscheidet sich diese Injektion in zweifacher Hinsicht. Sie wird meist in die Kreuzbeinbasis gespritzt, während die Spritze bei Geburten zwischen den Lendenwirbeln angesetzt wird. Außerdem wird eine schwächere Dosierung des örtlichen Betäubungsmittels und ein Zusatz von Steroiden verwendet. Das Betäubungsmittel betäubt die Außenschicht des Rückenmarks, das für gewöhnlich wegen einer vorgefallenen Bandscheibe oder einem Knorpelfragment unter Druck steht. Die Steroidgabe lindert die Entzündung und die Verletzung der Duralscheide durch Proteinausscheidungen der gerissenen Bandscheibe. Diese Proteine reizen die Nervenhaut und wirken toxisch auf den Nerv.

Die Epiduralinjektion lindert die Schmerzen, ändert aber nichts an der Position der vorgefallenen Bandscheibe. In den meisten Fällen löst sich dieses Problem langsam von selbst, bis die Bandscheibe nicht mehr auf den Nerv drückt. Bei einer Minderheit der Rückenpatienten entwickeln sich Bandscheibenprolaps, Spinalstenose oder der auf den Nerv pressende Knochen so gefährlich, dass diese Behandlung auf Dauer nicht ausreicht.

Verabreichung

Die Injektion (s. S. 104) kann beim Facharzt ambulant durchgeführt werden. Sie legen sich auf dem Bauch über ein Kissen. Der Arzt führt die Injektion über einen Zeitraum von zehn Minuten hinweg aus. Normalerweise verursacht die Spritze nur einen Druck an der Wirbelsäulenbasis oder in den Beinen, aber manchmal kann es dabei zu einer Reproduktion von Ischiasschmerzen kommen. Sobald die Injektion beendet ist, klingen die Schmerzen ab.

Sie ruhen sich zehn Minuten auf dem Bauch und zehn weitere Minuten auf dem Rücken liegend aus, dann überprüft der Arzt, wie weit er Ihr durchgestrecktes Bein anheben kann. Nach 20–30 Minuten Ruhezeit können Sie nach Hause gehen.

Falls die Injektion direkt zwischen die Wirbel erfolgt, wird ein stärkeres Betäubungsmittel verwendet, dessen Wirkung länger anhält. In diesem Fall müssen Sie vermutlich einige Stunden warten, bevor Sie entlassen werden.

Erfolge

Die Schmerzen können vollständig verschwinden. Sie können auch für einige Stunden aufhören, dann einige Tage lang wiederkehren, aber letztlich doch nachlassen. Oder sie lassen langsam über einen Zeitraum von 7–14 Tagen nach. Wenn die Injektion nach zwei Wochen nur teilweise Erleichterung bringt, kann eine alternative Behandlung wie etwa eine Nervenblockade angezeigt sein.

Wenn eine Epiduralinjektion keine Wirkung zeigt, kann das daran liegen, dass die vorgefallene Bandscheibe zu dicht an die Nervenwurzel gepresst wird und das Medikament nicht zwischen Bandscheibe und Nervenhaut fließen kann.

40–70% aller Patienten profitieren von der Behandlung. Es kommt selten zu Komplikationen. Es besteht ein geringes Risiko, dass die Betäubung zu vorübergehender Taubheit und Lähmung der

Unterschenkel führt, aber nicht länger als einige Stunden. Epiduralinjektionen erfordern keine Narkose; tatsächlich erhöht eine Vollnarkose nur das Komplikationsrisiko.

NERVENBLOCKADE

Eine Epiduralinjektion kann die Schmerzen nicht beseitigen, wenn ein Nerv im lateralen Kanal eingeklemmt ist. Das kann zu Arm- oder Beinschmerzen führen (Brachialgie oder Ischialgie). Eine aus örtlichem Betäubungsmittel und Steroiden bestehende Injektion blockiert die Nerven und hemmt die Entzündung. Sie kann auch einen oder zwei kleinere Nerven blockieren, die Schmerzmeldungen an die Bandscheiben und Duralscheiden aussenden.

Diese Spritzen sind bei chronischen Leiden enorm hilfreich. Sie werden unter Röntgenkontrolle von einem Orthopäden oder Schmerztherapeuten durchgeführt. Wenn Ihr Arzt keine solche Blockade übernehmen kann, kann er Sie an einen Spezialisten überweisen.

Verabreichung

Die Injektion kann in der Praxis oder ambulant im Krankenhaus durchgeführt werden. Eine Narkose ist nicht notwendig. Sie legen sich auf dem Bauch auf eine Liege, und der Arzt spritzt eine geringe Menge örtliches Betäubungsmittel und Kortikosteroide (s. S. 105). Die Behandlung ist nicht schmerzhaft und dauert etwa 20–30 Minuten.

In seltenen Fällen durchsticht der Arzt versehentlich die Nervenhaut. Wenn es auch nicht schmerzhaft für Sie ist, müssen Sie in diesem Fall 24 Stunden lang liegen, um Kopfschmerzen oder Schwindelanfällen entgegenzuwirken, die vielleicht von der austretenden Gehirn-Rückenmarksflüssigkeit verursacht werden. Die meisten Spezialisten führen Nervenblockaden aber mithilfe von Röntgenbildern zur Orientierung durch.

Erfolge

Wenn die betroffene Nervenwurzel ausfindig gemacht wurde, wirken Betäubungsmittel und Steroide als gute Schmerztherapie. Manchmal kommt es

Epiduralinjektion

Der Arzt ertastet erst das untere Ende des Kreuzbeins und injiziert dann die Lösung aus Betäubungsmittel und Steroiden in den Wirbelkanal.

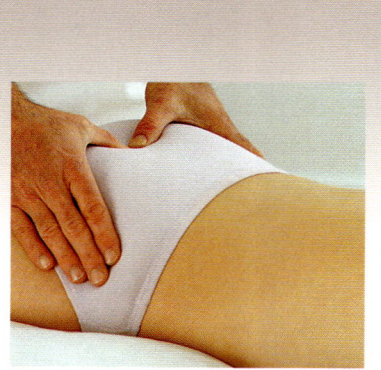

Ansetzen der Spritze

Der Arzt zieht das Gesäß auseinander *(oben)*, um den richtigen Einstichpunkt für die Spritze zu finden. Die Flüssigkeit dringt bis zum dritten Lendenwirbel oder weiter vor *(rechts)*.

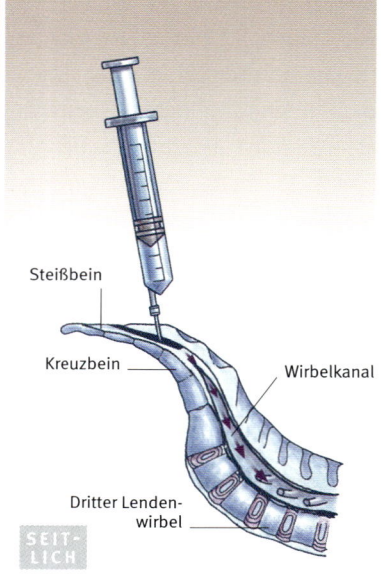

Steißbein

Kreuzbein

Wirbelkanal

Dritter Lendenwirbel

SEITLICH

zur langfristigen Schmerzfreiheit. Doch auch hier variieren die Resultate – kein Arzt weiß vorher mit Sicherheit, wie ein Patient auf die Behandlung ansprechen wird. Da nur geringe Dosen verwendet und diese gezielt injiziert werden, hat die Nervenblockade keine Nebenwirkungen.

FACETTENGELENKINJEKTIONEN

Die meisten Beschwerden aufgrund von Facettengelenkschäden lassen sich mit einer Kombination aus Bewegungsübungen und Haltungskorrekturen erfolgreich beseitigen. Sind Ihre Schmerzen aber extrem stark, brauchen Sie vielleicht eine Spritze. In diesem Fall injiziert der Arzt eine Mischung aus Steroiden und örtlichem Betäubungsmittel direkt in die betroffenen Facettengelenke. Das wird in der Facharztpraxis unter Röntgenkontrolle durchgeführt und kann etwas schmerzhaft sein.

Wenn Sie Osteoarthritis haben, wirken diese Injektionen nur einige Monate. In diesem Fall profitieren Sie wahrscheinlich mehr von den neueren Techniken, die Schmerztherapeuten anbieten.

Radiofrequenz-Denervierung

Bei diesem Verfahren wird der Nerv, der zu dem betroffenen Gelenk führt, unter Röntgenkontrolle betäubt. Durch eine Nadel wird eine Elektrode mit Wärmesensor eingeführt. Über diese wird der Nerv durch einen Stromstoß gerade so stark erhitzt, dass die schmerzenden Fasern zerstört werden. Auf diese Weise müssen mehrere Nervenpunkte in einer 30–bis 60-minütigen Anwendung behandelt werden. Es kommt einige Tage lang zu Wundschmerzen, dann folgt eine langfristige Schmerzfreiheit

CHEMONUKLEOLYSE

Hier handelt es sich um eine Behandlungsmethode für Bandscheibenprobleme mit Ischiasbefund. Chemonukleolyse bezeichnet wörtlich die chemische

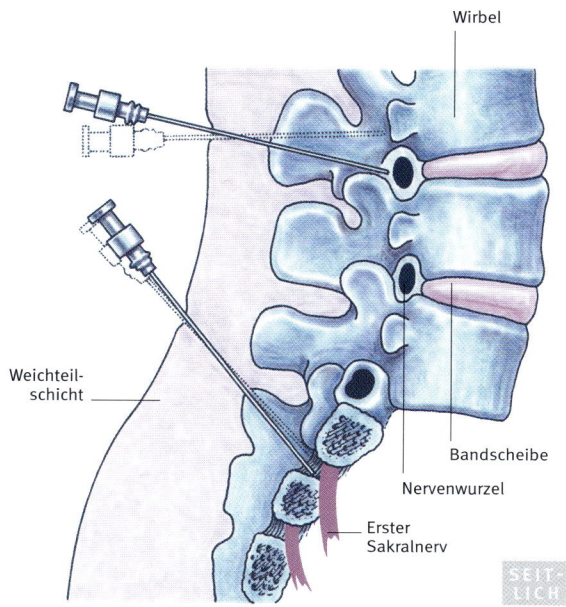

Wirbel

Weichteil-schicht

Bandscheibe

Nervenwurzel

Erster Sakralnerv

SEIT-LICH

Nervenblockade
Die Spritze wird im Wirbelloch (Foramen), wo der Nerv aus dem Wirbelkanal austritt, oder am ersten Sakralnerv angesetzt. Die Nervenwurzel wird von der Lösung umspült, was die Schmerzen und die Entzündung lindert.

Auflösung des Bandscheibenkerns (*Nucleus pulposus*). Nur wenige Chirurgen bieten diese Möglichkeit an. Wenn eine geringe Menge Chymopapain, ein aus der Papaya gewonnenes Enzym, in den Bandscheibenkern injiziert wird, löst sich das Gewebe in der Bandscheibe auf. Der Druck des ausgetretenen Kerns vermindert sich. Nach einigen Wochen schrumpft die Bandscheibe. Der Schmerz lässt nach.

Verabreichung

Sie werden für zwei bis drei Tage ins Krankenhaus eingewiesen, wo die Injektion im Operationssaal oder in der Radiologie unter Röntgenkontrolle stattfindet. Eine Narkose ist nicht notwendig, aber vielleicht verabreicht man Ihnen ein Beruhigungs-

Medikamente gegen Rückenbeschwerden

Medikament	Wirkung	Beispiel
Einfache Schmerzmittel	Linderung leichter bis mittelstarker Schmerzen, örtliche und zentrale Wirkung (d.h. über das Gehirn)	Aspirin, Kodein, Paracetamol
Kombinationspräparate	Linderung leichter bis mittelstarker Schmerzen	Aspirin, Kodein oder Paracetamol in Kombination mit Dextropropoxyphen oder Meprobamat
Starke Schmerzmittel	Linderung mittelstarker bis starker Schmerzen	Dihydrocodein
Starke nicht-narkotische Opiate	Linderung starker Schmerzen	Meptazinol, Tramadol
Narkotische Analgetika	Linderung starker Schmerzen (Wirkung über das Gehirn)	Pethidin, Morphin
Muskelrelaxanzien	Schmerzlinderung durch Gehirnsedierung und Muskelentspannung	Diazepam, Methocarbamol
Nicht-steroidale Entzündungshemmer	Schmerzlinderung durch Enzymunterdrückung am Ort der Entzündung	Ibuprofen, Naproxen, Diclophenac, Etoricoxib
Chemonukleolyse-Mittel	Auflösung von Protein und Collagen, bis die Bandscheibe schrumpft	Chymopapain
Steroide	Entzündungshemmung	Triamcinolon-Acetonid, Triamcinolon-Hexacetonid, Hydrocortison, Methylprednisolon
Schwache Trizyklika	Linderung von Nervenschmerzen, Muskelverspannung, Schlafproblemen	Amitryptilin, Dothiepin
Krampflösende Mittel	Linderung chronischer Nervenschmerzen	Carbamazepin, Gabapentin

mittel. Der Spezialist legt per Kernspintomographie (s. S. 78) fest, welche Bandscheibe behandelt werden muss. Dann spritzt er das Chymopapain, während Sie auf dem Bauch oder der Seite liegen. Bald darauf empfinden Sie vermutlich starke Schmerzen und brauchen für die ersten paar Tage vielleicht ein Schmerzpräparat.

Erfolge

50–80% der Patienten profitieren von der Behandlung, doch kann es zu neurologischen Komplikationen oder einer heftigen allergischen Reaktion kommen. Wenn Sie also allergisch gegen Fleischzartmacher, Melonen oder Papayas sind, kommt diese Behandlung für Sie nicht in Frage. Aus neueren europäischen Forschungsergebnissen geht hervor, dass das Komplikationsrisiko geringer ist als bei einer Operation. Wenn eine Bandscheibe einmal so geschrumpft wurde, bleibt es permanent dabei. Sollte der Schmerz durch Druck auf die Nervenwurzeln nicht verschwinden, ist vermutlich eine Operation angezeigt.

Operationen

Wirbelsäulenoperationen haben sehr gute Erfolgsaussichten, und zwar ungeachtet des Alters des Patienten, da immer exaktere Diagnosen möglich sind und die Operationsmethoden immer besser werden. Natürlich bestehen dieselben Risiken, die Operationen jeder Art begleiten, aber bei Wirbelsäulenoperationen treten sehr selten Folgeschäden auf. Es besteht ein geringes Nervenschädigungsrisiko. Bei etwa einer von 5000 Operationen tritt eine Nervenschädigung mit Lähmungsfolge auf. Bei einem von 50 Patienten kommt es zu leichten, vorübergehenden Komplikationen wie etwa einer Blaseninfektion. Die Sterblichkeitsrate ist gering, sie liegt bei etwa 0,3%.

Die meisten Ischiaspatienten bleiben bis zu zehn Jahre nach der Operation frei von Nervenwurzelschmerzen; nur 5–15% von ihnen benötigen eine weitere Operation. Den meisten Patienten hilft die Operation, doch nicht alle Rückenschmerzen können dabei völlig geheilt werden – eine realistische Erwartungshaltung ist daher überaus wichtig.

Operierbare Beschwerden

Wirbelsäulenoperationen werden am häufigsten wegen Hüftschmerzen durchgeführt. Dabei eignet sich eine operative Therapie bei folgenden Beschwerden: Bandscheibenprolaps, zentrale oder laterale Kanalstenose, schwere Kreuzschwäche, starke Facettengelenkschäden und schwere Spondylolisthesis. Eine Operation wird meist erst dann erwogen, wenn alle anderen Behandlungsmethoden versagt haben. Unter den folgenden Umständen ist eine rasche Operation ratsam:

• Wenn ein ernster Bandscheibenvorfall Druck auf das Rückenmark ausübt. Dieser chirurgische Notfall führt zu sehr starken Rückenschmerzen, extremen Ischiasschmerzen in einem oder beiden Beinen, deutlichem Empfindungsverlust und schwacher Muskulatur in den Beinen sowie Blasen- und Darmschwäche oder Inkontinenz. Diese Symptome treten aber extrem selten auf.

• Gelegentlich kann ein solcher Bandscheibenvorfall nur im Bereich von Kreuz- und Steißbein und in der Leistengegend Schmerzen verursachen sowie Blasenschwäche oder Inkontinenz. Beinschmerzen, Muskelschwäche und Empfindungsverlust müssen nicht auftreten. Wenn Ihre Symptome bei strenger Bettruhe nicht rasch nachlassen, sind eine Kernspintomographie und eventuell eine Operation angebracht.

• Rücken- und/oder Beinschmerzen von wochenlanger Dauer können nach einer Weile fortschreitende Nervenschädigungen hervorrufen. Wenn Ihr Arzt Sie regelmäßig auf Muskelschwäche und Empfindungsverlust untersucht, wird er das aber erkennen.

• Manchmal weisen Wirbeltumore oder Infektionen im Bereich um die Wirbelsäule ähnliche Symptome auf. In diesem Fall wären eine sofortige Operation oder die Verabreichung von Antibiotika nötig.

Diskektomie

Diese Operation wird durchgeführt, wenn ein Bandscheibenprolaps nicht von selbst zurückgeht. Bei einer Diskektomie bleibt der größte Teil der Bandscheibe intakt. Nur der hervorstehende Teil wird entfernt. Ihr Hausarzt überweist Sie an einen Spezialisten, der Ihren Fall mithilfe einer Kernspin- oder Computertomographie beurteilt. Wenn die Diagnose nicht hundertprozentig sicher feststeht, führt der Chirurg den Eingriff nicht durch.

Operationsverlauf

Der Chirurg entfernt den hervortretenden Teil der Bandscheibe und alle losen Knorpelfragmente und überprüft dann die Größe des lateralen Kanals, damit die dort sitzende Nervenwurzel nicht abgeklemmt wird. Ist der Kanal zu eng, muss er eventuell winzige Knochenfragmente daraus entfernen, um ihn zu weiten. Einige Chirurgen operieren mit einem Binokularmikroskop durch einen etwa 2 cm kurzen Einschnitt.

Genesungsphase

Wenn die Operation erfolgreich verläuft, klingen Ihre Beinschmerzen vollständig ab. Der Wundschmerz von der Operation erscheint Ihnen im Verhältnis zu den überstandenen Ischiasschmerzen vermutlich milde. Man ermutigt Sie noch am selben Tag, aufzustehen und sich zu bewegen, aber Sitzen und Bücken sollten Sie in der ersten Woche nach der Operation noch vermeiden, damit die Wunde nicht gedehnt wird.

Damit sich an der Nervenwurzel kein Narbengewebe bildet, sollten Sie täglich Übungen (s. S. 133) ausführen – jüngere Forschungsergebnisse bezweifeln aber den Erfolg dieser Mobilisierungsmethode.

Nach einer Woche werden die Fäden gezogen. Vermeiden Sie weiterhin das Heben von schweren Lasten, und tragen Sie falls nötig während der ersten Wochen ein Stützkorsett. Die meisten Patienten können innerhalb eines Monats wieder leichtere Arbeiten aufnehmen. Mindestens drei Monate lang sollten Sie jede schwere körperliche Anstrengung vermeiden. Manche Ärzte raten sogar dazu, nie wieder schwere Arbeiten zu verrichten, aber wenn Sie jung und insgesamt körperlich fit sind, können Sie sich mit den richtigen rückenschonenden Griffen und Bewegungen auch wieder mehr zumuten. Eine Diskektomie bringt den Organismus kaum aus dem Gleichgewicht, und die meisten Betroffenen kehren bald in ihren Alltagsrhythmus zurück.

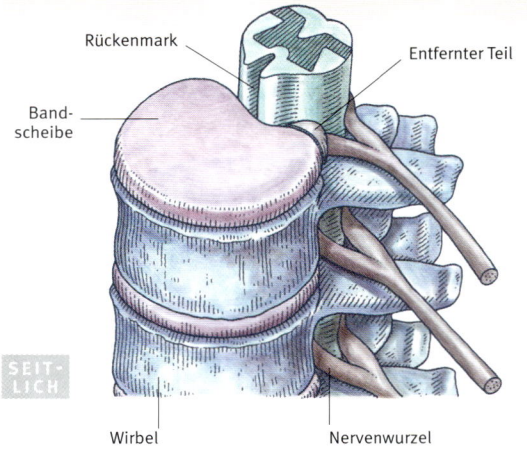

Diskektomie

Der Hauptteil der Bandscheibe bleibt, aber der hervorstehende und schmerzverursachende Teil wird chirurgisch entfernt.

Rückenmark

Entfernter Teil

Bandscheibe

SEIT-LICH

Wirbel

Nervenwurzel

Eine Bandscheibe verschiebt sich normalerweise nur, wenn sie von wiederkehrenden Verletzungen betroffen ist. Ändern Sie Ihren Lebensstil: Beugen Sie Übergewicht vor, bewegen Sie sich täglich und halten Sie sich an die Regeln in Kapitel 8.

Bei den meisten Patienten klingt der Beinschmerz vollständig ab, aber zwischen 25% und 50% haben weiterhin Rückenschmerzen. Das kann an Schwächen im Kreuzbereich liegen, die schon vor dem Prolaps vorhanden waren, am aus der gerissenen Bandscheibe selbst resultierenden Schmerz oder an anderen mechanischen Störungen.

DEKOMPRESSION

Wenn Ihr Wirbelkanal an einer Stelle verengt ist (laterale oder zentrale Kanalstenose), muss er eventuell geweitet werden, damit die Nerven nicht gequetscht werden. Eine Diskektomie löst das Problem einer in den Kanal ragenden Bandscheibe. Doch wenn eine angeborene Verengung vorliegt, Knochenauswüchse auf den Wirbeln wachsen oder ein Wirbel sich verschiebt und wie bei der Spondylolisthesis (s. S. 52) auf die Nerven im zentralen Kanal drückt, kann ein Dekompressionseingriff notwendig werden.

Dabei werden winzige Knochensplitter aus dem Kanal entfernt, um Platz für die Nerven zu schaffen. Der Grund der Beschwerden wird auf Röntgen-, Kernspin oder CT-Bildern diagnostiziert, manchmal aber auch erst während einer Diskektomie.

Operationsverlauf

Der Chirurg legt den Knochen frei und entfernt winzige Knochensplitter von den Wirbeln. Wenn Ihr Wirbelkanal an mehr als einer Stelle zu eng ist, kann die Operation auch weiter unten oder oben fortgesetzt werden, ohne dass ein neuer Einschnitt nötig ist. Der Chirurg überprüft, ob die Blutzufuhr zur Duralscheide wegen erhöhten Drucks im Wir-

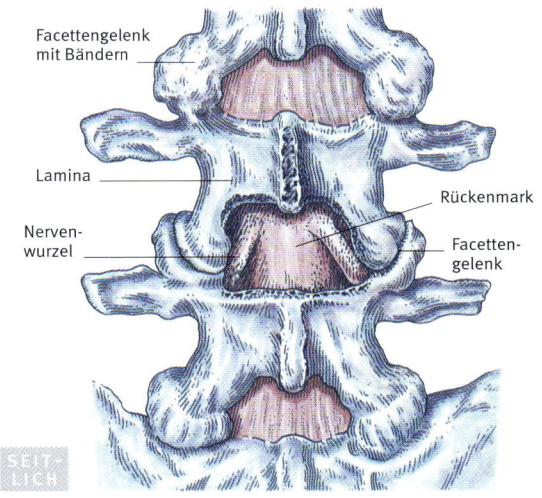

Dekompression

Bei einer Dekompressionsoperation werden Knochensplitter entfernt. Eine Laminektomie entfernt Knochenteile der Außenschicht der Wirbel (Lamina), eine Facetektomie entfernt Knochenteile aus den Facettengelenken.

Facettengelenk mit Bändern

Lamina

Rückenmark

Nervenwurzel

Facettengelenk

SEITLICH

belkanal unterbrochen wird. Falls ja, führt er die Erweiterung weiter oben fort, bis die Durchblutung wiederhergestellt ist.

Genesungsphase

Sie können noch am Tag des Eingriffs wieder laufen. Nach fünf Tagen entlässt man Sie nach Hause, aber drei Monate lang dürfen Sie sich nicht anstrengen und nichts Schweres heben.

WIRBELFUSION

Falls sich bei Ihrer Diskographie oder Kernspintomographie eine schmerzhaft verschleißende Bandscheibe zeigt und Rehabilitationsmaßnahmen bei Ihnen nicht angeschlagen haben, benötigen Sie eventuell eine Wirbelfusionsoperation.

Deren Ziel ist es, Bandscheibengewebe, das bei jeder Bewegung schmerzt, zu entfernen und dem betroffenen Segment alle Beweglichkeit zu nehmen. Aber da auf diese Weise ein Teil des Rückens steif wird, ziehen Ärzte diesen Eingriff nur in Betracht, wenn zuvor alle anderen Mittel versagt haben.

Eine Wirbelfusion kann auch bei schweren Facettengelenkerkrankungen sinnvoll sein, wenn die Wirbelsäule zum Beispiel im Alter verschlissen ist oder ein schwerer Bandscheibenvorfall zusätzlichen Druck auf die Facettengelenke ausübt. Eine Spondylolisthesis lässt sich ungeachtet ihrer Ursache (Knochendefekt oder Degeneration) durch eine Wirbelfusion behandeln. Diese Operation empfiehlt sich besonders bei Heranwachsenden mit so schwerer Wirbelsäulenverformung, dass die Nerven geschädigt werden und Schmerzen, Prickeln oder Taubheitsgefühle im Bein verursachen. Auch Erwachsenen mit degenerativer Spondylolisthesis kann eine Fusionsoperation helfen. Wenn aber das einzige Symptom Beinschmerzen

Wirbelfusion

Es gibt zwei Hauptmethoden der Fusion (mit zahlreichen Variationen). Bei diesem Eingriff werden kleine Knochenteile von einem anderen Skelettteil (normalerweise dem Becken) entnommen und zur Verbindung zweier Wirbel transplantiert. Manchmal sind gleich mehrere Segmente so lose, dass man sie mit Hilfe dieser Technik verbindet. Meist operiert man an der Wirbelsäule noch von hinten, aber immer häufiger auch seitlich oder vom Bauch aus.

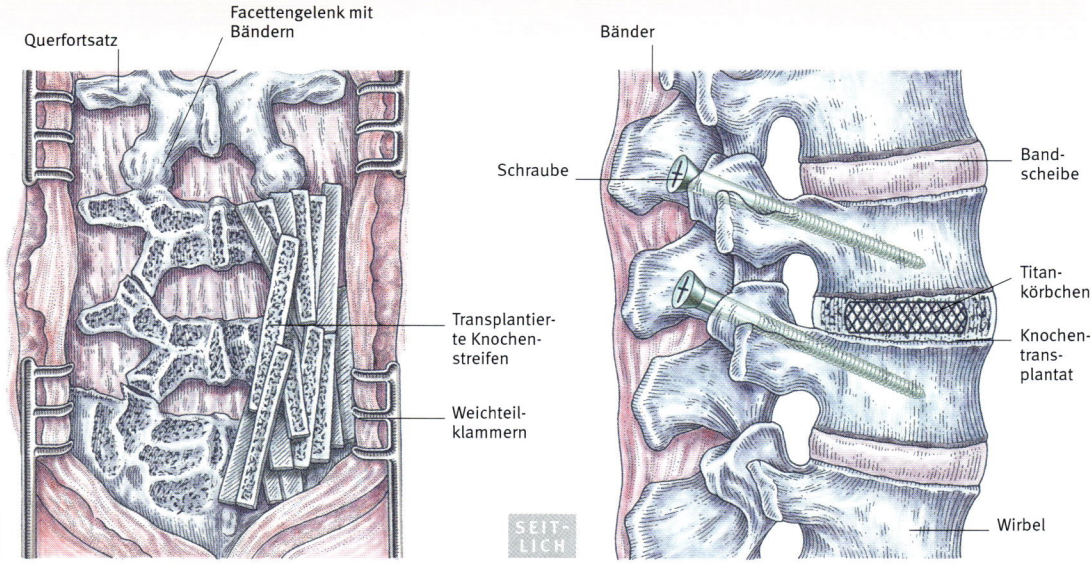

Querfortsatz

Facettengelenk mit Bändern

Bänder

Schraube

Transplantierte Knochenstreifen

Weichteilklammern

Bandscheibe

Titankörbchen

Knochentransplantat

Wirbel

Posterolaterale Fusion (an der hinteren Wirbelsäule) Knochenstreifen werden über die Facettengelenke zwischen die Querforstsätze gelegt, entweder auf einer Seite oder zu beiden Seiten der Wirbel.

Fusion der hinteren Zwischenkörper (an der vorderen Wirbelsäule) Die ganze Bandscheibe wird entfernt. Kochenstücke oder Titankörbchen werden in dem Wirbelloch angebracht, damit sich die Wirbel verbinden.

Einführung des Harrington-Stabes

Der Operationsschnitt führt über die ganze Länge der Wirbelsäule. Die Dornfortsätze werden entfernt und Knochensplitter aus den äußeren Schichten entnommen. Ein Harrington-Stab wird auf der konkaven Seite der Wirbelsäule zur Begradigung eingeführt. Die vorher gekrümmte Partie wird mit Knochensplittern belegt.

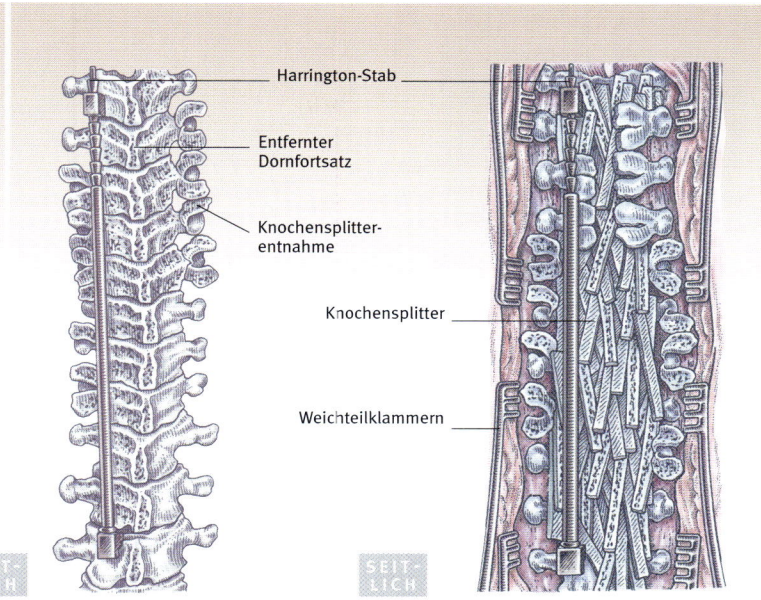

Harrington-Stab

Entfernter Dornfortsatz

Knochensplitterentnahme

Knochensplitter

Weichteilklammern

SEITLICH

SEITLICH

ohne Rückenbefund sind, ist eventuell eine Dekompressionsbehandlung sinnvoller.

Genesungsphase

Eine Wirbelfusion hat weit traumatischere Folgen als eine Diskektomie. Sie müssen sich in den folgenden Wochen schrittweise langsam mobilisieren. Wenn keine Fixationsinstrumente eingesetzt wurden, benötigen Sie eventuell für sechs bis acht Wochen eine feste Rückenstütze. So kann die Fusion sich verfestigen. Bis die volle Wirkung einsetzt, kann es zwischen sechs Wochen und einem Jahr dauern, daher sollten Sie keine sofortige Schmerzlinderung erwarten.

Früher wurde dieser Eingriff häufig gleichzeitig mit einer normalen Diskektomie durchgeführt, damit es nicht zu weiteren Bandscheibenrissen oder Rückenschmerzen kommt. Mittlerweile hat sich aber gezeigt, dass diese Kombination nicht mehr bewirkt als die Diskektomie allein.

Einige Chirurgen entscheiden sich für eine Wirbelfusion, wenn der Patient nach einer Rückenoperation immer noch über andauernde schwere Schmerzen klagt.

SKOLIOSE-OPERATIONEN

In den meisten Skoliosefällen (s. S. 52) ist die Verkrümmung nur leicht und verursacht vielleicht gar keine Schmerzen. In extrem schweren Fällen kann eine strukturelle Skoliose aber eine beträchtliche Verformung bewirken, so dass eine Operation zur Wirbelsäulenbegradigung nötig wird. Diese wird meist in der frühen Pubertät durchgeführt, wenn sich die schwersten Verformungen zu zeigen beginnen.

Operationsverlauf

Die häufigste Form der operativen Skoliosetherapie besteht in der Einführung eines Harrington-Stabes (s. oben). Dieser Teleskopstab aus Metall wird auf der konkaven Seite der Wirbelreihe angebracht. Während der Operation wird er verlängert. Der gesamte verkrümmte Teil der Wirbelsäule wird mit Knochenstücken vom Hüftknochen verbunden. Ist die Verformung besonders stark, wird vielleicht noch ein zweiter Harrington-Stab auf der anderen Seite eingesetzt.

Bei einer anderen Methode geht man vom Bauch aus vor und entfernt die Bandscheiben zwischen den verkrümmten Wirbeln von vorn. Man bohrt Schrauben quer durch die Wirbel und reiht sie dann an einem Drahtseil auf, das an der konvexen Seite verläuft. Wenn das Drahtseil und die Schrauben angezogen werden, begradigt sich die Wirbelsäule.

Genesungsphase

Bei jedem dieser Eingriffe müssen Sie etwa zweieinhalb Wochen im Krankenhaus verbringen und können einige Monate lang nicht arbeiten. Sie können sechs bis zwölf Monate keinen Sport treiben.

Nach der Operation ist der Rücken versteift, und in den meisten Fällen treten die Rippen auf einer Seite stärker hervor. Diese Deformation können Sie mittels plastischer Chirurgie beheben lassen.

OPERATIONEN GEGEN KOKZYGODYNIE

Wenn Sie auf das Steißbein gefallen sind und die daraus resultierenden Schmerzen auch nach Monaten noch nicht abgeklungen sind, steht manchmal eine Operation an. Dafür werden die letzten zwei oder drei Segmente des Steißbeins entfernt. Bei Frakturen ist es möglich, dass die gebrochenen Teile nicht verheilt sind und das lockere Segment deshalb einfach entfernt werden kann.

Genesungszeit

Es handelt sich um einen relativ kleinen Eingriff, und Sie können schon nach einigen Tagen wieder aufstehen. Sie können zwar nicht sitzen, bis die Wunde verheilt ist, aber die meisten beruflichen Tätigkeiten lassen sich nach zwei bis drei Wochen wieder aufnehmen.

HALSOPERATIONEN

Wirbelsäulenprobleme im Nackenbereich unterscheiden sich nicht grundsätzlich von denen im Kreuz. Trotzdem werden Operationen hier weniger häufig durchgeführt, da Rückenmarksschäden im Nacken zum Tod oder zur Lähmung des Patienten führen könnten.

In manchen Fällen kann aber auch das Risiko der Rückenmarksschädigung durch gequetschte Nerven bestehen, und dann ist eine Operation womöglich unumgänglich. Zu diesen Fällen gehören in den zentralen Wirbelkanal vortretende Bandscheiben, verschobene Knochen oder Knochenauswüchse, die auf den Nerv drücken, oder ein großer Tumor.

Wirbelfusion

Wenn ein Bandscheibenprolaps im Hals nach einigen Monaten immer noch nicht zurückgeht, ist eventuell eine Operation angebracht. Die Halsnerven können von Auswüchsen auf den Wirbeln zusammengedrückt werden (Zervikalspondylose). Darunter leidet das Rückenmark, besonders wenn die Nackenwirbel zu beweglich sind.

Die Beweglichkeit Ihres Halses lässt sich durch ein Röntgenbild und ein Kernspintomogramm beurteilen, damit Ihr Arzt sich sicher sein kann, dass eine Fusion das Richtige für Sie ist.

Die Operation nimmt wahrscheinlich ein Neurochirurg vor, der die ganze Bandscheibe über einen Einschnitt im Hals entfernt. Meist wird der Eingriff unter dem Mikroskop durchgeführt.

Da die Bandscheiben im Hals wesentlich kleiner sind als die im Kreuz, bleibt auch wesentlich weniger Raum zwischen den Halswirbeln, wenn die Bandscheibe entfernt wurde. Nach dem Eingriff verwachsen die Knochen von selbst miteinander.

Fusionsoperationen im Hals haben eine sehr hohe Erfolgsquote. Fast 100% aller Patienten mit zervikalem Bandscheibenvorfall sind in der Folge schmerzfrei. Etwa 90%, die an lateraler Kanalstenose (s. S. 57) leiden, profitieren von dem Eingriff.

Sie brauchen nur vier oder fünf Tage im Krankenhaus zu verbringen, müssen aber etwa zwei Monate lang eine feste Halskrause tragen. Wenn Sie im Sitzen arbeiten, können Sie Ihre Aufgaben nach ein oder zwei Wochen wieder aufnehmen, aber falls Sie schwere Lasten heben und tragen müssen, sollten Sie den Wirbeln noch etwa zwei Monate Erholung gönnen, bis sie vollständig verwachsen sind.

Dislokationsfraktur

Nach einem Wirbelbruch kann sich ein Halswirbel verschieben. Wenn er nicht wieder von selbst zurückgleitet, brauchen Sie eine Traktionsbehandlung, damit das Rückenmark nicht geschädigt wird. Ist die Verschiebung dann ein wenig zurückgegangen, werden die geschädigten Segmente operativ entweder mit Knochentransplantaten verbunden oder mit Draht befestigt. Sie müssen mindestens drei Monate lang eine Halsschiene tragen.

WENN DIE OPERATION MISSLINGT

Wenn sich Ihr Rückenproblem nicht sofort nach der Operation bessert, kann das mehrere Gründe haben:

- Die Diagnose war falsch. Das ist allerdings äußerst unwahrscheinlich, wenn der Spezialist die Operation aufgrund des klinischen Gesamtbefundes angesetzt hat, den eine Tomographie bestätigt hat, anstatt nur aufgrund der auf einem Tomogramm erkennbaren Abweichungen.
- Die Symptome sind hauptsächlich psychologischer Art, oder Sie leiden unter einer chronischen Schmerzstörung.
- Die Operation wurde an falscher Stelle durchgeführt.
- Bei einer Bandscheibenoperation war eventuell eine zweite vorgefallene Bandscheibe vorhanden,

oder ein Bandscheibenfragment steckt noch im lateralen Kanal.

Wenn die Schmerzen kurzzeitig nachgelassen haben, aber wiedergekehrt sind, gibt es ebenfalls mehrere mögliche Gründe:

- Es kam zu einer Infektion.
- Auf der Rückenmarkswand hat sich eine Zyste gebildet.
- Sie können eine Arachnoiditis oder Narbengewebe an der Nervenwurzel haben.
- Sie leiden an lateraler Kanalstenose (s. S. 57).
- Der operierte Bereich ist vielleicht geschwächt und verursacht Facettengelenkschmerzen.
- Bei einer Bandscheibenoperation ist es eventuell zu einem weiteren Bandscheibenprolaps im selben Segment gekommen.
- Bei einer Wirbelfusion hat der Chirurg vermutlich nur die hintere Reihe stabilisiert, die Schmerzen treten jedoch vorn auf. Oder die Knochen sind nicht ordentlich verwachsen, ein falsches Gelenk hat sich zwischen zwei Transplantaten gebildet, oder ein Bandscheibenprolaps ist über der Fusion aufgetreten.

Diese Komplikationen betreffen nur 5–10% aller Rückenoperationen, aber bei bestimmten Eingriffen liegt die Erfolgsrate niedriger. Schmerzbewältigungsstrategien (s. Kapitel 9) können helfen.

Was Sie erwarten können

Um es noch einmal zu betonen: Erwarten Sie nach einer Operation keine vollständige und permanente Schmerzfreiheit. Wenn der Eingriff erfolgreich verläuft, lassen die Schmerzen ohne Frage beträchtlich nach und Sie werden wieder beweglicher. Aber wenn Sie den Heilungserfolg voll ausnutzen möchten, müssen Sie sich auch an die Anweisungen Ihres Arztes oder Physiotherapeuten zur Rückenschonung halten und die Selbsthilfemaßnahmen in Kapitel 8 und 9 beachten.

7

Rückentraining

Bewegungsübungen für den Rücken sind wichtig, wenn man sich von akuten Rückenbeschwerden erholen will, sie helfen aber auch bei chronischen Rückenschmerzen. Manche Übungen in diesem Kapitel wirken gezielt gegen bestimmte Rückenprobleme, andere eignen sich als allgemeines Rückentraining. Auf S. 116 erfahren Sie, welche Übungen in Ihrem Fall empfehlenswert sind. Beginnen Sie mit den schonenderen Übungen, und hören Sie auf jeden Fall auf, wenn Ihre Schmerzen stärker werden. Wenn Sie nicht sicher sind, ob Sie eine Übung richtig ausführen, fragen Sie Ihren Arzt oder Therapeuten um Rat.

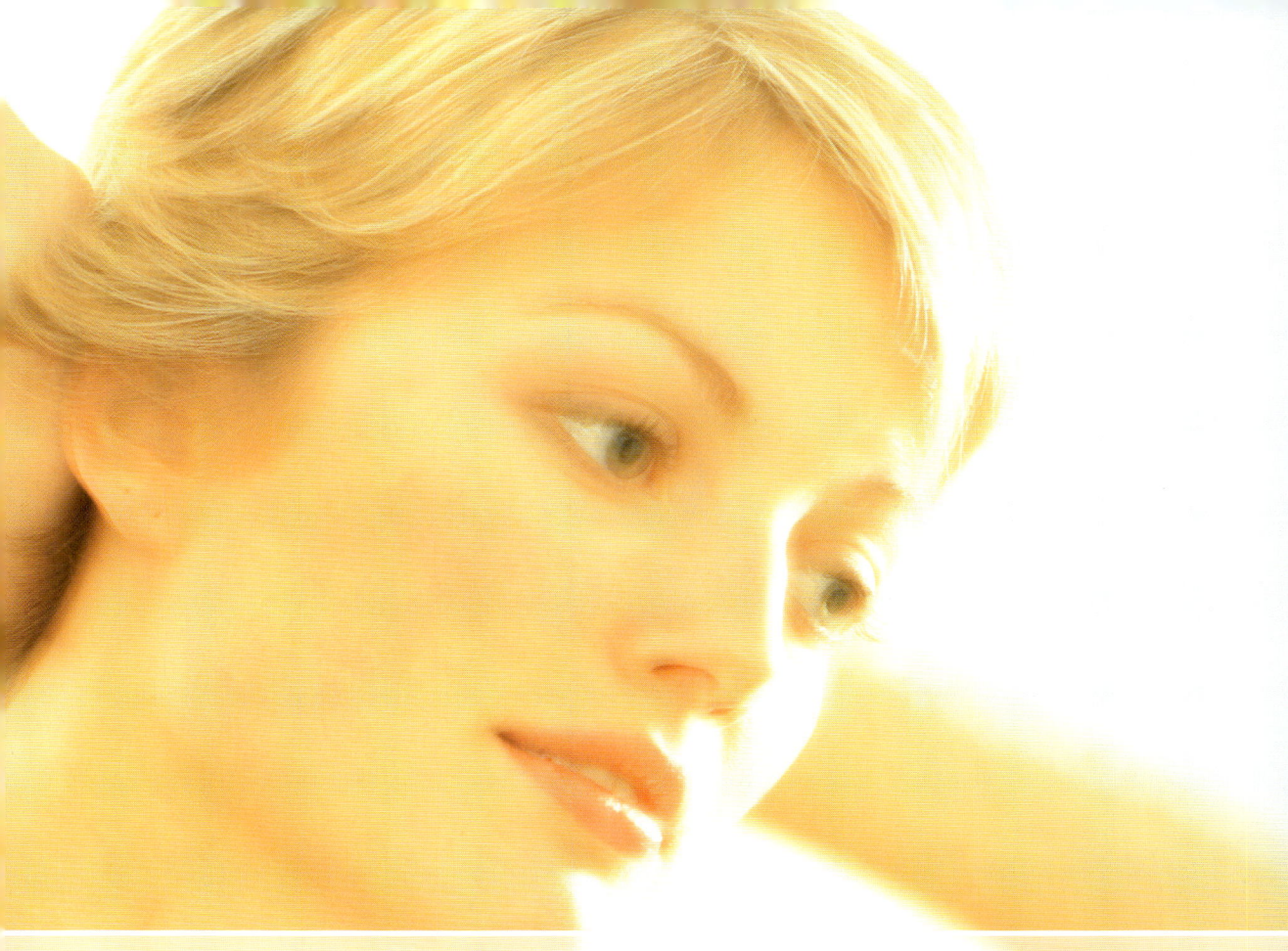

Beginnen Sie nach einer Schmerzattacke mit den Bewegungsübungen, sobald es Ihnen ohne größere Schmerzen möglich ist. Ein leichter Schmerz und die typische Steifheit sollten Sie nicht abhalten. Idealerweise sollten Sie Ihr Programm zwei- bis dreimal täglich absolvieren, mindestens aber einmal. Die empfohlene Anzahl der Wiederholungen sollte ein durchschnittlich trainierter Erwachsener gut bewältigen können. Wenn Sie anfänglich nicht mehr als zwei oder drei Wiederholungen schaffen, machen Sie sich keine Gedanken. Mit zunehmender Übung sollten Sie sich 20–30 Wiederholungen vornehmen.

Die richtige Übung

Wenn Sie unter einer akuten Rückenschmerzattacke leiden, beginnen Sie mit den geeigneten Übungen aus der linken Spalte, sobald es Ihnen ohne allzu große Schmerzen möglich ist. Gehen Sie zu den Übungen der mittleren Spalte über, wenn die starken Schmerzen nachgelassen haben. Die Übungen der dritten Spalte sind Dehnungs- und Kräftigungsübungen, die weiteren Anfällen vorbeugen sollen.

Beschwerden	Während akuter Attacke	Schmerzen haben nachgelassen	Vorbeugung
Akute Schmerzen in der Lendenwirbelsäule (verursacht durch Bandscheibenprobleme)	Beckenwiege Passive Streckung* Katzenbuckel	Passive Streckung* Streckung im Stehen Kreuzdehnung* Seitgleiten Beckendrehung Seitbeugen	Kniebeugerdehnung Bauchmuskelübungen Übungen für die Beine
Akute Nackenstarre (Bandscheiben- oder Facettengelenkprobleme)	Passive Streckung*	Einziehen und Strecken des Halses Passive Streckung	
Akute Beinschmerzen	Beckenwiege Passive Streckung*	Passive Streckung* Kreuzdehnung*	Kniebeugerdehnung Bauchmuskelübungen Übungen für die Beine
Lendenwirbelsäulenschwäche	Beckenwiege	Passive Streckung* Kreuzdehnung Übungen zur Kräftigung	Bauchmuskelübungen Übungen für die Beine Rückenkräftigung
Facettengelenkserkrankungen	Beckenwiege	Kreuzdehnung	Bauchmuskelübungen Beckenwiege im Stehen
Muskelzerrungen		Beckendrehung Seitbeugen Kreuzdehnung	
Muskelverspannungen	Kreuzdehnung Beckendrehung Seitbeugen Dehnung der Beinmuskeln Dehnung der Nackenmuskeln		
Reizpunkte	Spezielle Übungen für die betroffenen Muskeln		

* Wenn Ihre Schmerzen nach sechs Wiederholungen stärker werden, beenden Sie die Übung.

Therapeutische Übungen für das Kreuz

Diese Übungen können bei akuten Kreuz- oder Ischiasschmerzen helfen. Befolgen Sie die Anweisungen Ihres Arztes oder Therapeuten zu Ihrem Übungsprogramm. Wenn die Schmerzattacken aber häufig wiederkehren und die Übungen Ihnen schon geläufig sind, können Sie die folgenden Übungen auch selbstständig durchführen. Fangen Sie etwa einen Tag nach Beginn der Rückenschmerzen an, aber hören Sie sofort auf, wenn die Schmerzen stärker werden oder sich von der Wirbelsäule entfernen.

Beckenwiege

Diese Übung hilft gegen akute Schmerzen im Lendenwirbelbereich, indem sie den Druck auf die Facettengelenke mildert und die Muskeln und Bänder des Rückens sanft dehnt. Auch die Bauchmuskeln werden gestärkt. Bei regelmäßigem Training führt sie zu einer verbesserten Körperhaltung. Führen Sie sie auf dem Boden, später auch im Stehen durch, und legen Sie die Unterschenkel falls nötig auf einige Kissen.

Passive Streckung

Diese Übung wirkt bei vielen Rückenproblemen, die durch zu langes Sitzen verursacht wurden. Lassen Sie sie aus, wenn sich die Schmerzen dabei verstärken. Falls Sie sich nur in gebeugter Haltung bewegen können, lassen Sie sich langsam und vorsichtig heruntersinken und bleiben Sie einige Minuten auf dem Bauch liegen, bevor Sie beginnen. Anfänglich zwei oder drei Wiederholungen.

1 Legen Sie sich mit seitlich abgewinkelten Armen auf den Boden und stellen Sie die Füße flach auf, so dass die Knie gebeugt sind.

1 Legen Sie sich auf den Bauch und drücken Sie die Handflächen an der Schulterlinie auf den Boden, als wollten Sie Liegestütze machen.

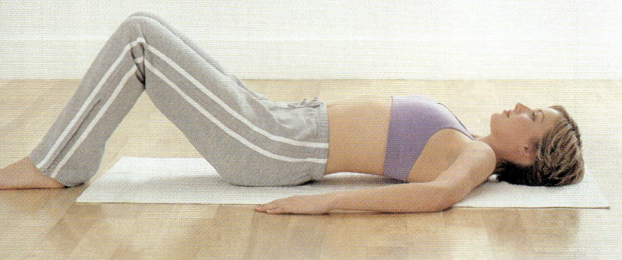

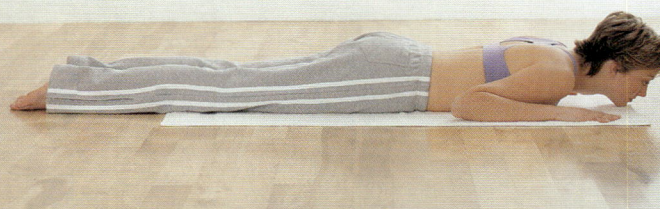

2 Drücken Sie das Kreuz fest auf den Boden und neigen Sie das Becken nach oben, indem Sie Ihre Bauch- und Beckenbodenmuskeln anspannen. Mindestens sechs Sekunden lang halten und wieder entspannen. Bis zu zehn Mal wiederholen.

2 Drücken Sie sich mit den Armen hoch und halten Sie die Hüfte immer am Boden. Heben Sie Kopf und Schultern so hoch, wie Sie können. Krümmen Sie den Rücken nach hinten. Atmen Sie aus und lassen Sie den Rumpf langsam auf die Armmuskeln gestützt sinken. Bis zu zehn Mal wiederholen.

Den Rücken bei jeder Wiederholung stärker krümmen

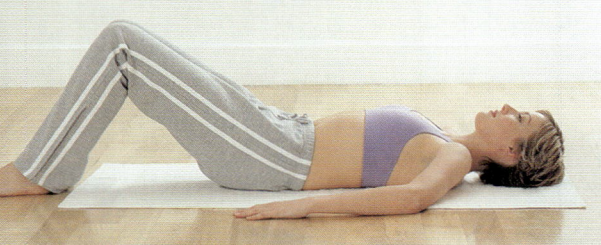

Seitgleiten

Diese Übung stammt von dem Physiotherapeuten Robin McKenzie und soll akuten Lumbago-Patienten helfen, deren Becken sich zu einer Seite neigt. Schauen Sie in den Spiegel: Wenn der rechte Hüftknochen stärker hervortritt, hilft Ihnen die Übung dabei, das Becken wieder nach links hin auszurichten. Steht die linke Hüfte stärker vor, führen Sie die Übung seitenverkehrt durch.

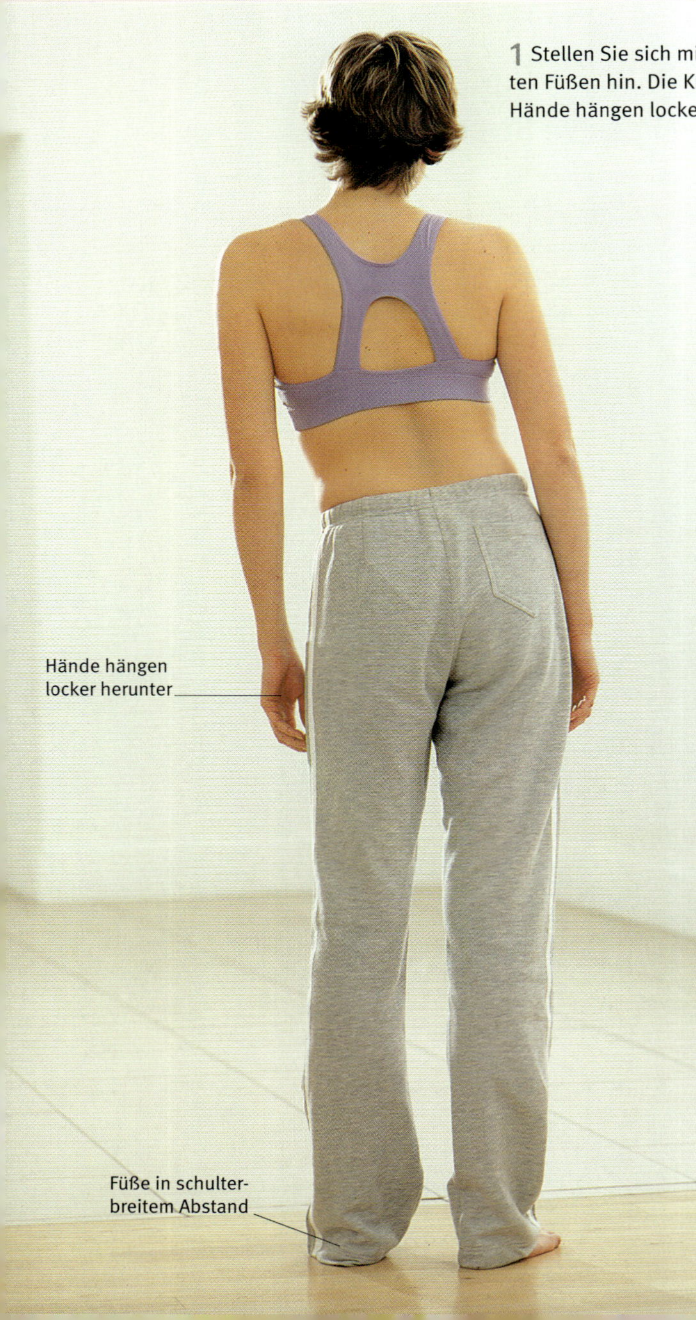

1 Stellen Sie sich mit schulterbreit gespreizten Füßen hin. Die Knie bleiben gerade, die Hände hängen locker an den Seiten.

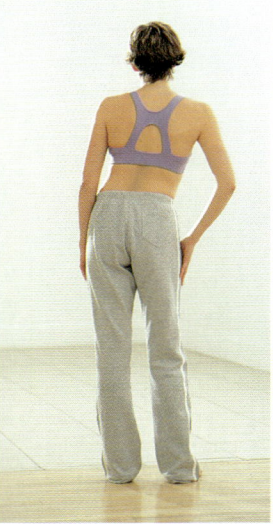 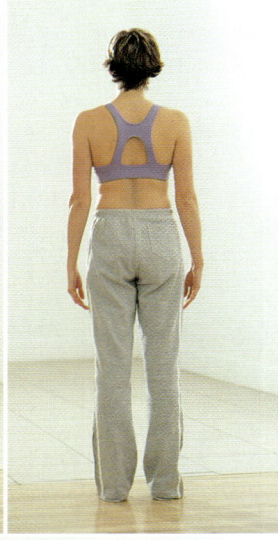

Hände hängen locker herunter

Füße in schulterbreitem Abstand

2 Schieben Sie die Hüfte langsam nach links und die Schultern in einer waagerechten Linie nach rechts. Das kann schmerzhafte Stiche verursachen, und die Muskeln können sich verkrampfen. Hören Sie auf, wenn die Schmerzen im Rücken oder in den Beinen stärker werden. Atmen Sie ruhig und entspannt weiter und halten Sie die Spannung.

3 Lockern Sie die Muskeln wieder und stellen Sie sich gerade hin. Lassen Sie die Hüfte nicht wieder nach rechts gleiten. Wiederholen Sie diese Folge zehnmal, bis Sie wieder mit geradem Becken locker aufrecht stehen können. Danach gehen Sie zur Streckung im Stehen (s. S. 119) über.

Kreuzdehnung

Mit dieser Übung finden Sie Erleichterung bei überlasteten Facettengelenken und verspannten, schmerzenden Muskeln. Sie ist jedoch nicht geeignet bei Bandscheibenprotrusionen.

1 Legen Sie sich auf den Boden und führen Sie eine Beckenwiege *(s. S. 117)* durch. Dann ziehen Sie die Knie an die Brust und pressen das Kreuz auf den Boden.

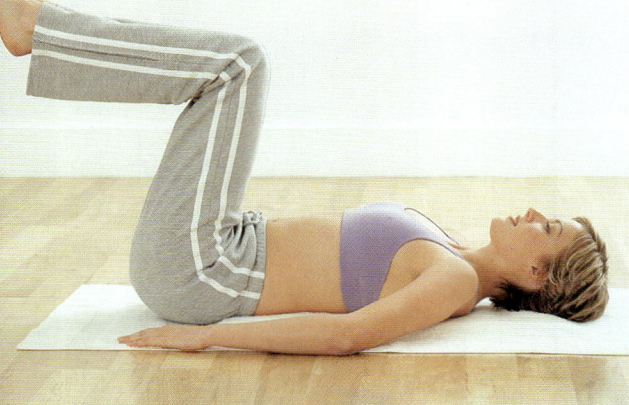

2 Umfassen Sie Ihre Beine mit den Händen und ziehen Sie die Knie an die Brust. Atmen Sie tief durch. Halten Sie die Anspannung mindestens sieben Sekunden lang. Senken Sie die Beine dann langsam wieder, wobei die Knie gebeugt bleiben und das Kreuz Bodenkontakt hält. Falls Sie Schmerzen haben, versuchen Sie die Übung mit jeweils nur einem Bein.

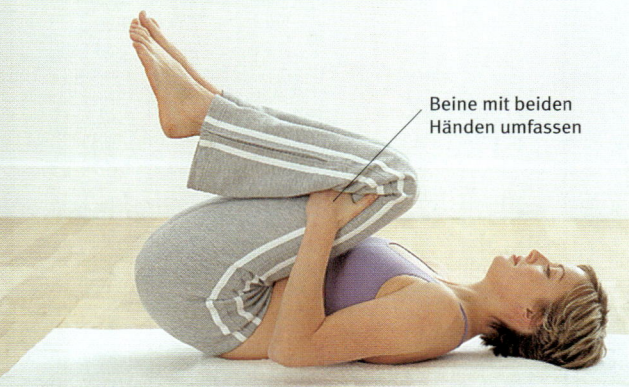

Beine mit beiden Händen umfassen

Streckung im Stehen

Bei dieser Übung, die im Abstand einiger Stunden wiederholt werden sollte, wird das Kreuz leicht durchgedrückt. Hören Sie auf, wenn der Schmerz stärker wird, und versuchen Sie stattdessen die passive Streckung *(s. S. 117)*.

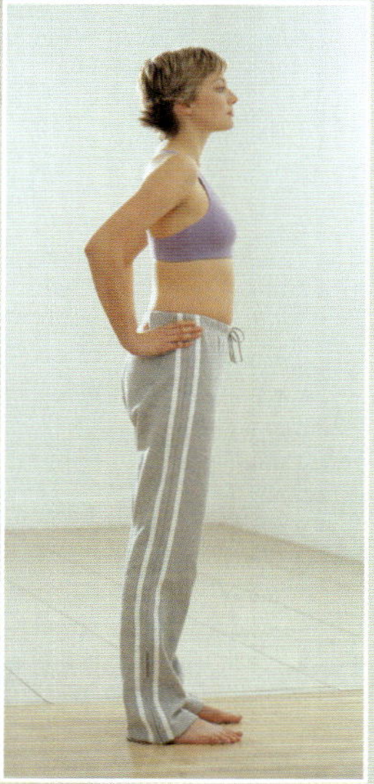

1 Stellen Sie sich aufrecht hin und lassen Sie die Füße in schulterbreitem Abstand gerade nach vorn zeigen. Legen Sie die Hände auf die Hüften und atmen Sie tief ein.

2 Atmen Sie langsam aus. Beugen Sie sich dabei nach hinten und stützen Sie den Rücken weiterhin mit den Händen ab. Machen Sie zehn Wiederholungen.

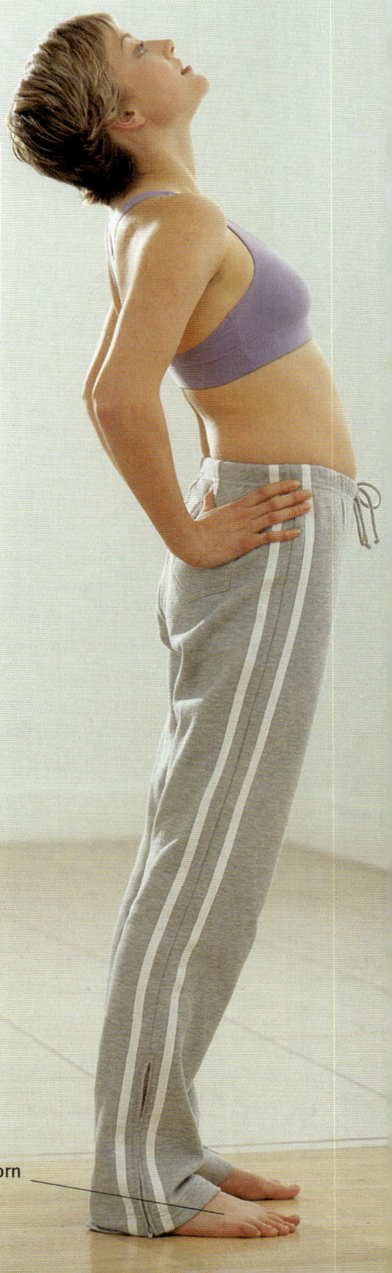

Fußspitzen nach vorn

Übungen zur Mobilisierung

Diese Übungen sind nützlich zur Aufrechterhaltung und Verbesserung Ihrer Beweglichkeit. Die Übungen helfen gegen die meisten Rückenbeschwerden. Hören Sie auf, wenn eine Übung den Schmerz ver-

stärkt. Die Übungen auf dieser Seite und die Dreh- und Beugeübungen auf S. 122 dehnen Ihre Muskeln sanft und verhindern, dass Ihre Wirbelgelenke steif werden.

Katzenbuckel

Diese rhythmische Übung für das Kreuz schafft in den meisten Fällen akuter Kreuzschmerzen Abhilfe, die mit Facettengelenken oder Bandscheiben zusammenhängen. Wenn das extreme Durchdrücken der Wirbelsäule zu schmerzhaft ist, lassen Sie sie nur ein Stück weit nach unten sinken.

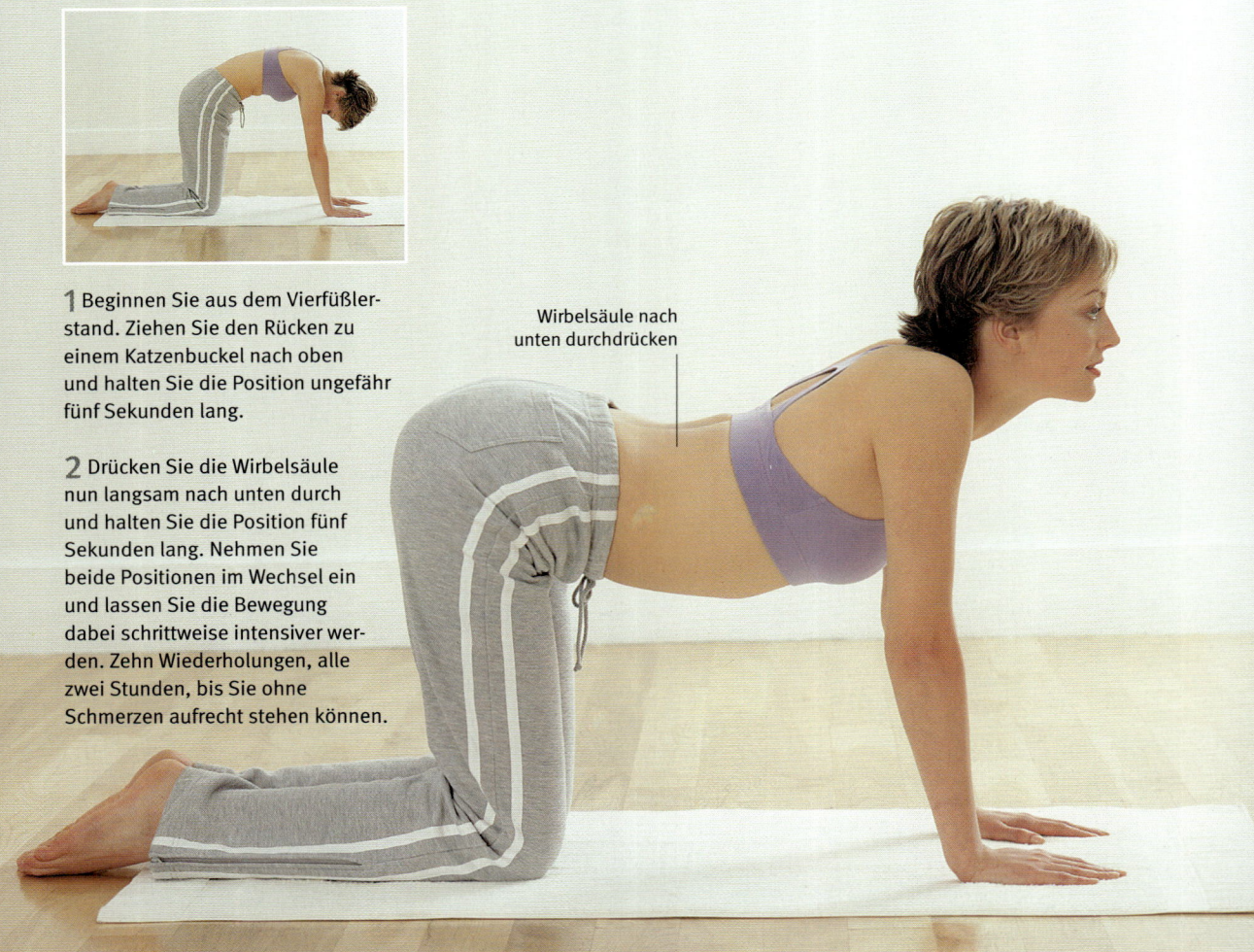

1 Beginnen Sie aus dem Vierfüßlerstand. Ziehen Sie den Rücken zu einem Katzenbuckel nach oben und halten Sie die Position ungefähr fünf Sekunden lang.

2 Drücken Sie die Wirbelsäule nun langsam nach unten durch und halten Sie die Position fünf Sekunden lang. Nehmen Sie beide Positionen im Wechsel ein und lassen Sie die Bewegung dabei schrittweise intensiver werden. Zehn Wiederholungen, alle zwei Stunden, bis Sie ohne Schmerzen aufrecht stehen können.

Wirbelsäule nach
unten durchdrücken

Beckendrehung

Hierbei verbessern Sie Ihre allgemeine Beweglichkeit und entspannen besonders die Muskeln im Rücken und im Becken. Auch Facettengelenkschmerzen verschwinden, da die Kapseln und Bänder um die Gelenke im Kreuz herum gedehnt werden: Die linke Seite wird gedehnt, wenn Sie die Knie nach rechts drehen, und umgekehrt.

1 Legen Sie sich mit angezogenen Knien auf den Boden, stellen Sie die Füße flach auf und lassen Sie die Arme seitlich liegen. Drücken Sie das Kreuz auf den Boden.

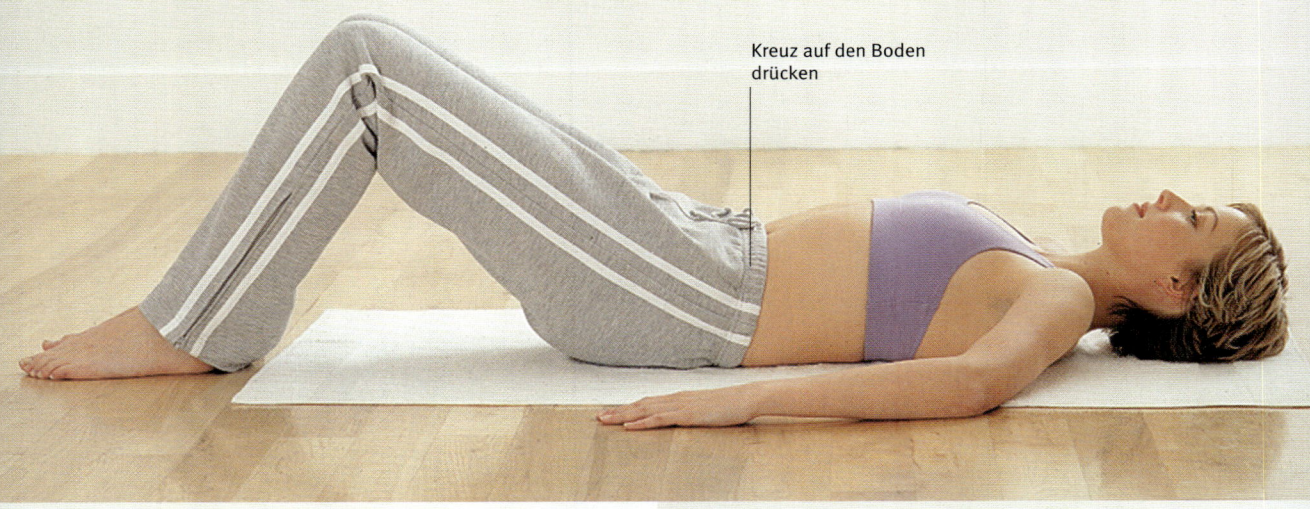

Kreuz auf den Boden drücken

2 Heben Sie beide Beine mit geschlossenen Knien bis auf Bauchnabelhöhe an.

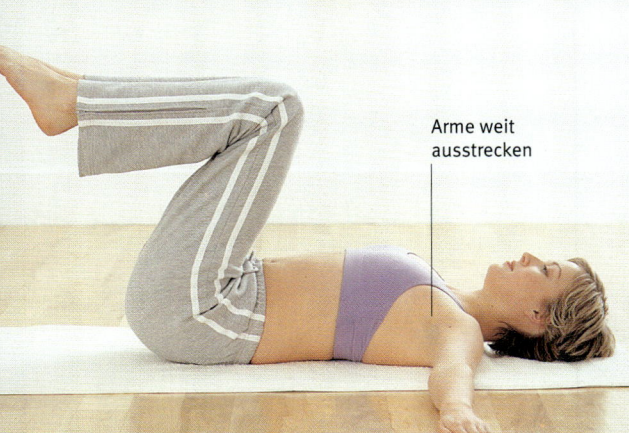

Arme weit ausstrecken

3 Lassen Sie die Beine langsam und so weit es geht nach rechts sinken. Atmen Sie langsam und tief durch. Lassen Sie die Beine mit jedem Atemzug ein wenig weiter fallen. Halten Sie die Position eine Minute lang. Heben Sie dann die Beine wieder an und lassen Sie sie langsam in die andere Richtung sinken. Machen Sie zehn Wiederholungen in jede Richtung.

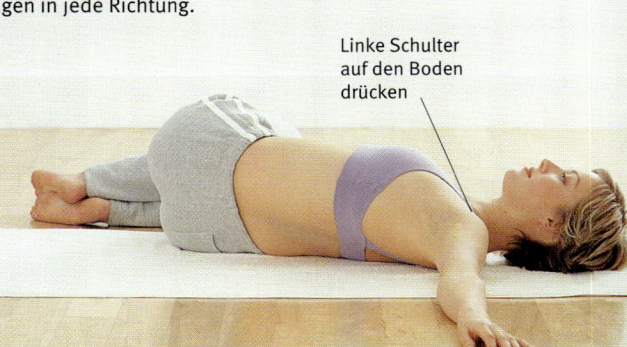

Linke Schulter auf den Boden drücken

Rumpfdrehung

Durch Rumpfdrehungen zu beiden Seiten dehnen Sie Ihre Wirbelsäulenmuskeln. Drehen Sie sich nach rechts und dann nach links. Fünf Wiederholungen.

1 Setzen Sie sich verkehrt herum auf einen Stuhl, richten Sie die Wirbelsäule auf, verschränken Sie die Arme vor der Brust und atmen Sie tief ein.

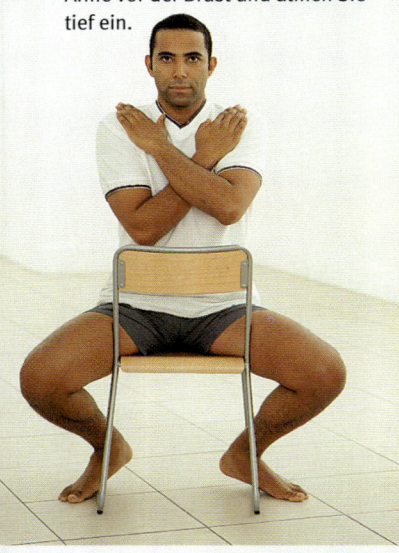

2 Drehen Sie sich beim Ausamten so weit wie möglich nach rechts.

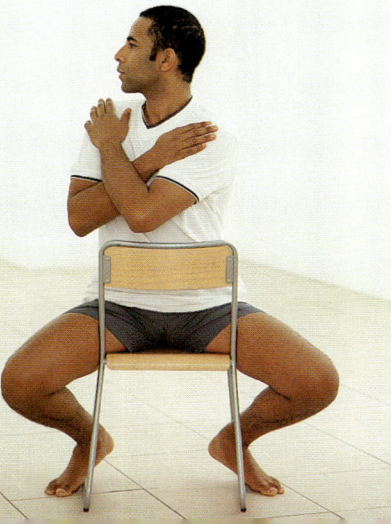

Seitbeugen

Diese Übung mobilisiert die ganze Wirbelsäule. Die Beugung dehnt die Muskeln in der Taille und am seitlichen Rumpf.

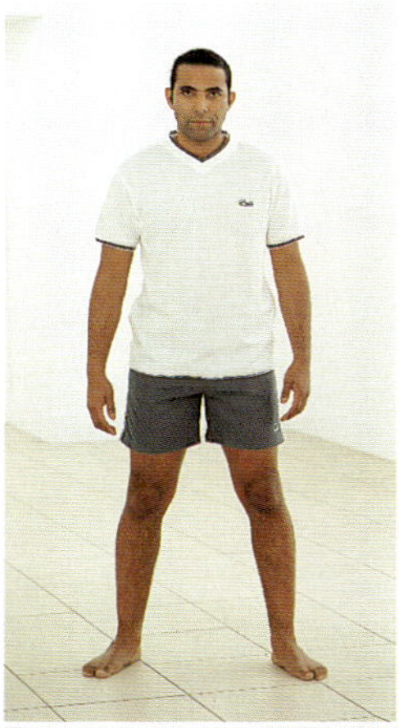

1 Stellen Sie sich mit schulterbreit gespreizten Füßen hin, beugen Sie die Knie leicht und lassen Sie die Arme seitlich herabhängen.

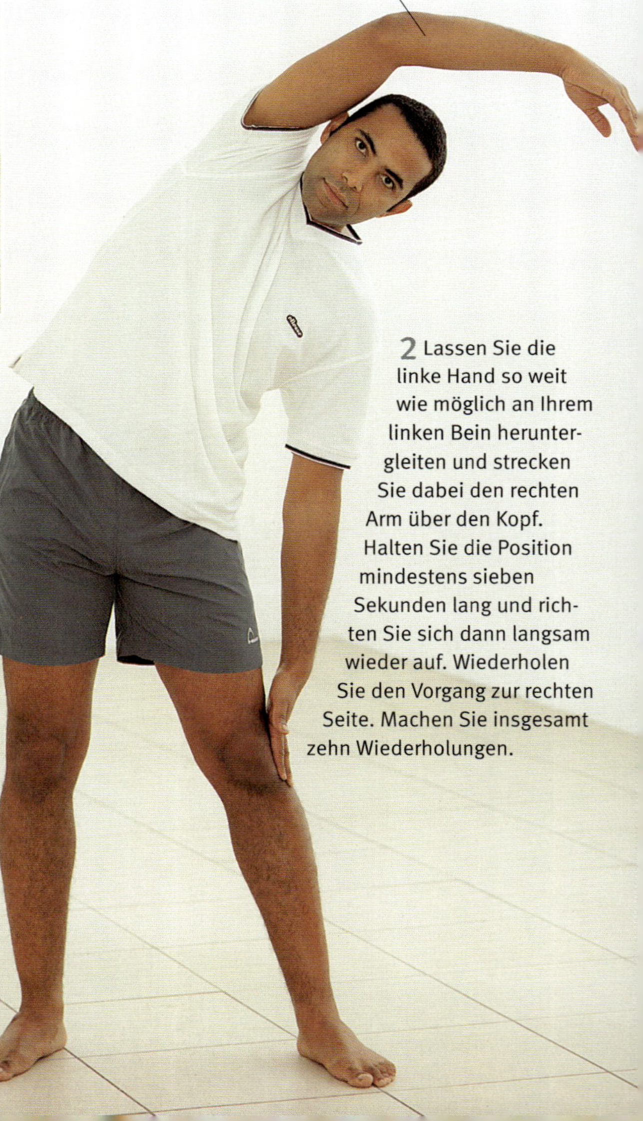

Oberarm so nahe wie möglich am Kopf lassen

2 Lassen Sie die linke Hand so weit wie möglich an Ihrem linken Bein heruntergleiten und strecken Sie dabei den rechten Arm über den Kopf. Halten Sie die Position mindestens sieben Sekunden lang und richten Sie sich dann langsam wieder auf. Wiederholen Sie den Vorgang zur rechten Seite. Machen Sie insgesamt zehn Wiederholungen.

Lendenwirbelbeuge

Diese Dehnübung ist anstrengender als die bisherigen Übungen zur Mobilisierung. Versuchen Sie es damit also erst, wenn die akuten Rückenschmerzen nachgelassen haben. Ziel der Übung ist es, den richtigen Rhythmus zu treffen. Wenn Sie sich vorbeugen, sollte zunächst der obere Teil des Rückens gebeugt werden, dann das Kreuz und schließlich Becken und Hüfte. Beim Aufrichten gehen Sie in umgekehrter Reihenfolge vor. So üben Sie kontrollierten Druck auf das Kreuz aus, da eine Körperhälfte vor den Körperschwerpunkt geschoben wird.

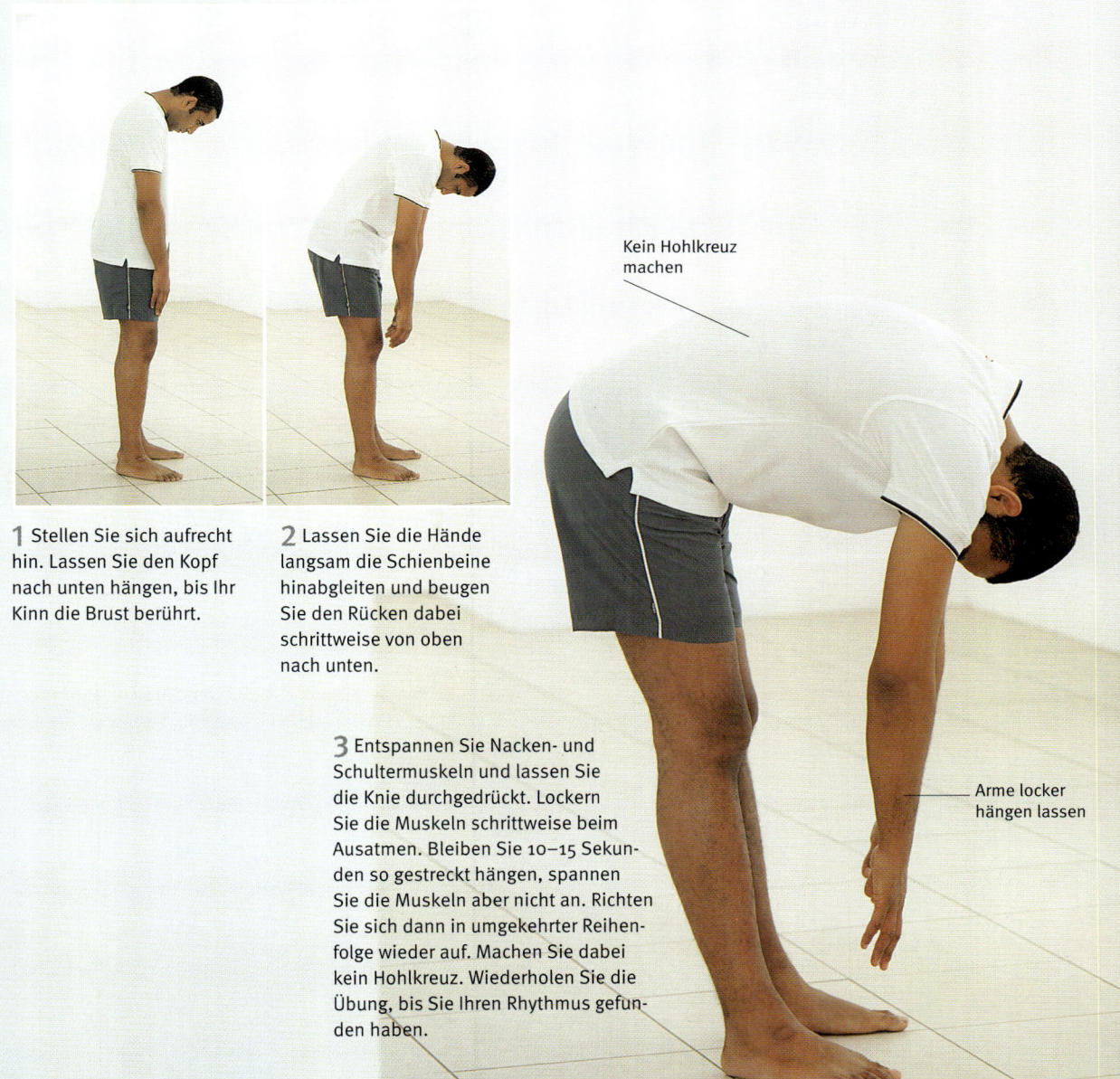

Kein Hohlkreuz machen

Arme locker hängen lassen

1 Stellen Sie sich aufrecht hin. Lassen Sie den Kopf nach unten hängen, bis Ihr Kinn die Brust berührt.

2 Lassen Sie die Hände langsam die Schienbeine hinabgleiten und beugen Sie den Rücken dabei schrittweise von oben nach unten.

3 Entspannen Sie Nacken- und Schultermuskeln und lassen Sie die Knie durchgedrückt. Lockern Sie die Muskeln schrittweise beim Ausatmen. Bleiben Sie 10–15 Sekunden so gestreckt hängen, spannen Sie die Muskeln aber nicht an. Richten Sie sich dann in umgekehrter Reihenfolge wieder auf. Machen Sie dabei kein Hohlkreuz. Wiederholen Sie die Übung, bis Sie Ihren Rhythmus gefunden haben.

Übungen für die Bauchmuskeln

Diese Übungen stärken bestimmte Bauchmuskelgruppen. Die Beckenwiege (s. S. 117) und die Übung für die schrägen Bauchmuskeln sind isometrisch, was bedeutet, dass eine möglichst starke Konzentration auf die Muskelkraft mit möglichst geringer Veränderung der Muskellänge einhergeht. Bei diesen Übungen bleiben die betroffenen Muskeln ganz starr, und Sie bewegen diesen Körperteil kaum.

Schräge Bauchmuskeln

Diese Übung bereitet Sie auf Sportarten wie Golf vor, bei denen der ganze Rumpf gedreht wird. Da sie die Bauchmuskeln kräftigt, kann sie bei allen Rückenbeschwerden hilfreich sein und reduziert auch Fettpolster auf Bauch und Taille.

1 Legen Sie sich mit angezogenen Knien auf den Boden und drücken Sie das Kreuz nach unten.

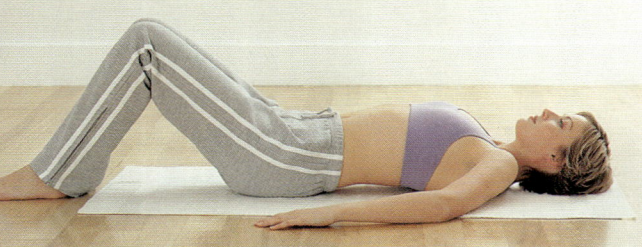

2 Heben Sie das linke Knie an, bis der Unterschenkel waagerecht steht. Legen Sie die rechte Hand auf das Knie. Halten Sie das Kreuz auf den Boden gedrückt und pressen Sie Arm und Knie aneinander. Halten Sie die Spannung mindestens sieben Sekunden lang. Dann entspannen Sie sich langsam wieder und stellen das Bein wieder ab. Wiederholen Sie die Übung mit dem rechten Bein und linken Arm. Zehn Wiederholungen auf jeder Seite.

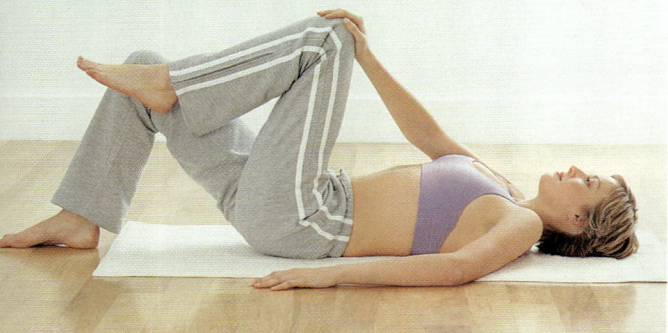

Kopf und Schultern

Hiervon profitieren Sie bei allen Rückenbeschwerden. Die Übung eignet sich zur Kräftigung der Bauchmuskeln und auch zum Abtrainieren von Bauchfett. Sie ist zwar weniger anstrengend als ein ganzer Sit-up, aber wenn Sie Schmerzen haben, lassen Sie sie aus.

1 Legen Sie sich mit angezogenen Knien auf den Boden und drücken Sie das Kreuz nach unten.

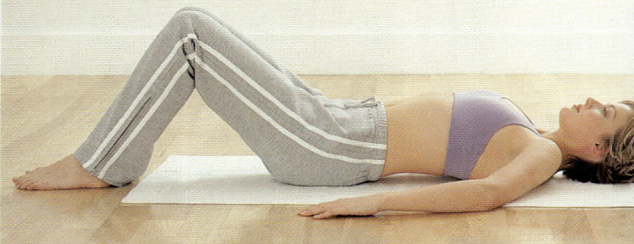

2 Heben Sie den Kopf, bis Ihr Kinn die Brust berührt. Strecken Sie die Arme nach vorn zu den Unterschenkeln hin aus und heben Sie die Schultern so weit Sie können. Halten Sie das Kreuz auf den Boden gedrückt. Halten Sie die Position mindestens sieben Sekunden lang. Entspannen Sie sich dann langsam wieder, wobei Sie erst den Rücken, dann die Schultern und den Nacken wieder ausstrecken. Zehn Wiederholungen.

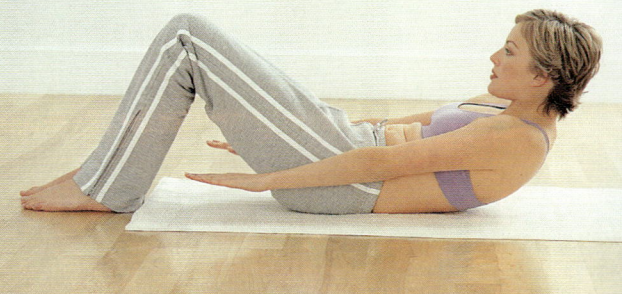

Seitliches Anheben

Hier geht es um dynamischere Bewegungen, die Gelenkigkeit, Ausdauer und Beweglichkeit erfordern. Wenn Sie nicht sicher sind, ob sich diese Übungen für Sie eignen, fragen Sie erst Ihren Arzt oder Physiotherapeuten.

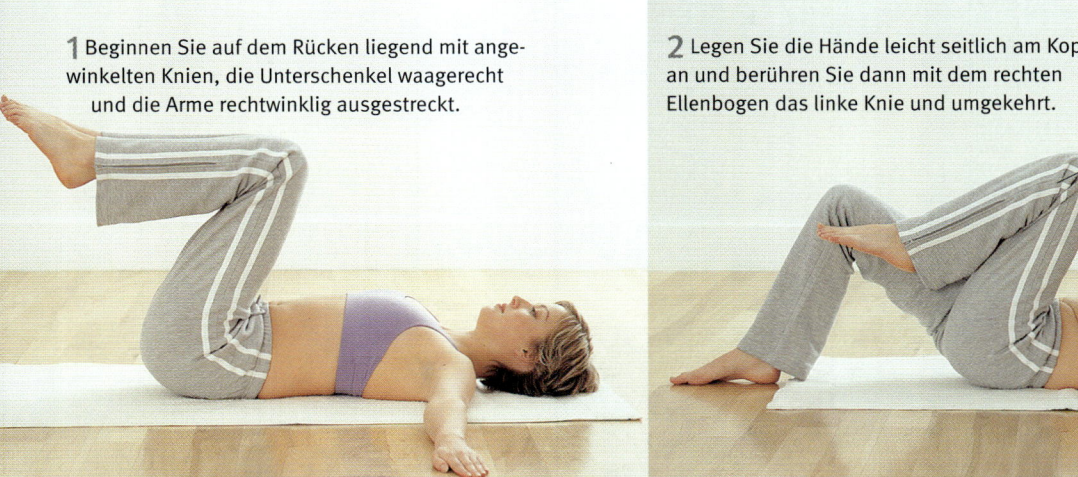

1 Beginnen Sie auf dem Rücken liegend mit angewinkelten Knien, die Unterschenkel waagerecht und die Arme rechtwinklig ausgestreckt.

2 Legen Sie die Hände leicht seitlich am Kopf an und berühren Sie dann mit dem rechten Ellenbogen das linke Knie und umgekehrt.

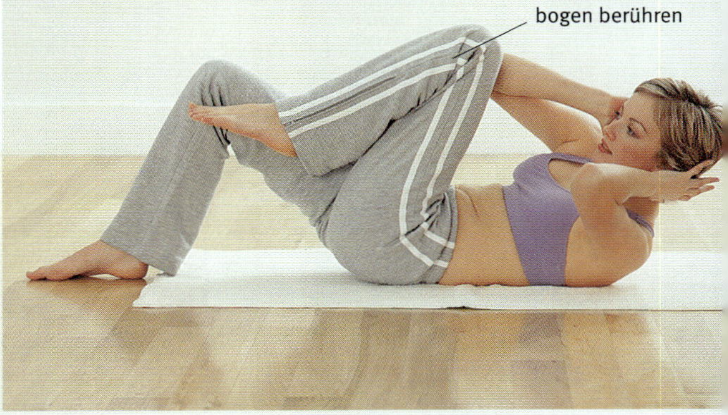

Linkes Knie mit rechtem Ellenbogen berühren

3 Führen Sie diese Wechselbewegung in gleichmäßigem Rhythmus 30–60 Mal pro Minute aus. Drehen Sie jedes Mal den ganzen Rumpf und umklammern Sie nicht Ihren Kopf oder Hals. Behalten Sie einen gleichmäßigen Atemrhythmus bei. Fahren Sie mit Drehbewegungen der Hüften und Beine fort *(s. S. 121)*.

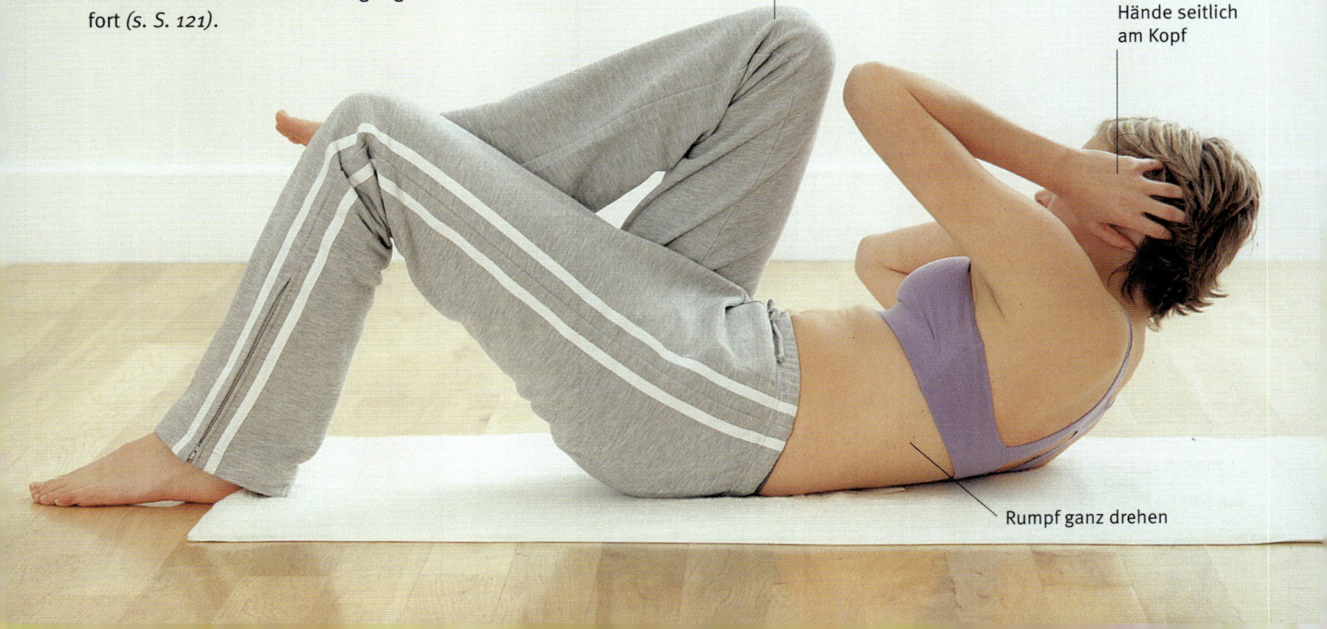

Rechtes Knie mit dem linken Ellenbogen berühren

Hände seitlich am Kopf

Rumpf ganz drehen

Fahrrad fahren

Für diese Übung müssen Sie Ihre Beckenposition gut unter Kontrolle haben. Beginnen Sie mit der Beckenwiege *(s. S. 117)*, wobei das Kreuz die ganze Zeit am Boden bleibt. Dann gehen Sie zum ersten Schritt des seitlichen Anhebens *(s. S. 125)* über.

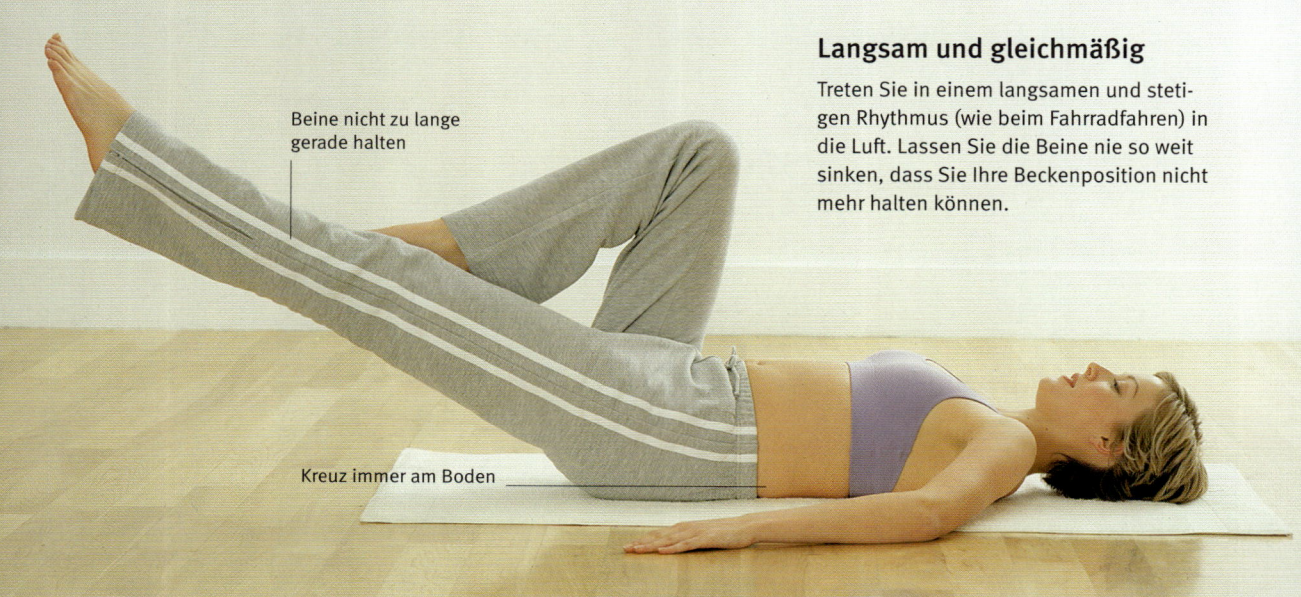

Beine nicht zu lange gerade halten

Kreuz immer am Boden

Langsam und gleichmäßig

Treten Sie in einem langsamen und stetigen Rhythmus (wie beim Fahrradfahren) in die Luft. Lassen Sie die Beine nie so weit sinken, dass Sie Ihre Beckenposition nicht mehr halten können.

Muskelgleichgewicht

Einige Physiotherapeuten beschäftigen sich mit einer Körperhaltungsschulung nach der Alexander-Technik und Pilates-Methode. Ziel ist es, die Wirbelsäule durch das Training der tiefsten Muskelschichten (*Musculus multifidus*), der queren Bauchmuskeln zu festigen, die für die Körperhaltung verantwortlich sind. Bei akuten Schmerzattacken werden diese Muskeln geschwächt und erholen sich danach nicht wieder von selbst. Die Beckenwiege (*S. 117*), das Beinheben im Vierfüßlerstand (*s. S. 127*) und die Gymnastikball-Übung hier sind drei Beispiele für solch stabilisierende Übungen. Sie sind nicht schwer, erfordern aber, wie jede neue Fertigkeit, ein wenig Konzentration.

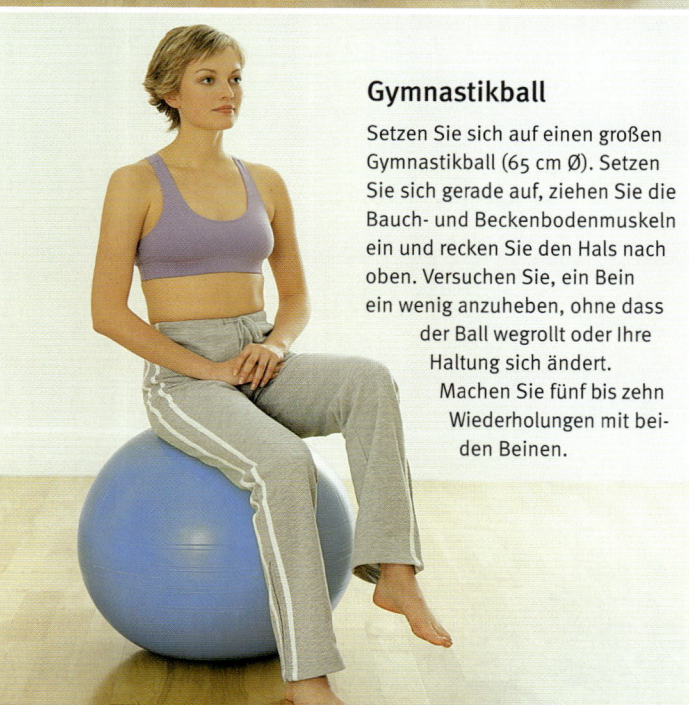

Gymnastikball

Setzen Sie sich auf einen großen Gymnastikball (65 cm Ø). Setzen Sie sich gerade auf, ziehen Sie die Bauch- und Beckenbodenmuskeln ein und recken Sie den Hals nach oben. Versuchen Sie, ein Bein ein wenig anzuheben, ohne dass der Ball wegrollt oder Ihre Haltung sich ändert. Machen Sie fünf bis zehn Wiederholungen mit beiden Beinen.

Übungen zur Rückenkräftigung

Chronische Rückenschmerzen können zu einer geschwächten Rückenmuskulatur führen. Die konventionellen Übungen zur Rückenstärkung steigern oft noch den Druck auf die Bandscheiben und Facettengelenke im Kreuz. Sie können die Beschwerden verschlimmern, wenn man sie zu rasch oder zu intensiv durchführt. Die Erfahrung zeigt, dass eine dynamische Kräftigung der Streckmuskeln, die Rücken und Gliedmaßen gestreckt halten, dazu beiträgt, einen Rückfall zu verhindern.

Beinheben im Vierfüßlerstand

Eine stabile Wirbelsäule wird durch das Training der tief sitzenden queren Bauchmuskeln erreicht, die die Lendenwirbelsäule stützen. Diese Übung trainiert den Einsatz der Gesäßmuskeln.

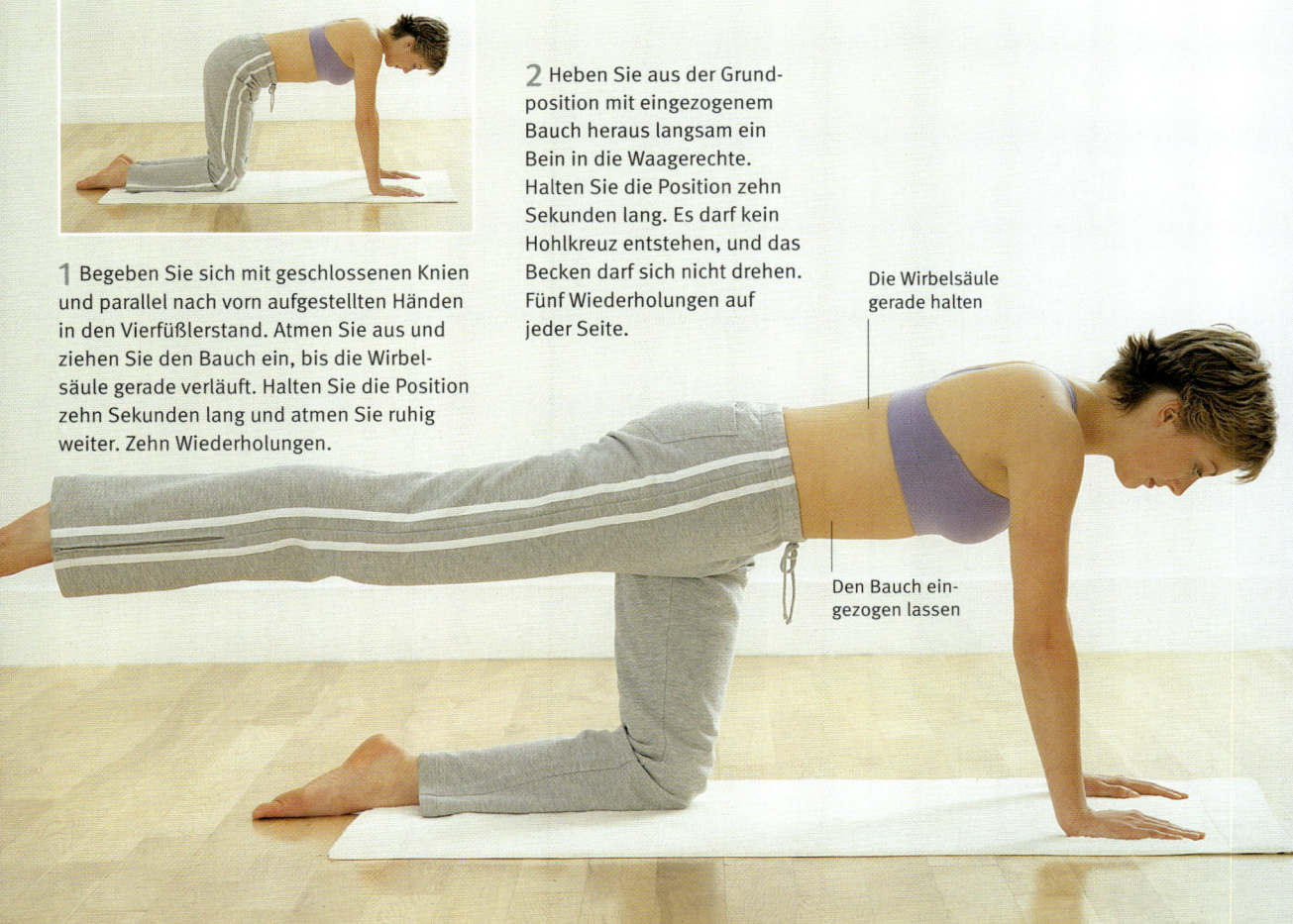

1 Begeben Sie sich mit geschlossenen Knien und parallel nach vorn aufgestellten Händen in den Vierfüßlerstand. Atmen Sie aus und ziehen Sie den Bauch ein, bis die Wirbelsäule gerade verläuft. Halten Sie die Position zehn Sekunden lang und atmen Sie ruhig weiter. Zehn Wiederholungen.

2 Heben Sie aus der Grundposition mit eingezogenem Bauch heraus langsam ein Bein in die Waagerechte. Halten Sie die Position zehn Sekunden lang. Es darf kein Hohlkreuz entstehen, und das Becken darf sich nicht drehen. Fünf Wiederholungen auf jeder Seite.

Die Wirbelsäule gerade halten

Den Bauch eingezogen lassen

Waage

Bei dieser Übung werden der Rücken, die queren Bauchmuskeln und die Muskeln des Beckengürtels trainiert, um die Wirbelsäule zu stärken und die Körperhaltung zu verbessern.

Die Waagerechte halten

Von Schritt 2 bei »Beinheben im Vierfüßler-stand« aus strecken Sie die Arme und Beine über Kreuz waagerecht aus. Zehn Sekunden lang halten und zum anderen Arm und Bein wechseln. Fünf Wiederholungen.

Wirbelsäule gerade und Becken unbe-weglich lassen

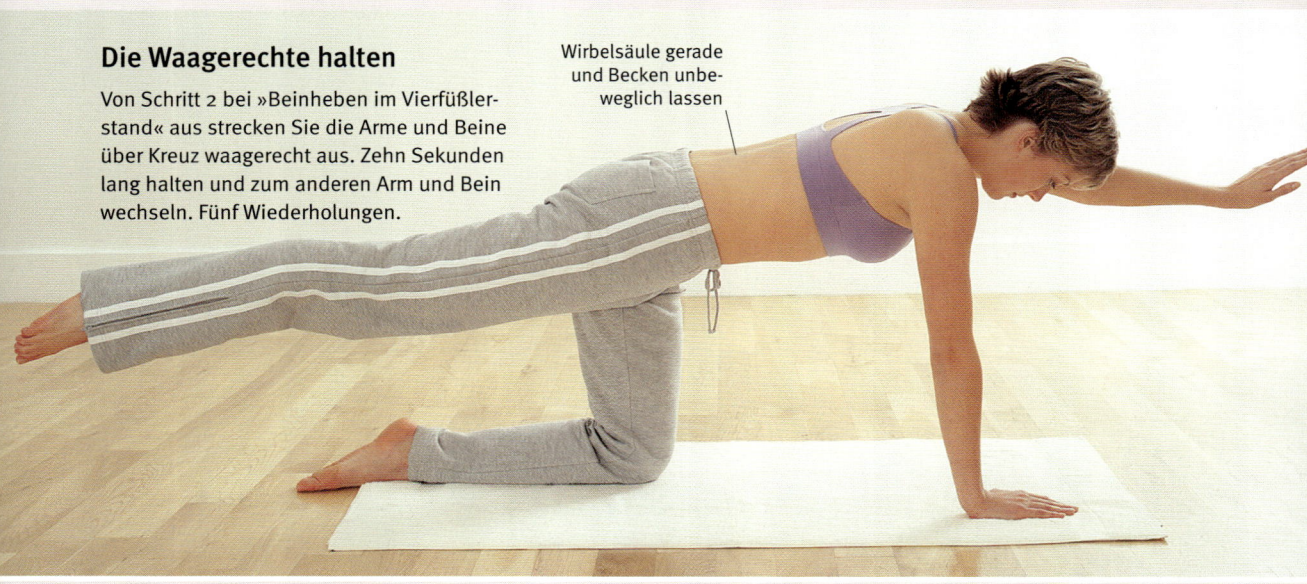

Horizontale Rumpfbeuge

Heben Sie bei dieser Übung Ihre Beine oder Schultern nicht bis über die waagerechte Gerade an, damit die Facettengelenke nicht überlastet werden.

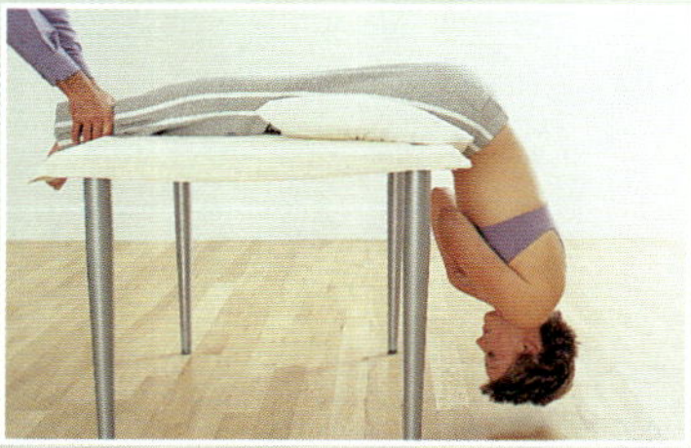

1 Legen Sie sich auf dem Bauch über ein Kissen auf einen sta-bilen Tisch, auf dem Sie Ihre Knöchel von jemandem festhalten lassen oder hinter etwas abstützen können.

2 Heben Sie den Rumpf an, bis der Körper eine waagerechte Linie bildet. Richten Sie sich nicht weiter auf. Dann senken Sie den Rumpf wieder und lockern die Muskeln. Zehn Wiederholun-gen. Über drei Monate bis auf 100 Wiederholungen steigern.

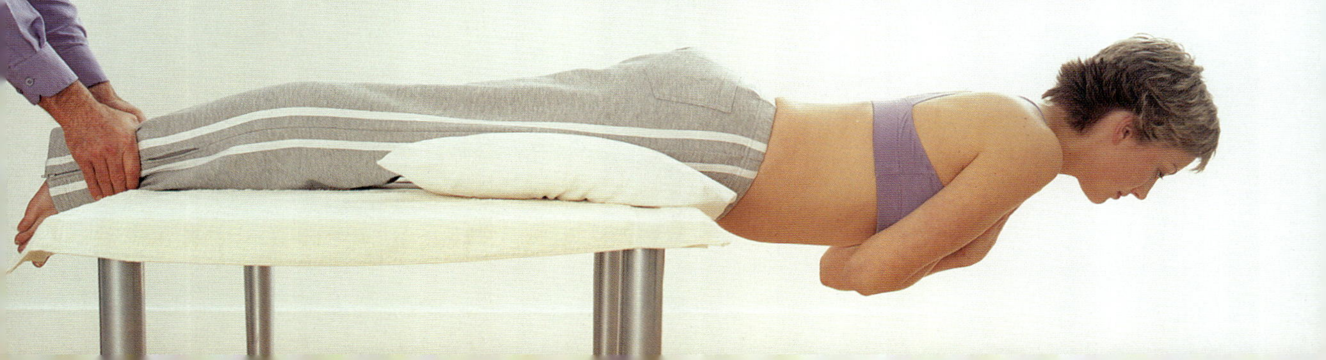

Paralleles Beinheben

Wie die horizontale Rumpfbeuge auf S. 128 ist diese Übung recht anstrengend.
Sie ist ein hervorragender Beitrag zur Langzeitvorbeugung gegen Rückenschmerzen.

1 Legen Sie sich auf dem Bauch über einen
stabilen Tisch und halten Sie sich mit beiden
Händen an der Tischplatte fest. Lassen Sie die
Beine mit gebeugten Knien von der Tischkante
herabhängen, so dass Ihr Gewicht vollständig
von den Rückenmuskeln getragen wird.

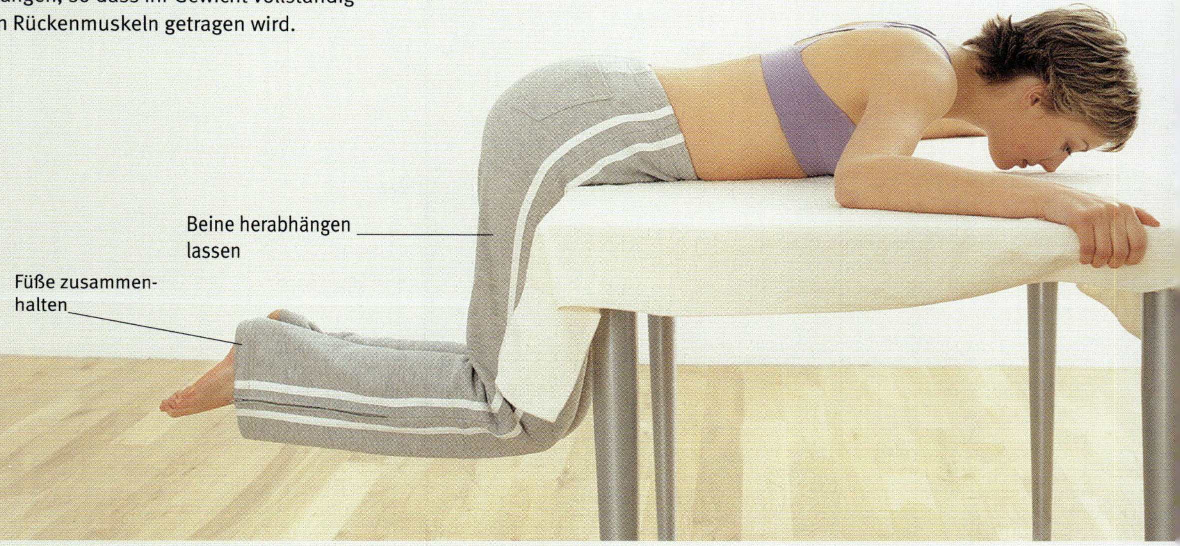

Beine herabhängen
lassen

Füße zusammen-
halten

2 Strecken Sie die Beine aus und heben Sie sie
langsam bis in eine waagerechte Position. Dann
kehren Sie zur Ausgangsposition zurück. Zunächst
zehn Wiederholungen machen. Über drei Monate
auf 50–100 Wiederholungen steigern.

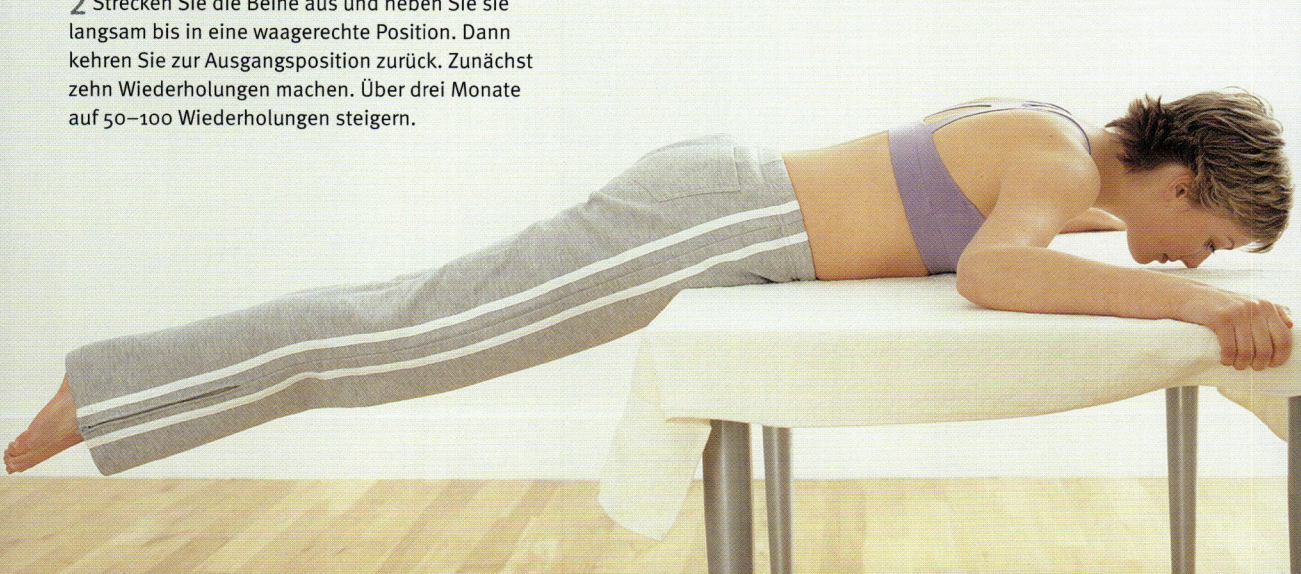

Übungen für Gesäß und Beine

Manchmal ist die Bewegungsfreiheit der Wirbelsäule nicht nur durch versteifte Gelenke und
Bänder eingeschränkt, sondern auch, weil die
Muskeln nicht elastisch genug sind. Patienten mit
chronischen Kreuzschmerzen haben oft stärkere

Kniebeugermuskeln, manchmal sind auch die
Wadenmuskeln kräftiger. Außerdem kommt es
bei unflexiblen Beinmuskeln häufiger zu Rückenschmerzen, weil man sich auf die falsche Weise
bückt und falsch hebt.

Squats

Machen Sie sich keine Sorgen, wenn Sie zunächst nur wenige Wiederholungen
bewältigen können. Zwei- bis dreimal am Tag durchgeführte Squat-Übungen
kräftigen Ihre Muskeln. Bald werden Ihnen 20 Wiederholungen möglich sein.

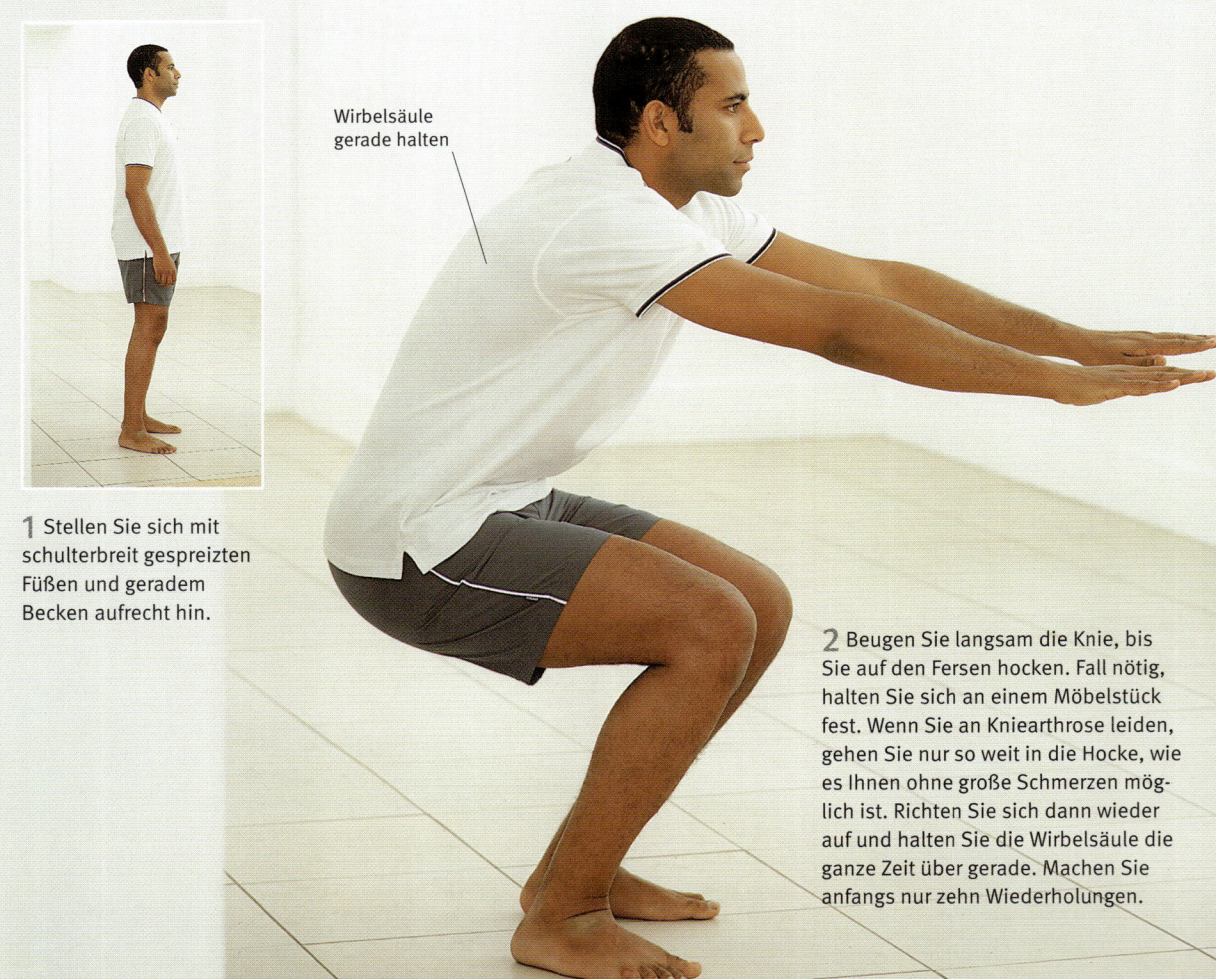

Wirbelsäule
gerade halten

1 Stellen Sie sich mit
schulterbreit gespreizten
Füßen und geradem
Becken aufrecht hin.

2 Beugen Sie langsam die Knie, bis
Sie auf den Fersen hocken. Fall nötig,
halten Sie sich an einem Möbelstück
fest. Wenn Sie an Kniearthrose leiden,
gehen Sie nur so weit in die Hocke, wie
es Ihnen ohne große Schmerzen möglich ist. Richten Sie sich dann wieder
auf und halten Sie die Wirbelsäule die
ganze Zeit über gerade. Machen Sie
anfangs nur zehn Wiederholungen.

Hüftziehen

Diese einfache Übung stärkt die Gesäß- und Hüft-
muskeln, so dass das Körpergewicht sicher von
einem Bein auf das andere verlagert werden kann.

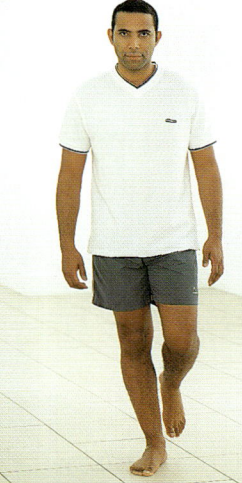

Den Fuß heben

Stellen Sie sich mit hüftbreit
gespreizten Füßen und nach
vorn zeigenden Fußspitzen
aufrecht hin. Halten Sie das
Becken in der Waagerechten
und beugen Sie langsam ein
Knie, wobei Sie den Fuß vom
Boden heben. Ziehen Sie
dann die ganze Körperseite
dreimal auf und ab. Spüren
Sie, wie die Gesäßmuskeln
sich auf der belasteten Körperseite anspannen. Fünf Wiederholungen pro Körperseite.

Wadenmuskeldehnung

Diese Übung lässt die Waden- und Kniebeugermuskeln
elastischer werden.

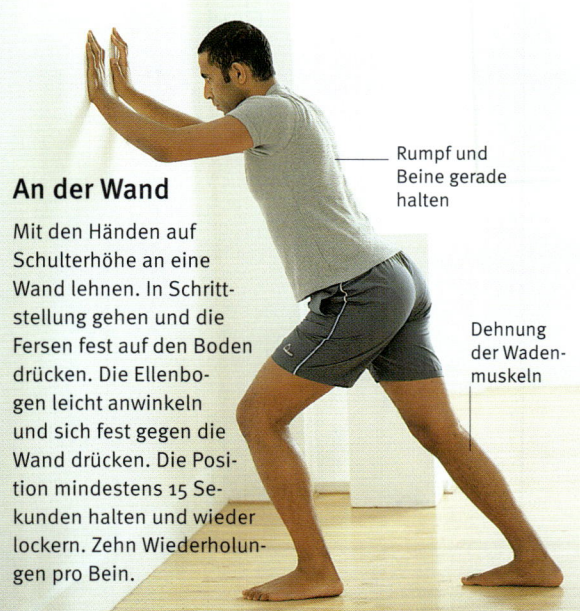

An der Wand

Mit den Händen auf
Schulterhöhe an eine
Wand lehnen. In Schritt-
stellung gehen und die
Fersen fest auf den Boden
drücken. Die Ellenbo-
gen leicht anwinkeln
und sich fest gegen die
Wand drücken. Die Posi-
tion mindestens 15 Se-
kunden halten und wieder
lockern. Zehn Wiederholungen pro Bein.

Rumpf und
Beine gerade
halten

Dehnung
der Waden-
muskeln

Kniebeugerdehnung im Stehen

Mit dieser Übung belasten Sie Ihr Kreuz kaum. Leichter
wird es, wenn Sie das Bein hinter dem Knie mit den
Händen abstützen.

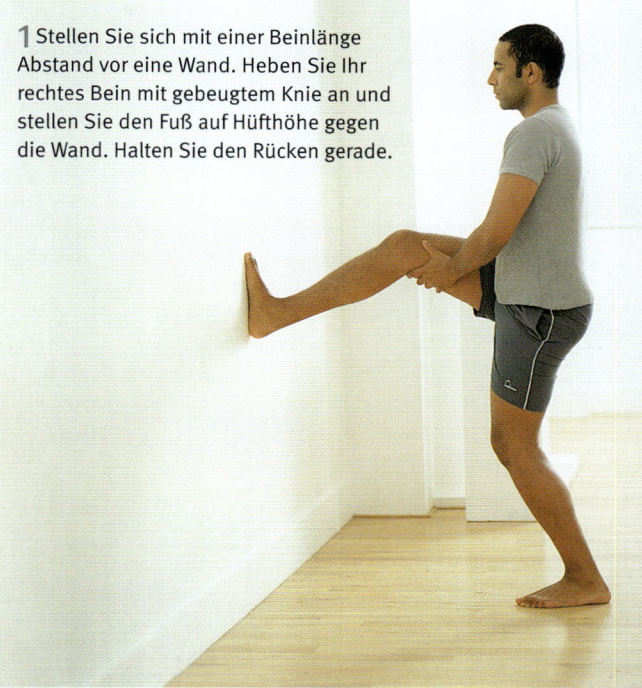

1 Stellen Sie sich mit einer Beinlänge
Abstand vor eine Wand. Heben Sie Ihr
rechtes Bein mit gebeugtem Knie an und
stellen Sie den Fuß auf Hüfthöhe gegen
die Wand. Halten Sie den Rücken gerade.

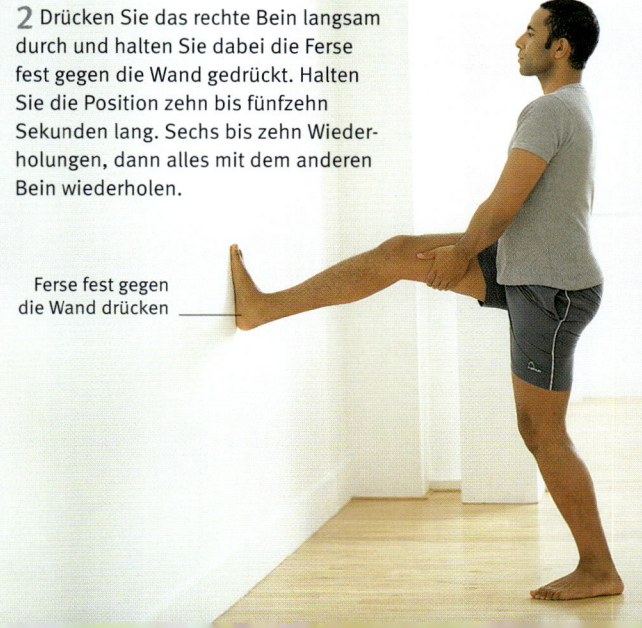

2 Drücken Sie das rechte Bein langsam
durch und halten Sie dabei die Ferse
fest gegen die Wand gedrückt. Halten
Sie die Position zehn bis fünfzehn
Sekunden lang. Sechs bis zehn Wiederholungen, dann alles mit dem anderen
Bein wiederholen.

Ferse fest gegen
die Wand drücken

Schenkelstreckerdehnung

Die Schenkelstrecker- oder Quadrizeps-Muskeln sind die stärksten Muskeln im Bein. Sie verkürzen sich bei Bewegungsmangel ebenso wie bei Überlastung.

Beckenneigung nach hinten

Stellen Sie sich mit dem Rücken zu einem stabilen Tisch oder Sofa gewandt hin. Legen Sie einen Fuß mit gebeugtem Knie auf den Tisch oder die Sofalehne hinter sich. Die Beine bleiben parallel. Neigen Sie das Becken nach hinten und halten Sie die Anspannung im Oberschenkel 15 Sekunden lang. Fünf Wiederholungen pro Bein.

Becken nach hinten neigen

Psoa-Dehnung

Die Psoa-Muskeln *(s. S. 18)* verkürzen sich nach zu langem Sitzen und führen so zu einem Ungleichgewicht der Muskeln. Diese Dehnübungen entlasten das Kreuz. Setzen Sie sich auf eine Liege oder abgepolsterte Tischkante und lassen Sie die Beine nach unten hängen. Dann legen Sie sich zurück, mit dem Kopf auf einem Kissen.

1 Heben Sie ein Bein mit gebeugtem Knie an. Umfassen Sie den Oberschenkel und ziehen Sie das Knie an die Brust.

2 Das andere Bein waagerecht ausstrecken. Position 20 Sekunden lang halten. Hüft- und Kniemuskeln wieder lockern und 15–20 Sekunden entspannen. Fünf Wiederholungen pro Seite.

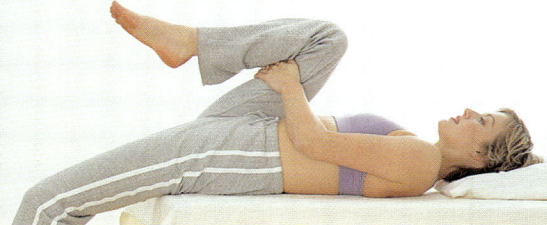 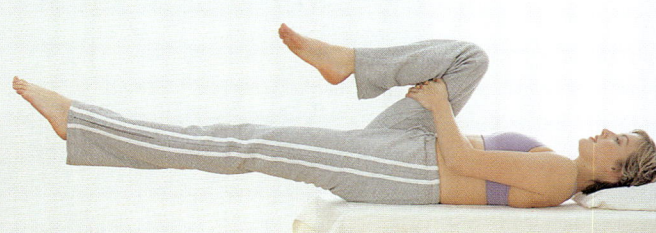

Kniebeugerdehnung im Liegen

Bestimmte Kniebeugerdehnungen belasten die Gelenke im Kreuz. Diese Übung tut das nicht. Wenn Ihr Rücken also noch schmerzt, beginnen Sie das Training am besten damit.

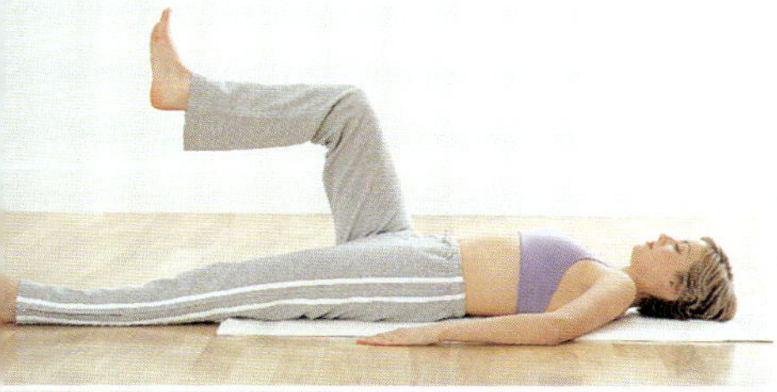

1 Legen Sie sich mit ausgestreckten Beinen auf den Boden, die Arme seitlich neben dem Körper. Heben Sie das rechte Bein und beugen das Knie rechtwinklig an.

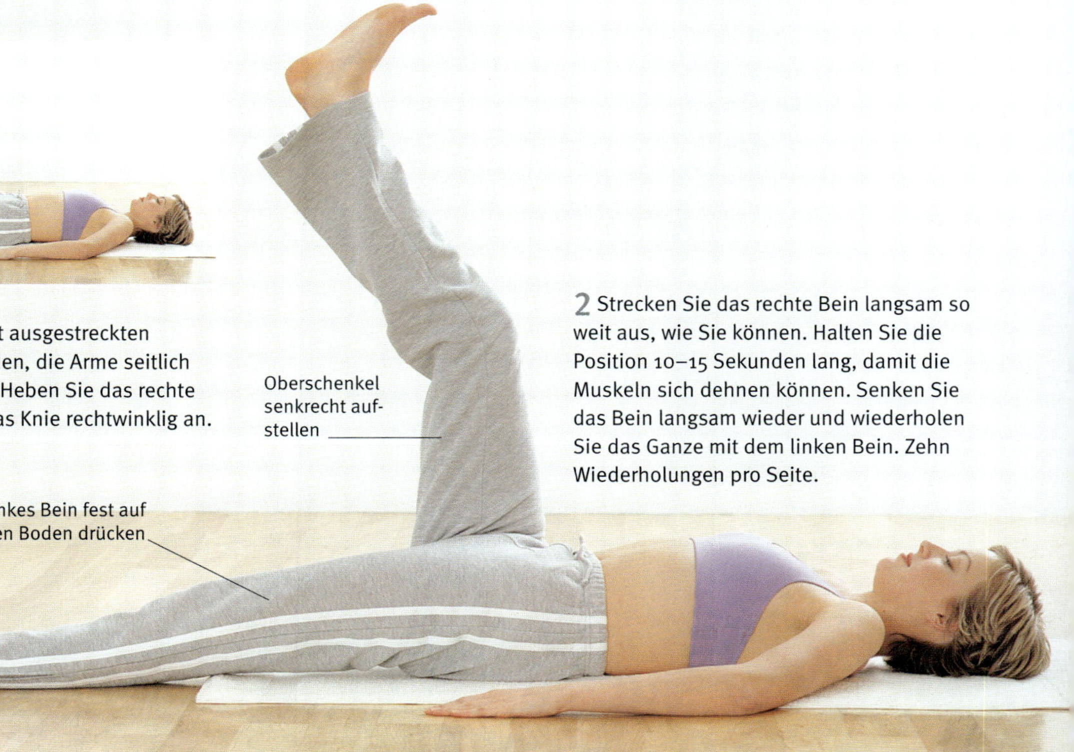

Oberschenkel senkrecht aufstellen

Linkes Bein fest auf den Boden drücken

2 Strecken Sie das rechte Bein langsam so weit aus, wie Sie können. Halten Sie die Position 10–15 Sekunden lang, damit die Muskeln sich dehnen können. Senken Sie das Bein langsam wieder und wiederholen Sie das Ganze mit dem linken Bein. Zehn Wiederholungen pro Seite.

Übungen für den Nacken

Wenn Sie zu Nackenproblemen neigen, bietet sich eine ganze Reihe Bewegungsübungen an. Falls zu lange eine schlechte Köperhaltung eingenommen wurde, entspannen sich die Muskeln gar nicht mehr und schmerzen permanent. Das kann zu starken Schmerzen, Prickeln und Kältegefühlen im betroffenen Bereich führen. Wenn das bei Ihnen der Fall ist, bringen die folgenden Übungen vielleicht den Nackenmuskeln etwas Entspannung. Lassen Sie eine Massage *(s. S. 70–71)* folgen. Die passive Streckübung lindert eher durch eine Bandscheibenprotrusion verursachte Schmerzen. Das Einziehen und Strecken des Halses *(s. rechts)* sollte Ihnen mit der Zeit zur richtigen Kopfhaltung verhelfen.

Passive Nackenstreckung

Hierbei streckt der Kopf den Hals auf natürliche Weise. Die Übung ist nicht für Sie geeignet, wenn Sie schon älter sind oder zu Schwindelanfällen neigen, sobald Sie den Kopf drehen. Wenn Ihr Kopf bei Schritt 3 nicht von selbst ganz nach hinten fällt, lassen Sie die Hände hinter dem Nacken verschränkt.

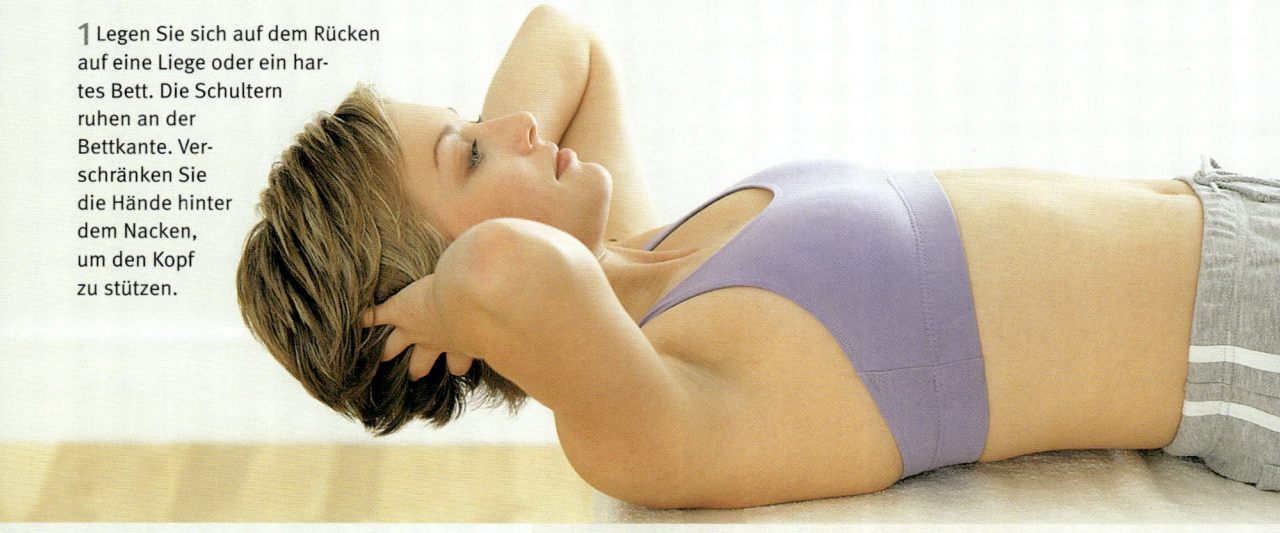

1 Legen Sie sich auf dem Rücken auf eine Liege oder ein hartes Bett. Die Schultern ruhen an der Bettkante. Verschränken Sie die Hände hinter dem Nacken, um den Kopf zu stützen.

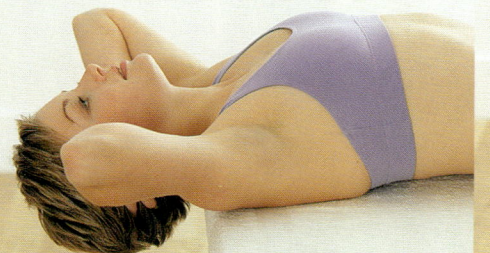

2 Ausatmen und dabei langsam den Kopf sinken lassen. Die Hände übernehmen das Gewicht des Kopfes.

3 Wenn der Kopf bis ganz nach hinten fällt, ist der Hals voll gestreckt und Sie können die Hände vom Nacken nehmen. Halten Sie die Position zunächst eine Minute. Nach drei oder vier Versuchen am Tag verlängern Sie die Zeit. Zum Beenden legen Sie die Hände hinter den Kopf und heben ihn an, bis der Körper wieder eine gerade Linie bildet. Zum Aufstehen auf den Bauch rollen.

Einziehen und Strecken des Halses

Hiermit wirken Sie haltungsbedingten Schmerzen entgegen. Bei regelmäßigem Training verhindert die Übung eine Überlastung des Nackens. Sie hilft immer dann, wenn Sie den Kopf zu weit vorgelagert halten.

Vor- und Seitwärtsneigung des Kopfes

Wenn Sie an Nackenstarre und -schmerzen leiden, führen Sie diese Übung regelmäßig durch. Nehmen Sie sich diese Übung erst nach dem Einziehen und Strecken des Halses (links) vor.

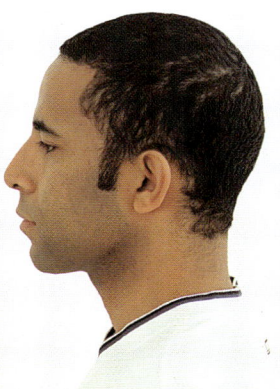

1 Sehen Sie geradeaus, nehmen Sie das Kinn zurück und strecken Sie den Hals nach oben. Versuchen Sie, den Abstand zwischen Schultern und Ohren so weit wie möglich zu vergrößern.

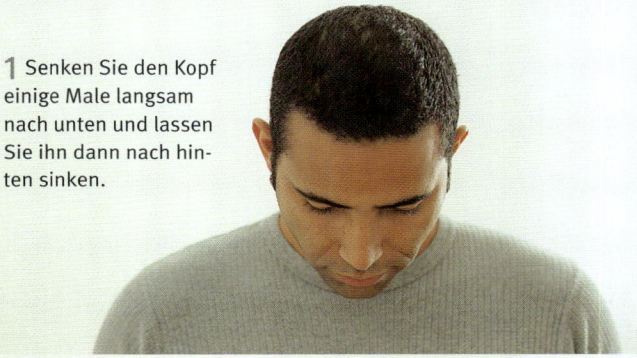

1 Senken Sie den Kopf einige Male langsam nach unten und lassen Sie ihn dann nach hinten sinken.

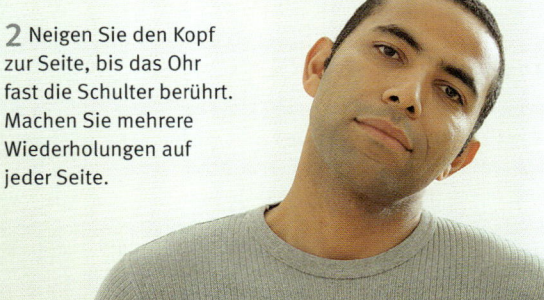

2 Neigen Sie den Kopf zur Seite, bis das Ohr fast die Schulter berührt. Machen Sie mehrere Wiederholungen auf jeder Seite.

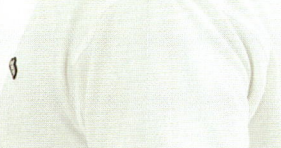

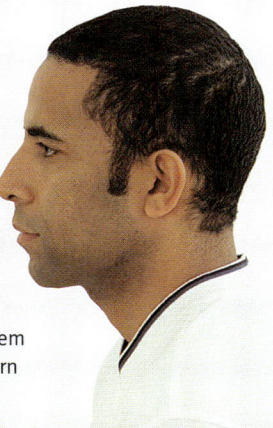

2 Heben Sie die Schultern und lassen Sie sie beim Ausatmen langsam wieder sinken. Wiederholen Sie das mit geradem Hals und eingezogenem Kinn, bis Ihre Schultern gelockert sind.

3 Drehen Sie den Kopf langsam nach rechts, wobei der Hals stets gestreckt bleibt. Machen Sie mehrere Wiederholungen auf jeder Seite.

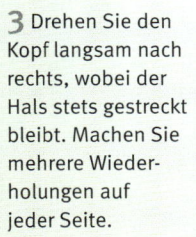

Isometrische Übungen

Mit diesen drei Übungen kräftigen Sie Ihre Halsmuskeln, indem Sie den Kopf mit den Händen gegen die Bewegung stemmen. Überspringen Sie die Übungen, wenn Ihre Halsmuskeln sehr stark verspannt sind. Alle drei Übungen können im Sitzen oder Stehen durchgeführt werden.

Hinteres Kopfdrücken

Verschränken Sie die Hände hinter dem Kopf und drücken Sie den Hinterkopf so stark wie möglich gegen die Handflächen. Halten Sie die Position sechs Sekunden lang. Machen Sie zehn Wiederholungen.

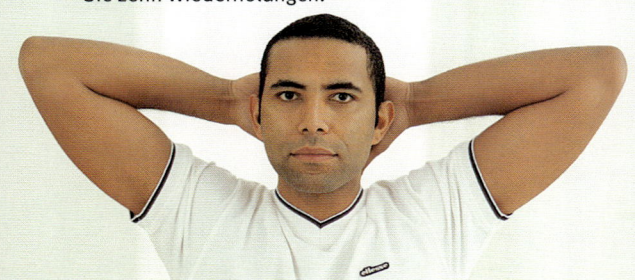

Seitliches Kopfdrücken

Drücken Sie eine Hand seitlich an den Kopf und pressen Sie den Kopf dagegen. Halten Sie die Spannung mindestens sechs Sekunden lang. Zehn Wiederholungen auf jeder Seite.

Kopf und Arm nicht bewegen

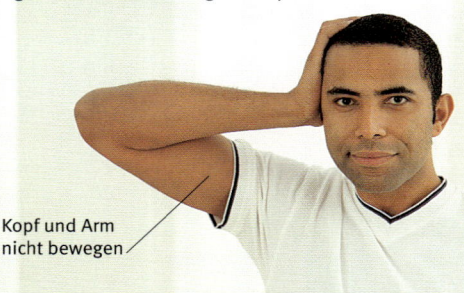

Kopfdrehung

Legen Sie den rechten Handballen an die rechte Schläfe und den linken Handballen an den Hinterkopf. Drücken Sie den Kopf gegen beide Hände nach rechts, ohne sich dabei tatsächlich zu bewegen. Halten Sie die Position sechs Sekunden lang. Zehn Wiederholungen und dann zehn Wiederholungen in die andere Richtung machen.

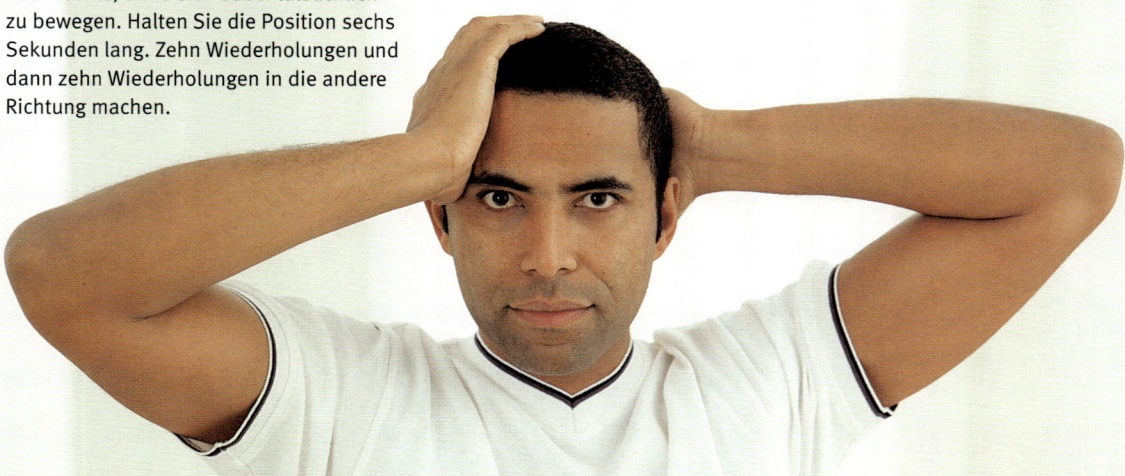

Nackendehnung

Bei dieser Übung dehnt das Gewicht Ihres Kopfes die Nackenmuskeln. So entspannen sich Nacken und Schultern. Beginnen Sie mit der Dehnung der linken Seite.

1 Setzen Sie sich aufrecht auf einen Stuhl und umfassen Sie die Sitzfläche mit der linken Hand. Halten Sie den linken Arm gerade und neigen Sie den Kopf und den Hals so weit nach rechts, wie Sie können, ohne die linke Schulter zu heben. Halten Sie die Position mindestens 15 Sekunden lang. Mehrere Wiederholungen.

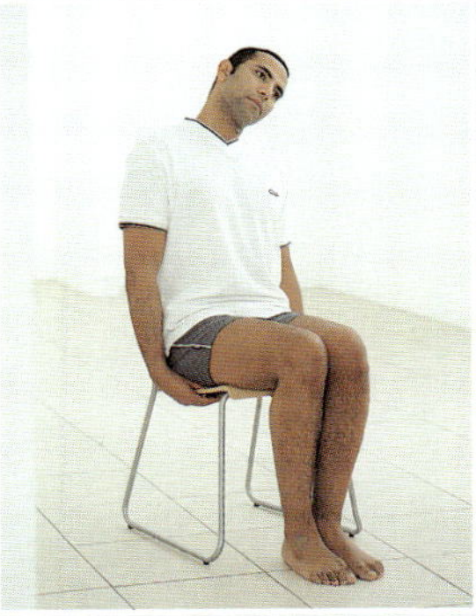

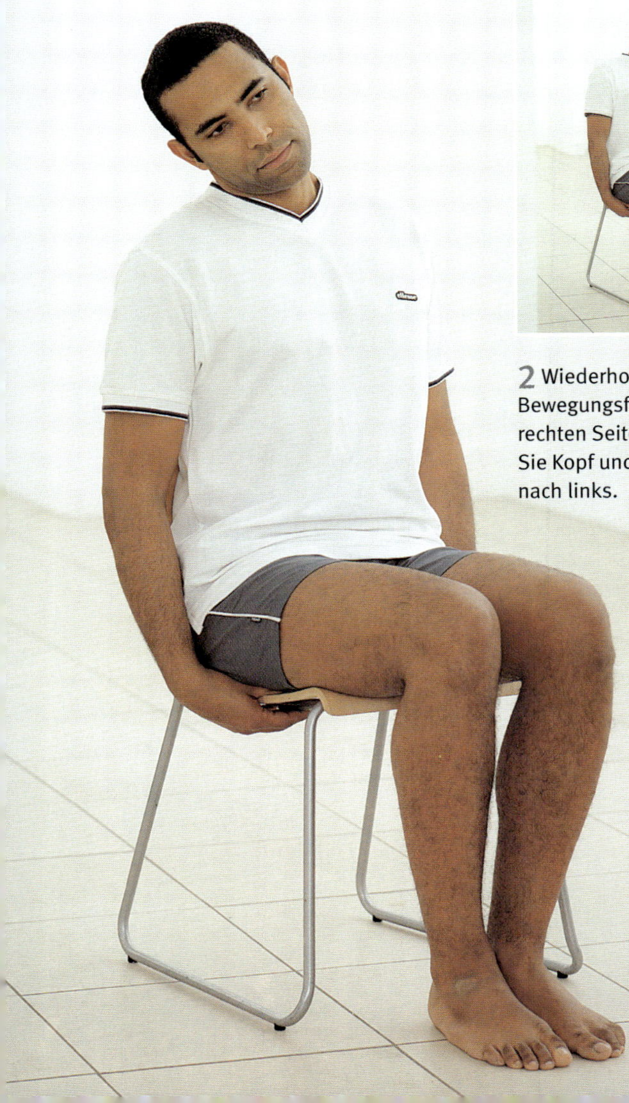

2 Wiederholen Sie die Bewegungsfolge auf der rechten Seite und neigen Sie Kopf und Nacken dabei nach links.

Wirbelsäulenstreckung

Eine effektive Muskeldehnung erreicht man, wenn man die ganze Wirbelsäule streckt, dabei die Brust anhebt und den Schultergürtel stetig nach unten zieht. Beide Schritte zur anderen Körperseite wiederholen.

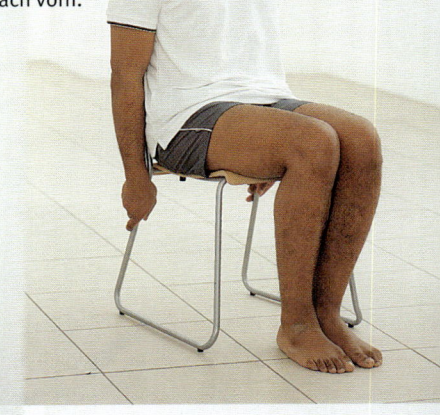

1 Halten Sie sich mit beiden Händen an der Stuhllehne fest und neigen Sie den Kopf nach links und leicht nach vorn.

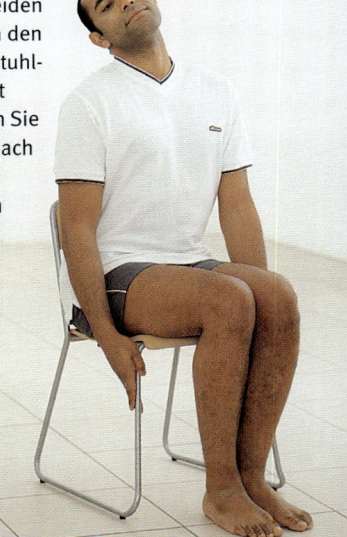

2 Halten Sie sich mit beiden Händen an den vorderen Stuhlbeinen fest und neigen Sie den Kopf nach rechts und leicht nach hinten.

8

Die richtige
Körperhaltung
im Alltag

Ein großer Teil aller chronisch auftretenden Rückenschmerzen hängt mit der falschen Körperhaltung zusammen. Das hat auch etwas Positives: Wir können unsere Haltung ändern, ohne auf Medikamente oder Operationen zurückzugreifen. Wie wir stehen, sitzen und uns bewegen, ist in gewissem Maß durch unsere Skelettstruktur und Gelenkigkeit genetisch festgelegt. Später beeinflussen Krankheiten und Verletzungen, generelle Fitness, Ernährung, körperliche Tätigkeiten sowie unsere Einstellung zum Leben unsere Körperhaltung.

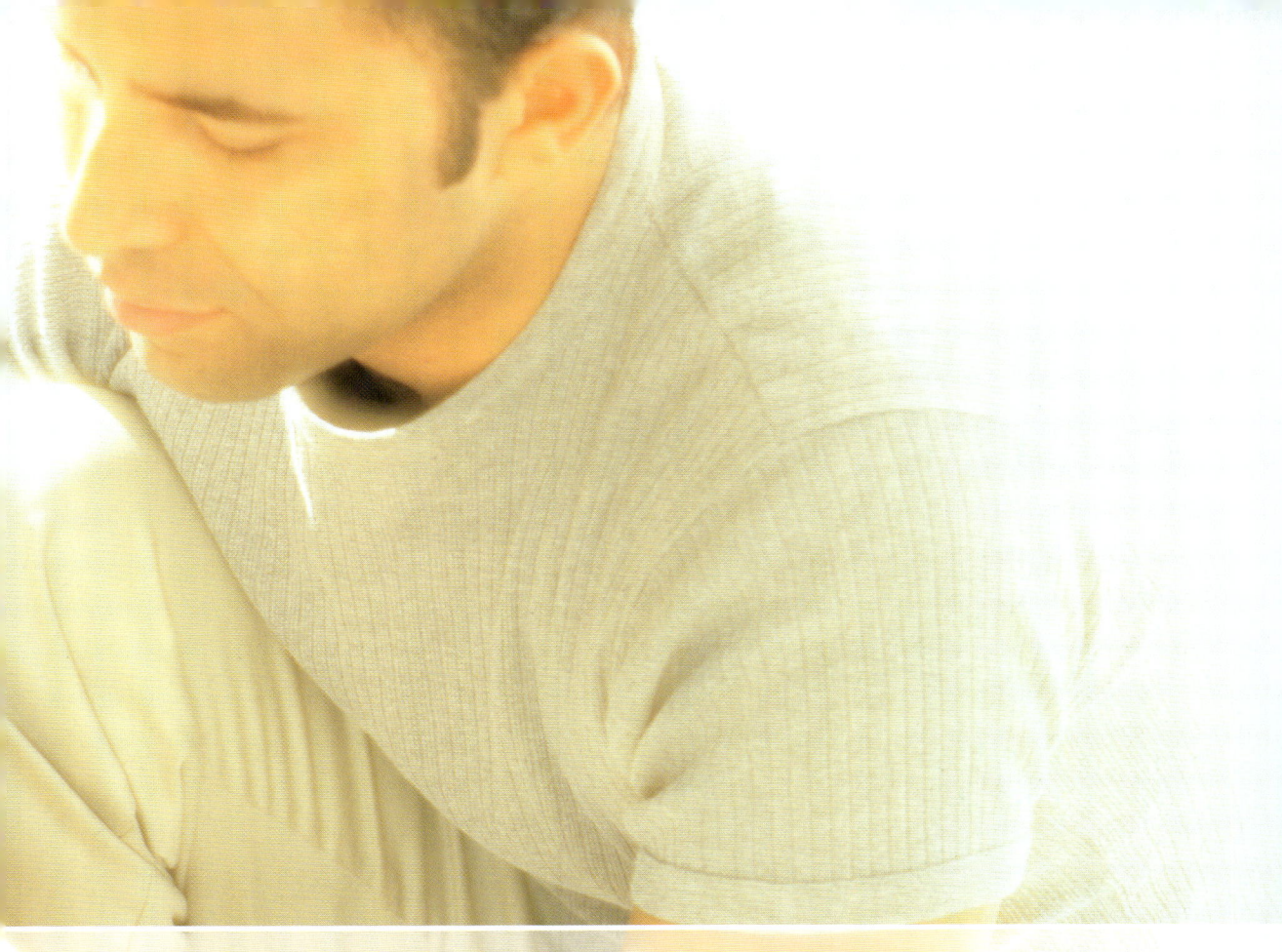

Eine über viele Jahre hinweg entwickelte Haltung ist nur schwer zu ändern, aber mit Ausdauer und Hartnäckigkeit können Sie die alten Gewohnheiten ablegen, was Ihnen geistig und körperlich wohl tun wird. Denken Sie über die verschiedenen Muskelgruppen, die Ihre Wirbelsäule stützen, und über deren notwendiges Zusammenspiel nach. In diesem Kapitel finden Sie Informationen und Ratschläge für eine verbesserte Körperhaltung, und Sie erfahren, auf welche Weise Sie Ihr Alltagsleben rückenschonend gestalten können.

Stehen

Im Stehen sollten Ihre Muskeln entspannt, aber nicht schlaff und die Wirbelsäule leicht s-förmig gekrümmt sein. Da man aber zwischen allen möglichen Körpergrößen und -formen unterscheiden muss, gibt es keine allgemeingültig »beste« Stehhaltung. Am besten für Sie ist die Haltung, bei der Ihr Rücken am wenigsten belastet und die Wirbelsäule natürlich sanft gekrümmt wird.

Zu einer guten Haltung gehört vor allem körperliche Fitness – mit einem festen Muskeltonus erreichen Sie Ihre persönliche Idealhaltung ohne große Mühe, besonders, wenn Sie sich dazu noch in einen entspannten geistigen Zustand begeben.

Schlechte Haltungen vermeiden

Wenn es um Rückenschmerzen geht, ist eine »schlechte« Haltung immer die, welche die Wirbelsäule unnötig belastet. Wenn wir uns damit im allgemeinen Sprachgebrauch auch meist auf eine nachlässig zusammengesunkene Haltung beziehen, kann allzu strammes Stillstehen (*s. unten*) dem Rücken ebenso schaden. Die Muskeln verkrampfen sich, und auch die Atmung wird behindert.

Wenn Ihnen Schultern und Nacken Probleme bereiten, versuchen Sie sich möglichst zu entspannen. Wenn Sie schwere Lasten tragen, wird die Wirbelsäule zusätzlich belastet, weil nicht nur Ihr Becken unnatürlich nach vorne kippt, sondern auch weil sich der Körperschwerpunkt nach vorne

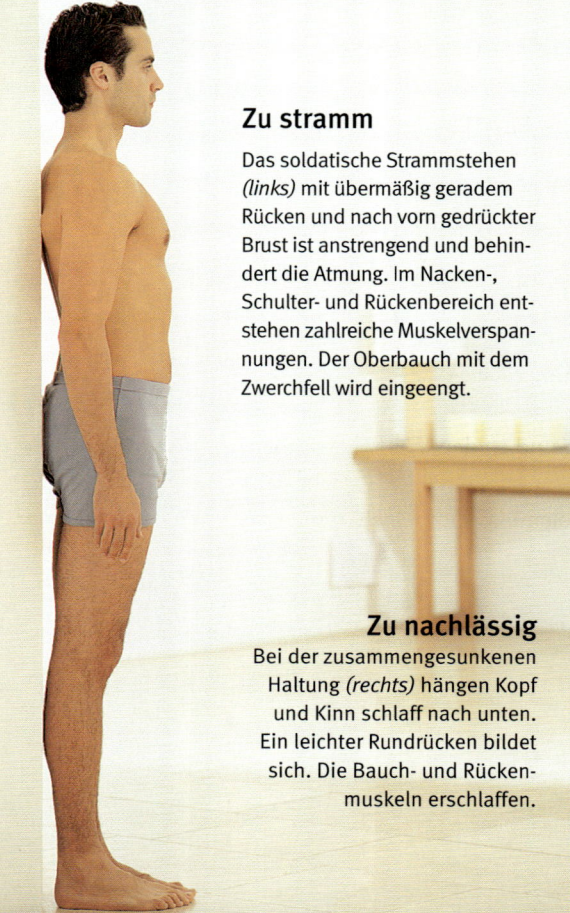
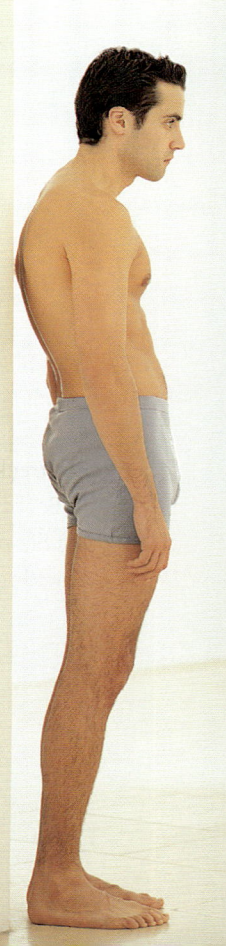

Schlechte Körperhaltung bekämpfen

Ein zu strammer aufrechter Stand, bei dem die Wirbelsäule steif aufgerichtet wird *(linkes Bild)* ist eine ebenso schlechte Körperhaltung wie das nachlässige Zusammensinken, bei dem die Muskeln erschlaffen und die Wirbelsäule zu stark gekrümmt ist *(rechtes Bild)*. Die zu stramme Haltung signalisiert Verspanntheit und Aggression, das nachlässige Hängenlassen wirkt passiv und unterwürfig.

Zu stramm

Das soldatische Strammstehen *(links)* mit übermäßig geradem Rücken und nach vorn gedrückter Brust ist anstrengend und behindert die Atmung. Im Nacken-, Schulter- und Rückenbereich entstehen zahlreiche Muskelverspannungen. Der Oberbauch mit dem Zwerchfell wird eingeengt.

Zu nachlässig

Bei der zusammengesunkenen Haltung *(rechts)* hängen Kopf und Kinn schlaff nach unten. Ein leichter Rundrücken bildet sich. Die Bauch- und Rückenmuskeln erschlaffen.

verschiebt. So verstärkt sich der Kompressionsdruck im Kreuz. Es ist daher wichtig, die Bauchmuskeln zu stärken und nach Möglichkeit abzunehmen. Übergewichtige, die eine Diät vermeiden möchten, sollten mehr Sport treiben und sich auch im Alltag mehr bewegen (Fahrrad statt Auto, Treppe statt Fahrstuhl). Ein körperformendes Stützkorsett ist kein Ersatz für ausreichende Bewegung.

Schwangere sollten so aufrecht wie möglich gehen und stehen und alle Arbeitsflächen auf die richtige Höhe einstellen (s. S. 150), damit sie sich nicht bücken müssen. Schuhe mit hohen Absätzen können ein Hohlkreuz verursachen.

Richtig stehen

Zu einer nachlässigen und für Übergewichtige typischen Körperhaltung gehört ein nach vorne gekipptes Becken, das zu einem Hohlkreuz führt (s. links). Versuchen Sie, Ihr Becken immer aufzurichten (s. rechts). Dazu müssen Sie Ihr Becken bewusst so positionieren, dass das Kreuz nur leicht gekrümmt wird und keinem allzu starken Druck ausgesetzt ist.

Wenn Sie sehr beschäftigt oder abgelenkt sind, ist es zwar schwer, an die Beckenhaltung zu denken, aber Sie sollten es versuchen. Probieren Sie im Stehen, immer einen Fuß etwa 10–15 cm über dem Boden abzustützen (auf Fußbänken oder -stangen). So entspannen sich die Psoa-Muskeln (s. S. 18), die sich vom Kreuz aus über das Becken bis zum Schenkel erstrecken und so den Winkel zwischen Kreuz und Becken bestimmen. Diese einfache Technik können Sie problemlos beim Arbeiten oder zu Hause anwenden.

Die Alexander-Technik

Mit dieser Methode will man durch die Verbesserung schlechter Haltungsgewohnheiten eine ganze Reihe Störungen bekämpfen. Die Grundprinzipien sind Muskelentspannung – besonders Nacken- und

Becken aufrichten im Stehen

Sind Sie an eine schlechte Körperhaltung gewöhnt, erscheint Ihnen diese Übung zunächst vielleicht schwierig. Halten Sie trotzdem durch. Sie können sie im Liegen probieren (s. S. 117). Führen Sie diese Übung regelmäßig durch und konzentrieren Sie sich auf Ihre Beckenstellung. Sobald die Übung Ihnen leichter fällt, versuchen Sie es mit durchgedrückten Beinen und ohne sich anzulehnen.

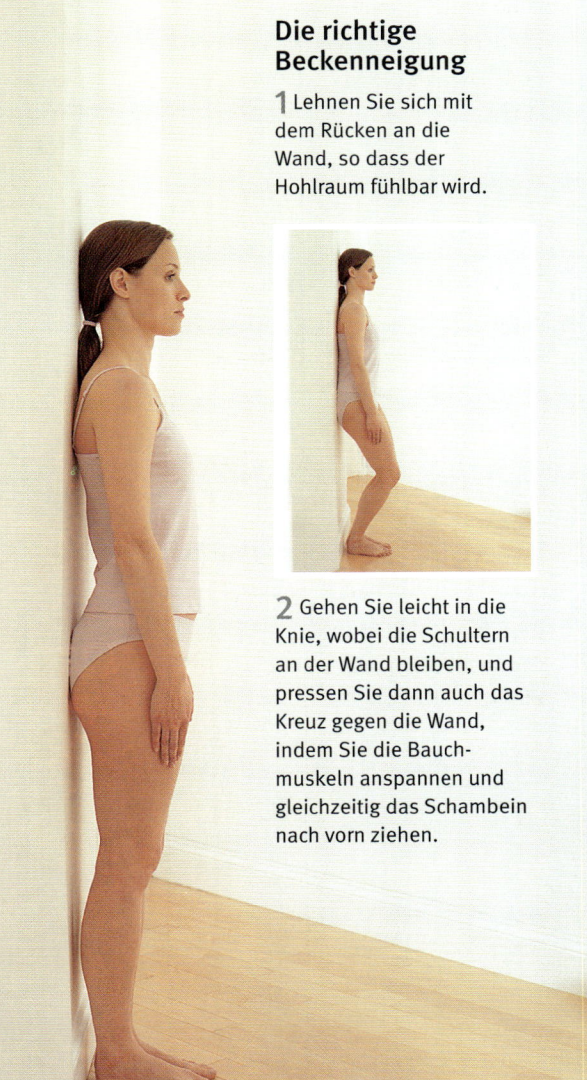

Die richtige Beckenneigung

1 Lehnen Sie sich mit dem Rücken an die Wand, so dass der Hohlraum fühlbar wird.

2 Gehen Sie leicht in die Knie, wobei die Schultern an der Wand bleiben, und pressen Sie dann auch das Kreuz gegen die Wand, indem Sie die Bauchmuskeln anspannen und gleichzeitig das Schambein nach vorn ziehen.

Schultermuskeln – und das Vermitteln einer Körperhaltung, die die Wirbelsäule so wenig wie möglich belastet.

Der australische Schauspieler F. Matthias Alexander hat diese Technik entwickelt, nachdem er bei Aufführungen mehrfach plötzlich seine Stimme verloren hatte. Er fand heraus, dass eine ruckartige Kopfbewegung auf der Bühne daran schuld war, und es wurde ihm klar, dass die Körperhaltung unser körperliches und geistiges Befinden beeinflusst. Ein qualifizierter Alexander-

Therapeut hilft Ihnen bei der Entwicklung gesunder Haltungsgewohnheiten. Alle Schüler lernen speziell auf ihren individuellen Fall zugeschnittene Techniken, die sie jeden Tag üben. Ein Kurs kann einige Wochen, aber auch ein ganzes Jahr dauern.

In dem Kurs können akute Probleme wie ein Bandscheibenprolaps nicht behandelt werden. Doch nach einer Schmerzattacke trägt diese Technik dazu bei, einen Rückfall zu verhindern. Haltungsbedingte Schmerzen klingen ab. Auch ältere Menschen können so lernen, wie sie ihren Rücken bewegen sollten.

Die Alexander-Technik

Therapeuten, die die Alexander-Technik abwenden, verhelfen Ihnen zu einer gesünderen Körperhaltung, indem sie Ihnen beibringen, die Art und Weise, wie Sie sitzen, stehen und sich bewegen, genau zu beobachten. Die Lektionen werden exakt auf Ihre individuelle Haltung abgestimmt. Man arbeitet mit Ihnen im Sitzen, Stehen oder Liegen, je nachdem was für Sie am wichtigsten ist. Möglicherweise beginnen Sie mit dem korrekten Hinsetzen und Aufstehen. Dabei kommt es darauf an, sich vorzustellen, dass man Sie vom Scheitel an aufwärts zieht.

Sitzhaltung

Die Therapeutin hilft Ihnen, eine gute Sitzhaltung zu finden, bei der die richtige Krümmung in Kreuz, Rücken und Nacken erreicht wird.

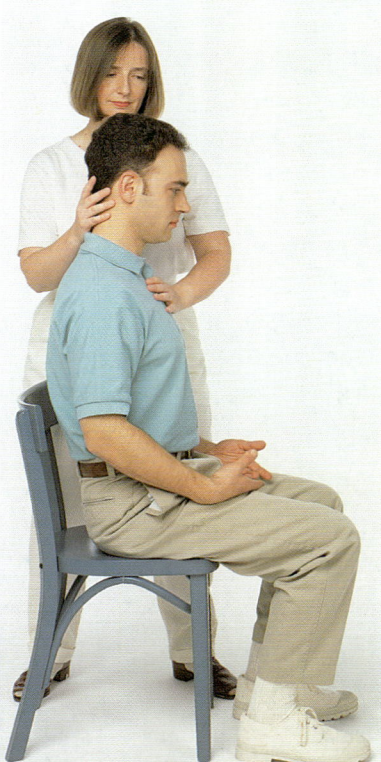

Im Stehen

Die Therapeutin zeigt Ihnen, wie Sie die Wirbelsäule im Stand gerade halten, anstatt sich vorzulehnen und den Kopf zurückzunehmen.

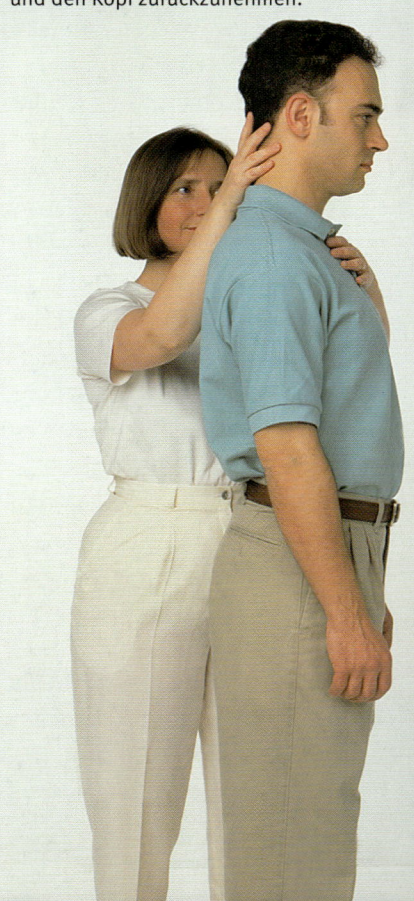

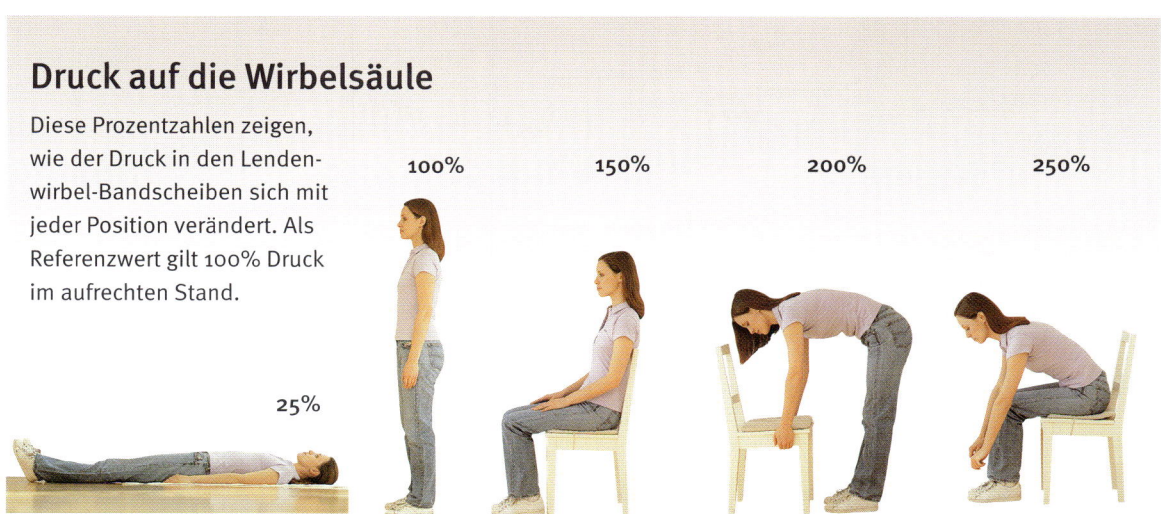

Druck auf die Wirbelsäule

Diese Prozentzahlen zeigen, wie der Druck in den Lendenwirbel-Bandscheiben sich mit jeder Position verändert. Als Referenzwert gilt 100% Druck im aufrechten Stand.

100%   150%   200%   250%

25%

Sitzen

Wer jeden Tag Stunden im Sitzen verbringt, belastet seinen Rücken erheblich. Die Zahlen in der Abbildung oben (sie stammen vom Rückenschmerz-Experten Alf Nachemson) sprechen für sich.

Im Sitzen belasten Sie die Wirbelsäule stärker als im Stehen oder Gehen. Sobald Sie sich vorbeugen, erhöht sich der Druck noch einmal enorm. Wenn Sie den Arbeitstag im Sitzen verbringen müssen, sollten Sie einen bequemen und rückenfreundlich gebauten Bürostuhl haben, der Rücken-, Nacken- und Kopfschmerzen vorbeugt (*s. S. 145*).

Manche Menschen finden es hilfreich, sich dabei mit den Händen abzustützen, wie auf einem Motorrad. Andere lehnen sich auf die Ellenbogen.

Am Schreibtisch sitzen

Bei der Arbeit am Computer sollten Sie darauf achten, dass Ihre Sitzfläche waagerecht steht und Ihr Kreuz gut abgestützt wird. Um Schultern und Nacken zu schonen, sollte die Schreibtischplatte auf eine Höhe eingestellt sein, die es Ihnen erlaubt, die Tastatur mit fast rechtwinklig gebeugten Armen zu erreichen. Alternativ stellen Sie Ihren Stuhl auf diese Höhe ein. Falls Sie zu Kreuzschmerzen neigen, sollten Sie Ihren Stuhl auf die richtige Höhe für Ihre Beinlänge einstellen. Setzen Sie sich nahe genug an die Tastatur, dass Sie arbeiten können, ohne die Arme von den Schultern aus nach vorne strecken zu müssen. Verändern Sie Ihre Sitzposition regelmäßig und stehen Sie ab und zu auf.

Ein ergonomisch geformter Schreibtischstuhl sollte höhenverstellbar sein und die Sitzfläche anpassen, wenn Sie sich nach vorn oder hinten lehnen. Die Lehne sollte ebenfalls verstellbar sein – die besten Bürostühle haben eine Synchronmechanik, bei denen sich die Lehne je nach Neigung der Sitzfläche verstellt.

Kopf und Hals

Wenn Sie den Rücken rund machen oder sich mit vorgeneigtem Kopf über den Schreibtisch beugen, werden die Muskeln im oberen Rückenbereich, in Schultern und Nacken rasch überlastet. So kann es zu Nacken- und Kopfschmerzen kommen, sogar

Migräne kann von chronischer Nackenverspannung verursacht werden. Sobald Sie im Nacken eine Verspannung spüren oder den Kopf mit vorgestrecktem Kinn nach vorn schieben, begradigen Sie die Krümmung im Nacken, indem Sie das Kinn zurücknehmen und den Kopf gerade nach oben strecken.

Das Einziehen und Strecken des Halses (s. S. 135) verringert die Anspannung im Nacken, da Sie das Gewicht des Kopfes dann gerade über Ihrer Wirbelsäule tragen, was die Nackenmuskeln entlastet.

Im Sessel entspannen

Mit einer guten Sitzhaltung ist nicht gemeint, dass Sie ununterbrochen gerade aufrecht sitzen. Sie müssen sich zwischendurch lockern. Und wer versucht, lange Zeit gerade aufrecht zu sitzen, fällt nach etwa zehn Minuten wieder in eine bequemere Sitzhaltung zurück. Schaffen Sie sich für zu Hause einen bequemen Sessel mit genügend Platz zum Positionswechsel an. Um Muskelverspannungen zu vermeiden, müssen Sie sich auch beim Fernsehen oder Lesen bewegen können. Sitzkissen im Kreuz

Der Kniestuhl

Der ursprünglich aus Dänemark stammende Kniestuhl (rechts) macht Ihnen die Position Ihrer Wirbelsäule in jedem Moment bewusst. Wenngleich der Stuhl einen Rundrücken und eine nachlässige Sitzhaltung nicht verhindern kann, merken Sie eher, wenn Sie eine solche ungesunde Haltung einnehmen. Der Stuhl ist für Menschen mit Knieproblemen ungeeignet. Selbst für gesunde Knie ist der Stuhl gewöhnungsbedürftig.

Verlagerung des Körpergewichts

Die Wirbelsäule sollte aufrecht und im richtigen Maß gekrümmt sein. Das Körpergewicht wird von den Beckenknochen über die Oberschenkel auf die Knie verlagert. Idealerweise sollte der Bildschirm hier etwas höher stehen, um den Hals zu schonen.

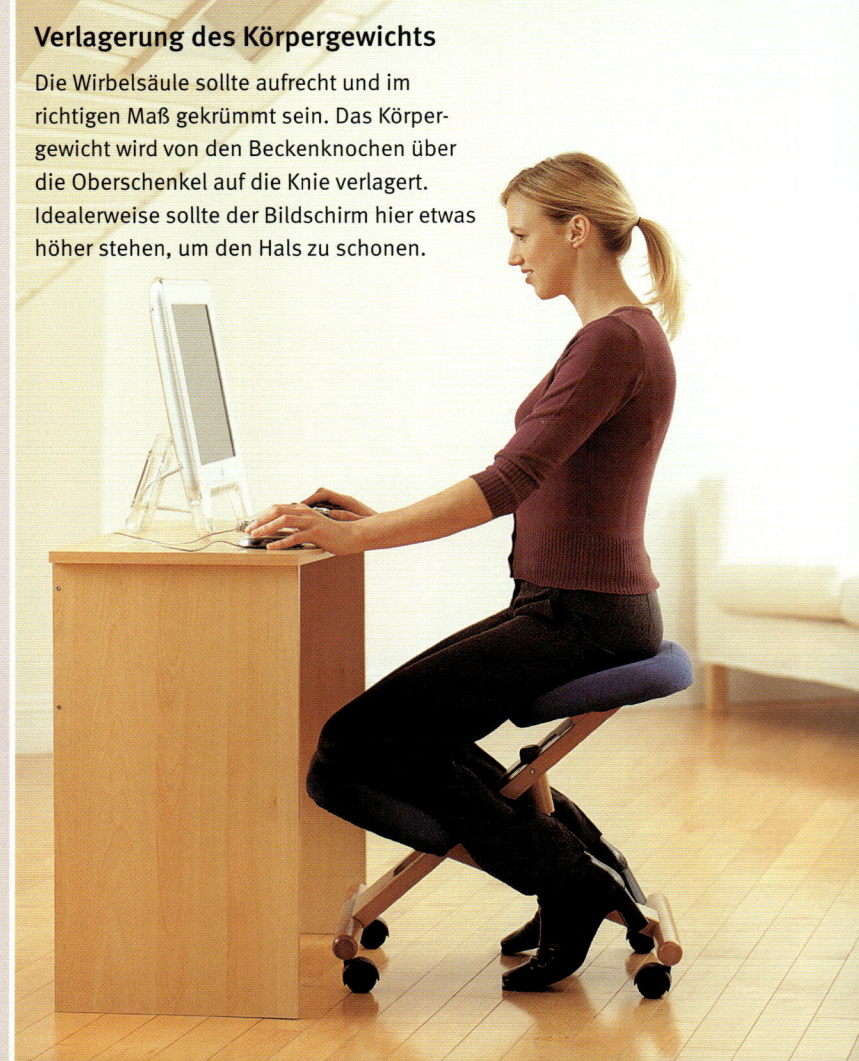

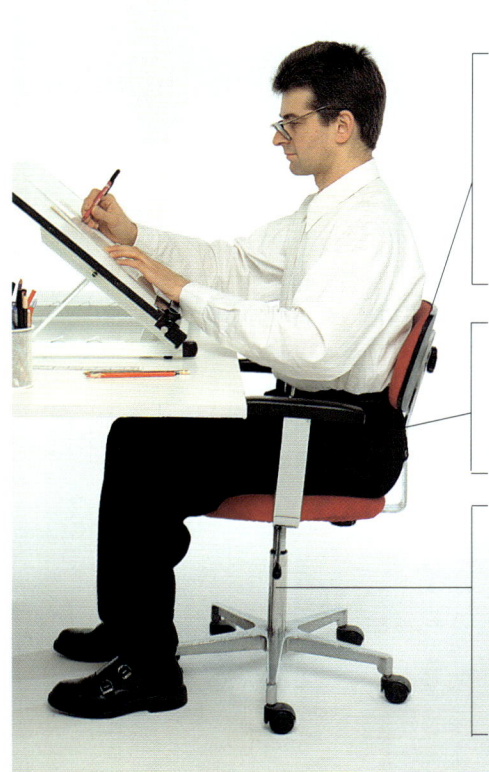

Rückenlehne

Die leichte Einbuchtung stützt die natürliche Krümmung des Kreuzes. Idealerweise sollte die Lehne für die gesamte Schulterbreite hoch und breit genug sein.

Sitztiefe

Die Sitzfläche des Stuhls ist lang genug, um die volle Länge der Oberschenkel abzustützen.

Sitzhöhe

Die Sitzhöhe des Stuhls ist so eingestellt, dass man die Füße mit waagerecht ausgerichteten Oberschenkeln und rechtwinklig gebeugten Knien flach auf den Boden stellen kann.

Der geeignete Bürostuhl

Wer viel sitzt, braucht einen gut geformten Stuhl, bei dem Höhen- und Neigungseinstellungen verändert werden können. Wenn Ihr Bürostuhl die ideale Sitzhaltung *(links)* nicht zulässt, verwenden Sie zumindest Polster oder Kissen für die richtige Sitzhöhe. Vorteilhaft ist auch eine schräg aufstellbare Arbeitsfläche.

geben der Lendenwirbelsäule Halt. Schaukelstühle verhindern, dass Sie zu lange still sitzen. Die sanfte Schaukelbewegung wirkt beruhigend und hilft besonders während der Schwangerschaft gegen Rückenschmerzen.

Auto fahren

Wenn Sie Rücken- oder Nackenprobleme haben, kann eine Autofahrt zu einer schmerzhaften Angelegenheit werden, falls Ihr Wagen keinen rückenfreundlichen Fahrersitz und ergonomisch angebrachte Armaturen besitzt. Wichtig sind eine gute Sicht (Sicherheit ist immer am wichtigsten), Bedienelemente in bequemer Reichweite, entspannte Gliedmaßen und ein gut abgestützter Rücken.

Gewöhnen Sie sich an, beim Fahren Nacken- und Schultermuskeln zu entspannen. Versuchen Sie, sich bewusst zu machen, wann Sie das Lenkrad zu fest umklammern oder Ihre Arme zu weit ausstrecken. Wenn Sie die Schultern hochziehen, richten Sie sich nach einem entspannten, regelmäßigen Atemrhythmus und lassen Sie die Muskelverkrampfungen mit jedem Ausatmen abklingen, wobei Sie die Schultern langsam senken. Lehnen Sie Kopf und Hals möglichst entspannt an die Kopfstütze *(s. S. 146)*.

Der Fahrersitz

Das Polster eines Autositzes darf in der Mitte nicht nachgeben, damit das Becken nicht das ganze Körpergewicht tragen muss. Der Sitz muss fest genug

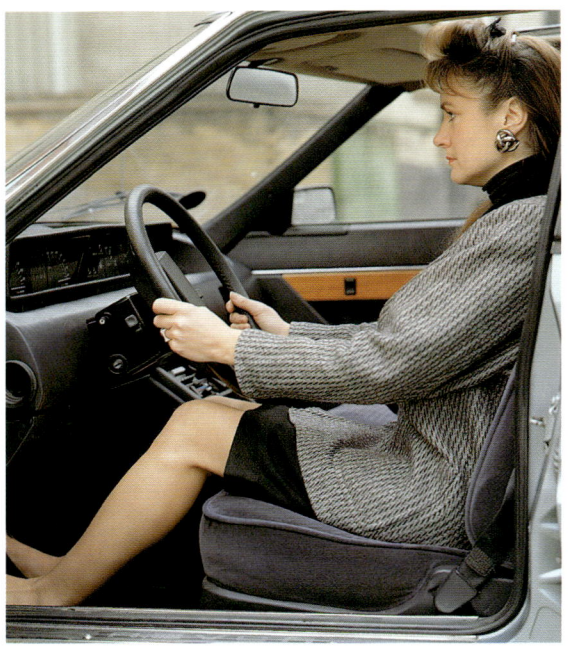

Rücken- und Kopfstütze
Beim Autofahren ist es wichtig, dass Ihr Rücken und Ihr Kopf angemessen abgestützt werden.

sein, um den Kräften beim Pedalgebrauch entgegenzuwirken, doch darf er auch nicht zu hart sein, damit die Vibrationen des Wagens nicht bis in die Wirbelsäule geleitet werden.

Die Fußpedale

Die Pedale sollten nicht zu unnachgiebig sein (und nicht zu hoch oben oder zu weit seitlich angebracht). Für kleine oder mittelgroße Frauen können die Fußpedale zu weit auseinander oder im falschen Winkel stehen; dann kann ihre Bedienung zu Rückenschmerzen führen.

Die Rückenlehne

Die Rückenlehne eines Fahrersitzes sollte das Kreuz sowohl in Längs- als auch in Querrichtung gut abstützen. Wenn Ihnen die untere Polsterung der

Rückenlehne nicht ausreicht, kaufen Sie zusätzliche Polster, die an der Lehne angebracht werden können. Eine gute Neigungseinstellung liegt 5–10° hinter der Vertikalen. Wer lange Zeit in einem Sitz verbringen muss, wie etwa Piloten, kann durch individuell angepasste Rückenlehnen Rückenschmerzen entgegenwirken.

Die Kopfstütze

Ihr Kopf sollte auf der Kopfstütze ruhen. Nacken- und Schultermuskeln sollten entspannt sein, wenn Sie geradeaus schauen. Eine in jede Richtung verstellbare Kopfstütze ist sinnvoll. Die Kopfstütze sollte ungefähr auf Augenbrauenhöhe enden, um einem Schleudertrauma (*s. S. 46*) entgegenzuwirken.

Liegen

Die meisten Rückenpatienten halten eine liegende Position für die angenehmste. Im Liegen wird die Wirbelsäule um einen großen Teil des Körpergewichts erleichtert, was beispielsweise den Druck auf eine vorgewölbte Bandscheibe vermindert. Sie müssen aber nicht flach liegen. Versuchen Sie es auch mit den Positionen auf S. 66–67.

Das Bett

Wenn Ihre Rückenschmerzen morgens am stärksten sind, brauchen Sie eventuell ein neues Bett, besonders wenn Ihr Rücken nur zu dieser Zeit schmerzt oder wenn die Schmerzen erst seit Anschaffung dieses Bettes aufgetreten sind. Oft hängen die Schmerzen allerdings eher mit Bewegungsmangel als mit der Schlafunterlage zusammen.

Als Unterlage eignet sich eine gefederte Matratze, die Ihrem Körper festen Widerstand bietet und die mindestens 15 cm länger ist, als Sie groß sind. Richten Sie sich danach, was Ihrem Empfinden nach angenehm ist und Ihrem Rücken nicht schadet.

Schwache Lattenroste oder ausgeleierte Sprungfedern sind nicht gut für den Rücken. Sinnvoll sind höhenverstellbare Lattenroste, bei denen sowohl das Kopf- als auch das Fußteil verstellt werden kann. Damit können Sie auch die Stufenlage (*s. S. 66*) einnehmen.

RICHTIG LIEGEN

Wer auf dem Bauch liegt, verstärkt die Krümmung der Lendenwirbelsäule und verschlimmert so alle durch Facettengelenkprobleme verursachten Beschwerden. Bei Bandscheibenvorfällen kann diese Position aber angenehm sein (*siehe auch S. 66–67*).

Sich flach und gerade ausgestreckt hinzulegen, krümmt das Kreuz in den meisten Fällen aber auch. Die Stufenlage, bei der die Unterschenkel erhöht gelagert werden, begradigt die Wirbelsäule und entspannt auch die Psoa-Muskeln, die vom Kreuz bis zu den Oberschenkeln verlaufen. Bei akuten Rückenschmerzen verwenden Sie dafür am besten mehrere

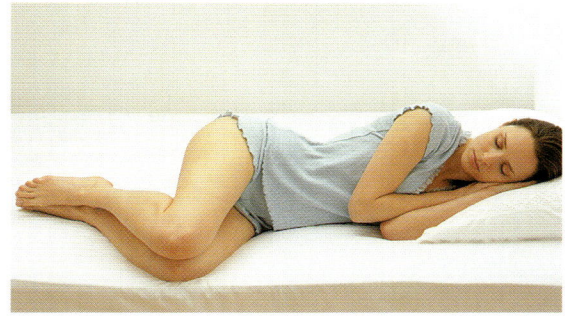

Embryonallage
Manche Menschen finden es bei Rückenschmerzen am angenehmsten, sich mit angezogenen Armen und Beinen in die Embryonallage zu begeben.

Kopfkissen zum Auflegen (*s. S. 66*), ansonsten tut es auch ein aufgerolltes Handtuch.

Mit einem verstellbaren Lattenrost können Sie das Kopf- und das Fußteil so einstellen, dass die jeweils schmerzenden Körperteile entlastet werden. Halb liegende Positionen helfen auch bei Atem- oder Herzproblemen. Es gibt Betten mit Vibra-

Kopfkissen

Um die Qualität Ihres Kopfkissens zu überprüfen, fassen Sie es oben mittig an und lassen es waagerecht herunterhängen. Wenn es an den Seiten herabhängt, schaffen Sie sich ein neues an.

Wenn Sie häufiger mit einem steifen Nacken aufwachen, versuchen Sie einmal, ein mittig zusammengerafftes Kopfkissen oder ein zusammengerolltes Handtuch als Halskrausenersatz zu verwenden. Natürlich können Sie auch ein Nackenstützkissen aus dem Fachhandel verwenden (*rechts*). So wird verhindert, dass Ihr Kopf nachts hin und her rollt.

Nackenstützkissen

Dieses Kissen hat vorn eine Öffnung, in der Nacken und Kopf fest abgestützt werden und eine sehr leichte Traktionswirkung auf den Hals ausüben. Die Seiten stützen den Kopf auch in Seitenlage gut ab.

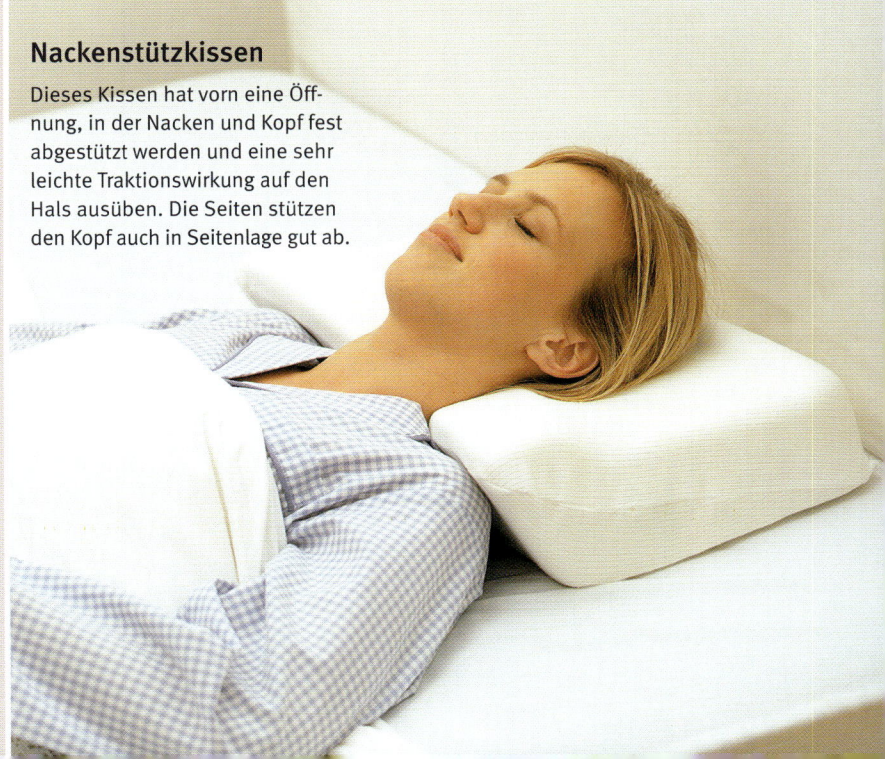

tionsfunktion, die schmerzende Gelenke punktgenau massieren können.

Damit Sie keine Nackenschmerzen bekommen, lassen Sie den Kopf in gerader Linie auf den Schultern ruhen. Wenn Sie auf dem Rücken liegen, verwenden Sie am besten ein Kopfkissen. Auf der Seite liegend brauchen Sie eventuell zwei Kopfkissen, je nach Schulterbreite.

Bewegungen in Beruf und Haushalt

Wenn Sie unter Rückenproblemen leiden, sollten Sie einmal gut über die Tätigkeiten, die Sie im Beruf und zu Hause ausüben, nachdenken und Ihre Umgebung möglichst rückenfreundlich gestalten. Fragen Sie sich bei jeder Aufgabe Folgendes:

• Kann ich mir die Anstrengung sparen, beispielsweise indem ich mir helfen lasse?

• Muss ich bei einer bestimmten Tätigkeit lange in ungewohnter Haltung stehen?

• Sind wiederholte Bewegungen, etwa Bücken oder Drehen, überhaupt notwendig? Falls ja, kann ich die notwendigen langen Pausen einlegen?

• Ist womöglich die ganze Aufgabe viel zu anstrengend für mich?

• Kann ich schwer genug heben und tragen?

• Setzt die Aufgabe meine Wirbelsäule unter konstanten Druck, zum Beispiel beim Anstreichen einer Decke?

Hebetechniken

Beugen Sie beim Anheben von Lasten nicht den Rücken. Knien Sie sich immer hin und verlagern Sie das Gewicht auf Ihre Beinmuskeln. Beim Abstellen gilt das Gleiche.

Kisten heben

1 Hocken Sie sich mit dem Transportgut zwischen den Knien auf Ihre Fersen und stellen Sie einen Fuß leicht vor. Umfassen Sie die Kiste fest mit den Händen – ein ausgestreckter Arm greift darunter, der andere stützt die Last von der anderen Seite ab.

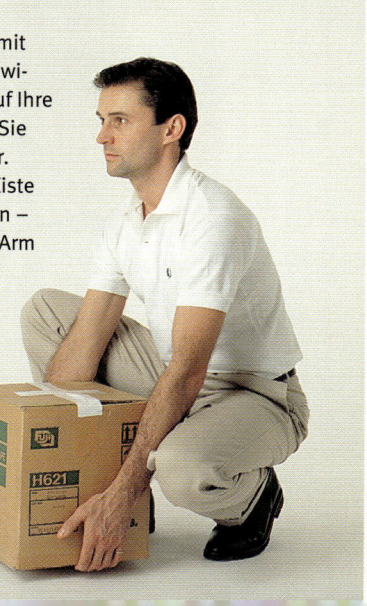

2 Halten Sie den Rücken gerade und beugen Sie sich leicht vor. Richten Sie sich in einer gleitenden Bewegung auf, wobei Sie die Kiste dicht bei sich behalten und das Gewicht ganz auf die Beine verlagern. Beugen Sie den Rücken beim Aufstehen nicht.

3 Halten Sie die Kiste auch beim Tragen nah am Körper.

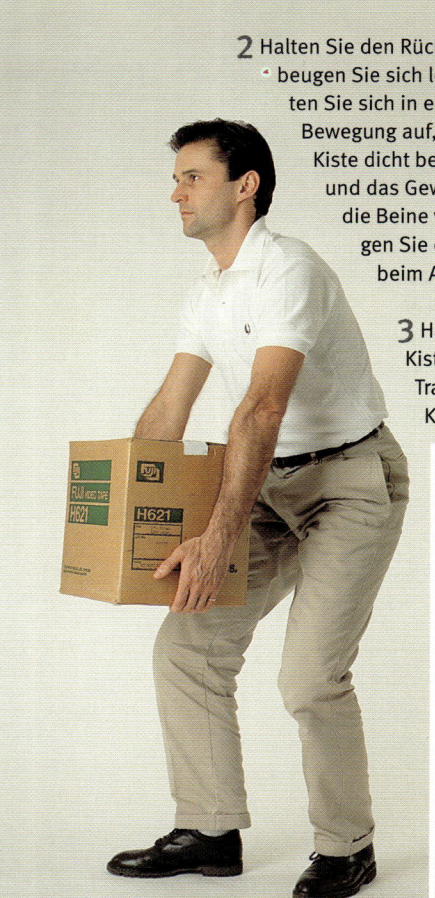

- Erwartet mich eine wiederholte Belastung – zum Beispiel schwere Fahrzeuge über holperige Strecken zu lenken?

Wenn Sie meinen, die Aufgabe bewältigen zu können, beachten Sie die folgenden Richtlinien:

- Konzentrieren Sie sich ganz auf diese Aufgabe. Wenn Sie abgelenkt sind oder unter Druck stehen, erhöht sich das Rückenverletzungsrisiko.
- Überlegen Sie sich schon vorher, welche Schwierigkeiten auftreten könnten.
- Tragen Sie angemessene Kleidung; um Kleider zu schonen, sollten Sie nie den Rücken stärker belasten.
- Sorgen Sie für genügend Platz, damit Sie sich nicht bücken müssen.
- Heben und tragen Sie vorsichtig (*s. unten*).

- Wenn Sie schwere Gegenstände verschieben wollen, lehnen Sie sich mit dem Rücken dagegen, anstatt mit den Armen vorwärts zu schieben.
- Schaffen Sie sich hochwertiges Werkzeug an.
- Vermeiden Sie jede unnötige Mühe: Heben Sie Objekte von einer geeigneten Arbeitsfläche, anstatt sich hinunterzubücken, und nutzen Sie jedes verfügbare Hilfsmittel. Heben und tragen Sie möglichst mit beiden Händen.
- Teilen Sie schwere Lasten in mehrere leichte auf. Wenn das nicht möglich ist, tragen Sie sie gar nicht.
- Verteilen Sie die Last auf andere Körperteile, zum Beispiel auf die Schultern, das Becken oder die Oberschenkel.
- Lassen Sie unzerbrechliche Objekte ruhig fallen.

Lange Lasten anheben

1 Mit der Last zwischen den Füßen auf die Fersen hocken und einen Fuß etwas vorstellen. Ein Ende der Last mit beiden Händen umfassen.

2 Heben Sie das Ende der Last bis in die Vertikale an und lehnen Sie es an Ihre Schulter. Stützen Sie die Last mit der anderen Hand ab.

3 Umfassen Sie die Last mit einer Hand fest von unten. Richten Sie sich mit geradem Rücken auf und verlagern Sie das Gewicht auf die Beine.

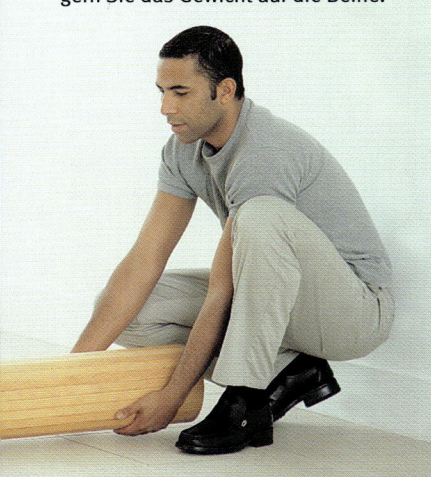

2

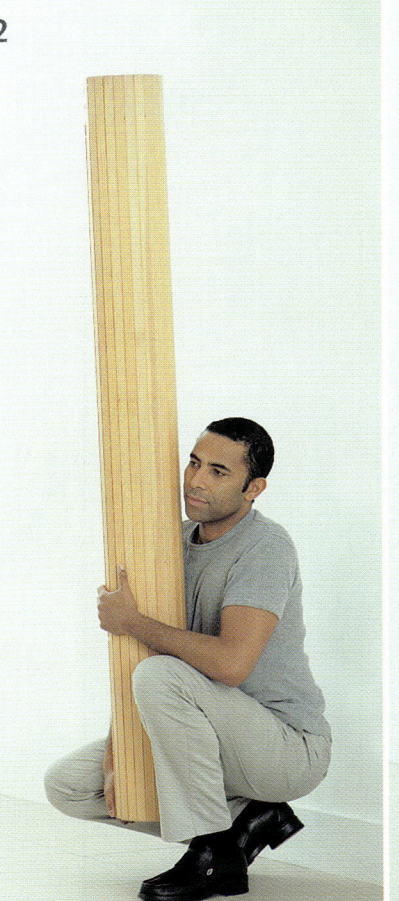

3

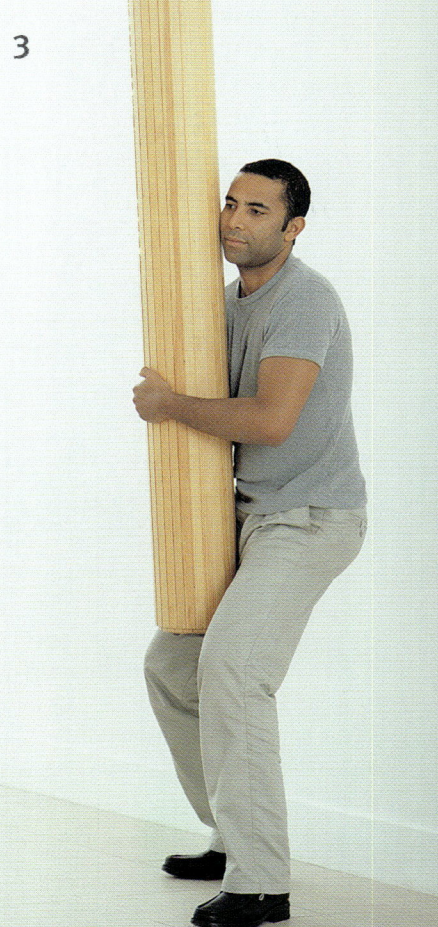

Haus- und Gartenarbeit

Hausarbeit ist besonders anstrengend, wenn Sie unter Rückenschmerzen leiden, aber Sie können die Belastung reduzieren, wenn Sie Ihre Umgebung entsprechend anpassen:

• **Küche** Arbeitsflächen werden am besten knapp unter Ellenbogenhöhe installiert (*s. unten*). Die Spüle sollte sich ebenfalls auf Ellenbogenhöhe befinden, damit Sie sich nicht vorbeugen müssen. Stützen Sie im Stehen einen Fuß auf einer Fußbank oder -stange ab.

• **Badezimmer** Verwenden Sie beim Rasieren einen seitlich angebrachten oder ausziehbaren Rasierspiegel. Knien Sie sich zum Haarewaschen vor die Badewanne und spülen Sie die Haare mit der Brause. Liegen Sie nicht allzu lange mit gekrümmtem Rücken in der Badewanne. Zusätzlich angebrachte Griffe helfen beim Ein- und Ausstieg.

• **Waschen** Stellen Sie den Wäschekorb auf einem niedrigen Hocker ab. Die Wäscheleine sollte möglichst niedrig hängen.

• **Bügeln** Stellen Sie das Bügelbrett auf die richtige Höhe ein (*s. unten*), damit Sie sich nicht bücken müssen.

• **Bettenmachen** Verwenden Sie Spannbettlaken und knien Sie sich zum Beziehen der Matratze hin.

• **Putzen** Verwenden Sie Geräte mit langen Griffstangen und knien Sie sich hin, statt sich zu bücken. Halten Sie die Wirbelsäule dabei gerade.

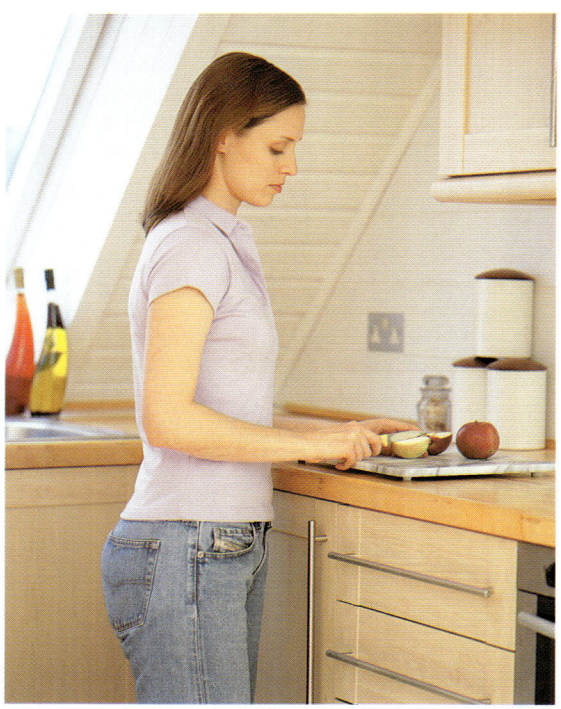

In der Küche
Die Arbeitsflächen in Ihrer Küche sollten 5–7 cm unter Ihrer Ellenbogenhöhe angebracht sein, damit Sie sich nicht vorbeugen müssen.

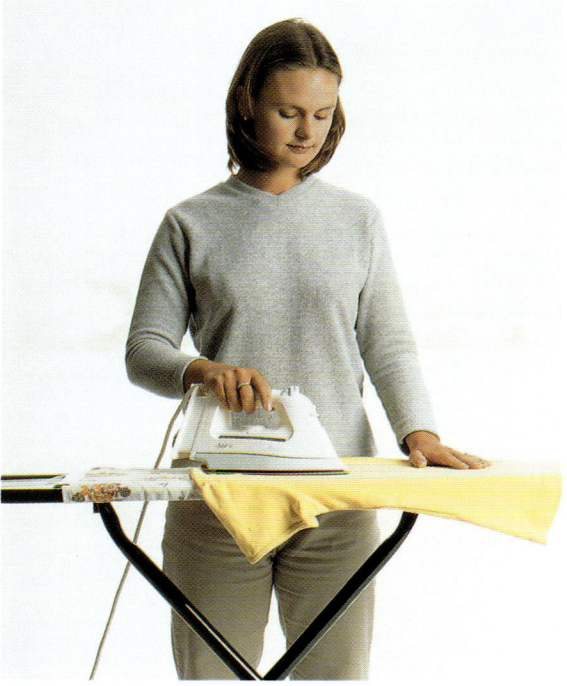

Bügeln
Das Bügelbrett sollte so eingestellt sein, dass Sie den Ellenbogen nicht über 90° beugen müssen, sich aber auch nicht mit dem Rücken herunterbeugen müssen.

Gartenarbeit

Bei der Gartenarbeit muss man oft in die Hocke gehen, Lasten heben oder sich hinunterbeugen. Arbeiten Sie möglichst viel im Stehen, halten Sie sich an die Regeln auf S. 148–149 und bleiben Sie nicht zu lange bei einer Aufgabe. Verwenden Sie hochwertige Geräte mit langen Griffen und gehen Sie in die Knie, anstatt sich zu bücken.

Erde schaufeln

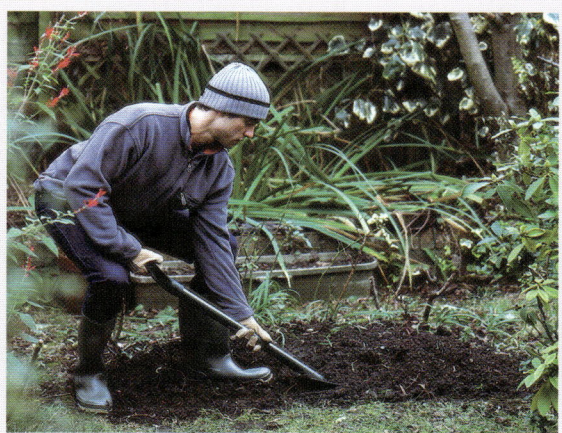

1 Gehen Sie in die Knie und halten Sie den Rücken so gerade wie möglich. Stützen Sie sich mit der oberen Hand am Knie ab und schieben Sie die Schaufel vorwärts.

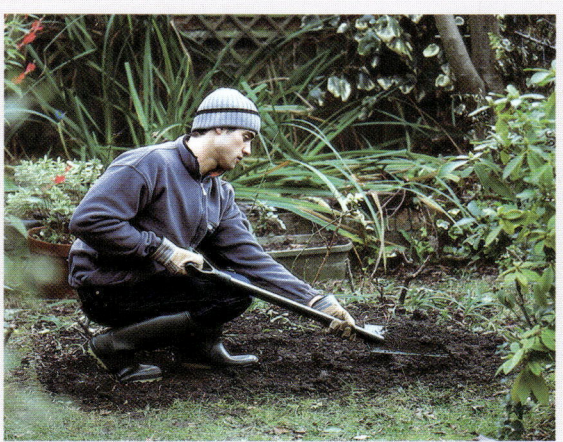

2 Lassen Sie die vollen Spatenladungen heruntergleiten, anstatt sie zu schleudern. Benutzen Sie keine Schubkarre, das könnte bei Rückenschmerzen Probleme verursachen. Schaufeln Sie keine nasse, schwere, harte oder ausgetrocknete Erde.

Umgraben

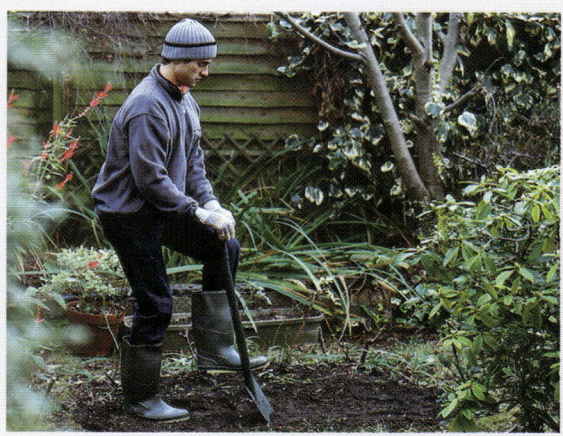

1 Umfassen Sie den Spaten fest und gehen Sie zügig vor. Setzen Sie bei jedem Stich Ihr ganzes Körpergewicht ein, anstatt sich nur auf Muskelkraft zu verlassen.

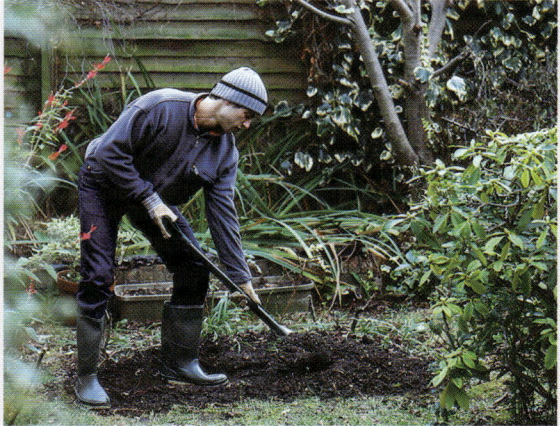

2 Stechen Sie den Spaten einmal im Quadrat in die Erde, bevor Sie das Quadrat ausheben. Halten Sie den Spaten am Griffende und nutzen Sie die Hebelwirkung. Beim Anheben des Spatens setzen Sie die andere Hand weiter unten an. Schaufeln Sie in kleinen Spatenladungen.

Kinderpflege

Wer kleine Kinder hat, muss heben, tragen und sich über Betten beugen. Das belastet den Rücken. Achten Sie daher besonders darauf, wie Sie Ihr Kind heben.

Babys bringen ohne Frage ein erhöhtes Rückenschmerzrisiko mit sich – die Bänder allein brauchen fünf Monate, um sich nach einer Geburt wieder zu straffen. Junge Mütter sind also besonders anfällig für Rückenprobleme, da ihre Bauchmuskeln geschwächt wurden und ihre Körperhaltung in der Schwangerschaft gelitten hat.

Kaufen Sie ein Kinderbett, dessen Seitengitter man abnehmen oder herunterlassen kann, damit Sie sich nicht zu tief darüberbeugen müssen. Tragen Sie das Neugeborene so oft wie möglich in einem Babytragetuch auf dem Rücken, damit sich

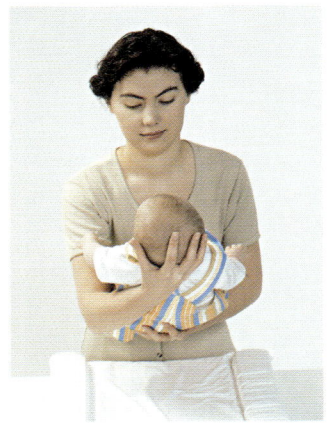

Baden und Windeln wechseln
Versorgen Sie Ihr Baby am besten knapp unter Ellbogenhöhe, etwa auf einer Wickelkommode. Oder knien Sie sich hin und wechseln Sie die Windeln auf dem Bett.

sein Gewicht möglichst nah an Ihrem Körperschwerpunkt befindet. Tragetücher für die Körpervorderseite sind weniger ratsam, da sie die Wirbelsäule ähnlich einseitig wie die Schwangerschaft belasten.

So heben Sie Ihr Kind

Wenn Sie Ihr Kind auf den Arm nehmen, befolgen Sie auch dabei die Grundregeln für das Heben: Gehen Sie erst in die Hocke und richten Sie sich dann mit den Beinen wieder auf, wobei der Rücken gerade bleibt.

In die Hocke

Hocken Sie sich erst auf den Boden, einen Fuß fest aufgestellt. Heben Sie das Kind dann mit beiden Händen unter seinen Achseln an, wobei Ihr Rücken gerade bleibt.

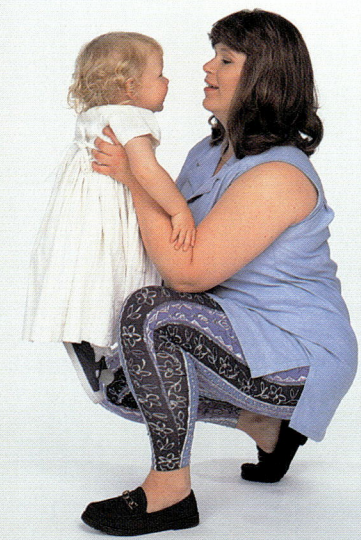

Aufrichten

Lassen Sie Ihre Oberschenkelmuskeln beim Aufstehen die Last übernehmen.

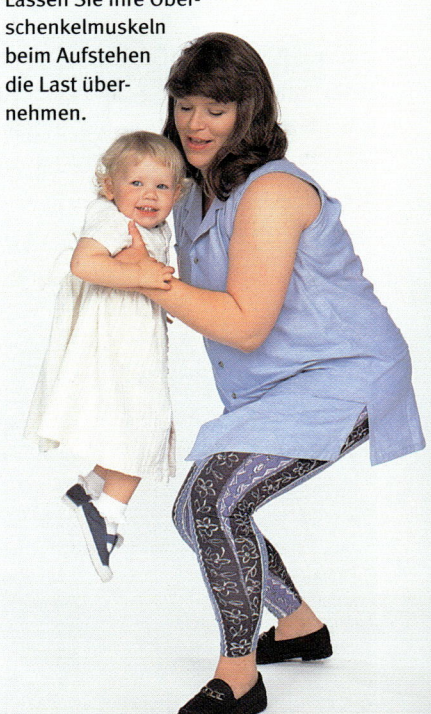

Sport

Es lässt sich nur schwer sagen, welche Sportarten im Einzelfall Rückenprobleme bereiten könnten. Einige Bewegungen jedoch verschlimmern bekanntermaßen existierende Beschwerden. Seien Sie auf der Hut, sobald scharfe Stiche oder periodische Schmerzen auftreten. Dann sollten Sie Sportarten wie Golf oder Fußball, zu denen Dreh- und Bückbewegungen gehören, vermeiden.

Aufwärmen und Cool-down

Wärmen Sie sich vor dem Sport auf: Bereiten Sie sich fünf bis zehn Minuten auf dem Trimmrad vor, joggen Sie ebenso lange auf der Stelle oder drücken Sie die Zehen auf den Boden und heben Sie dann die Fersen im Wechsel an, so schnell Sie können, wobei die Knie ein wenig angehoben werden. Wenn Ihre Herzschlagfrequenz gestiegen ist, gehen Sie zu Dehnübungen über, die ebenfalls fünf bis zehn Minuten dauern sollten. Nach dem Sport wiederholen Sie die Dehnübungen noch einmal.

Risikosportarten

Vermindern Sie das Risiko einer Rückenverletzung bei bestimmten Sportarten, indem Sie die richtigen Muskelgruppen trainieren. Golfspieler benötigen besonders im Bauchbereich eine gute Muskelunterstützung. Tennis und Badminton können die Facettengelenke im Kreuz stark belasten. Muskelkräftigungsübungen (s. S. 124) beugen Problemen vor.

Langstreckenläufer setzen die Gelenke des ganzen Unterkörpers einer starken Belastung aus. Sie müssen regelmäßige Dehnübungen für die Kniebeuger- und Kreuzmuskeln durchführen. Achten Sie auf den Neigungswinkel Ihres Beckens (s. S. 141), tragen Sie gut gefederte Laufschuhe und lassen Sie die Arme beim Laufen nicht zu stark hin und her schwingen.

Allgemeine Körperfitness

Körperlich fit zu sein, ist nicht nur für Sportler von Bedeutung. Gut trainierten Menschen fällt eine rückenfreundliche Körperhaltung von Natur aus leicht. Bei haltungsbedingten, periodisch auftretenden Rückenschmerzen sollten Sie mit Fitnesstraining beginnen, sobald die akuten Schmerzen nachgelassen haben. In der Folge verletzen Sie sich nicht mehr so leicht, und wenn doch, erholen Sie sich schneller wieder.

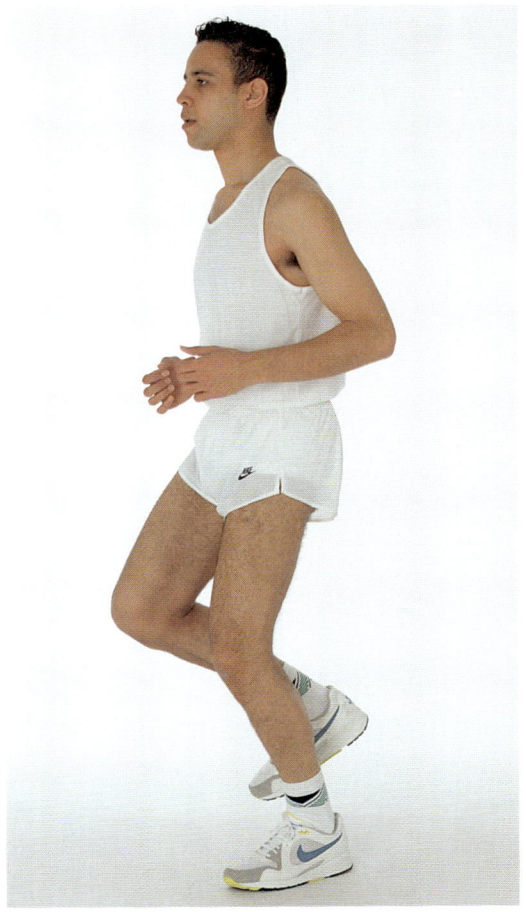

Aufwärmtraining
Vor dem eigentlichen Training müssen Sie sich unbedingt kurz aufwärmen.

9

Schmerz-
bewältigung

Wer lange Zeit unter starken Schmerzen leidet, sieht sich oft radikalen Stimmungs- und Verhaltensänderungen unterworfen, die ihrerseits die empfundene Schmerzintensität und auch die Schmerztoleranz beeinflussen. Wir wissen noch nicht lange über die neurophysiologischen und chemischen Vorgänge Bescheid, die zu diesen psychischen Veränderungen führen. Sie markieren den Übergang von einem einfachen Schmerzproblem zur »chronischen Schmerzstörung«. Häufig entwickeln sich Empfindungen, die kein Arzt erklären kann, zum Beispiel eine Überempfindlichkeit der Haut für die sanftesten Berühr-

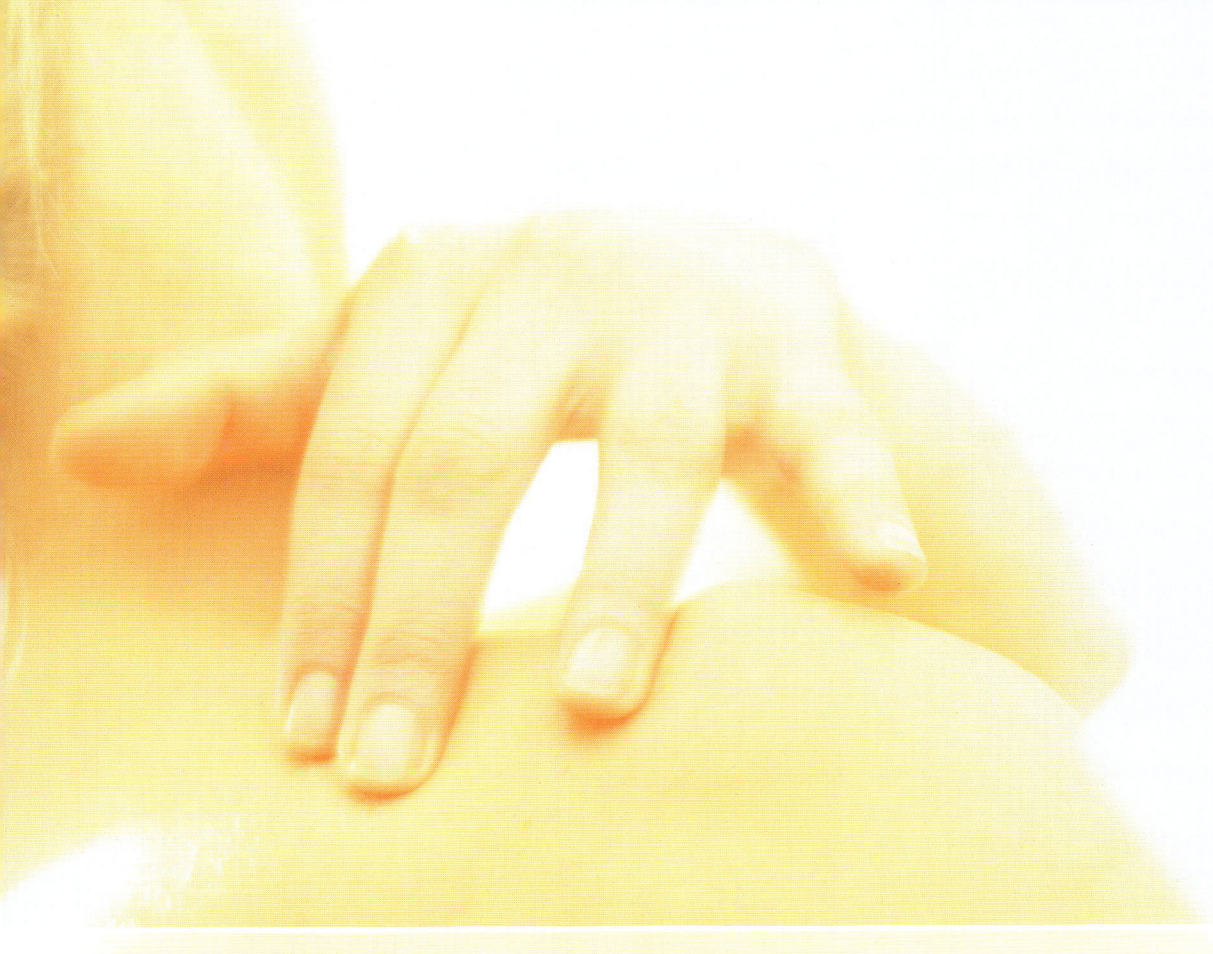

ungen, Brennen, verlängerte Reaktionen auf jede Art von Bewegung, Hitze- und Kältewellen oder Prickeln in den Beinen.

Da es gegen chronische Schmerzen praktisch kein medizinisches Heilmittel gibt, ist eine psychische und funktionelle Rehabilitation umso wichtiger. Wenn Sie bereits seit Monaten oder Jahren unter Schmerzen leiden, hat Ihr gesamtes Nervensystem gelitten. Lernen Sie, sich ein distanzierteres Gesamtbild von Ihrer Schmerzstörung zu machen, damit Sie vermeidbare Schmerzen reduzieren und zu einem möglichst erfüllten Leben zurückfinden können.

Schmerzempfinden

Die komplexe Funktion der Schmerzwahrnehmung beginnt die Forschung gerade erst zu ergründen. Die empfundene Schmerzintensität hängt nicht nur vom körperlich erlittenen Schaden ab, sondern auch vom geistigen Befinden. Wer geistig abgelenkt ist, muss eine leichte Verletzung gar nicht bemerken. Das andere Extrem sind Phantomschmerzen, die manche Menschen noch in amputierten Gliedmaßen spüren.

DIE GATE-THEORIE

Die Neurologen Ronald Melzack und Patrick Wall entwickelten die so genannte Gate-Theorie des Schmerzempfindens. Sie gingen dabei von geistigen und körperlichen Faktoren aus, die ein »Tor« öffnen oder schließen und so die empfundene »Schmerzmenge« steuern. Normalerweise ist das Tor geschlossen, aber nach einer Verletzung kämpfen etliche Faktoren um Einlass. Die Schmerzintensität hängt davon ab, wie weit das Tor geöffnet ist.

Die Gate-Theorie

Auf dem Schaubild ist zu sehen, wie das »Schmerztor« beeinflusst wird und wie diese Schmerzbotschaft blockiert werden kann, obwohl die für die Schmerzbotschaft zuständige T-Zelle schon ausgelöst wurde.

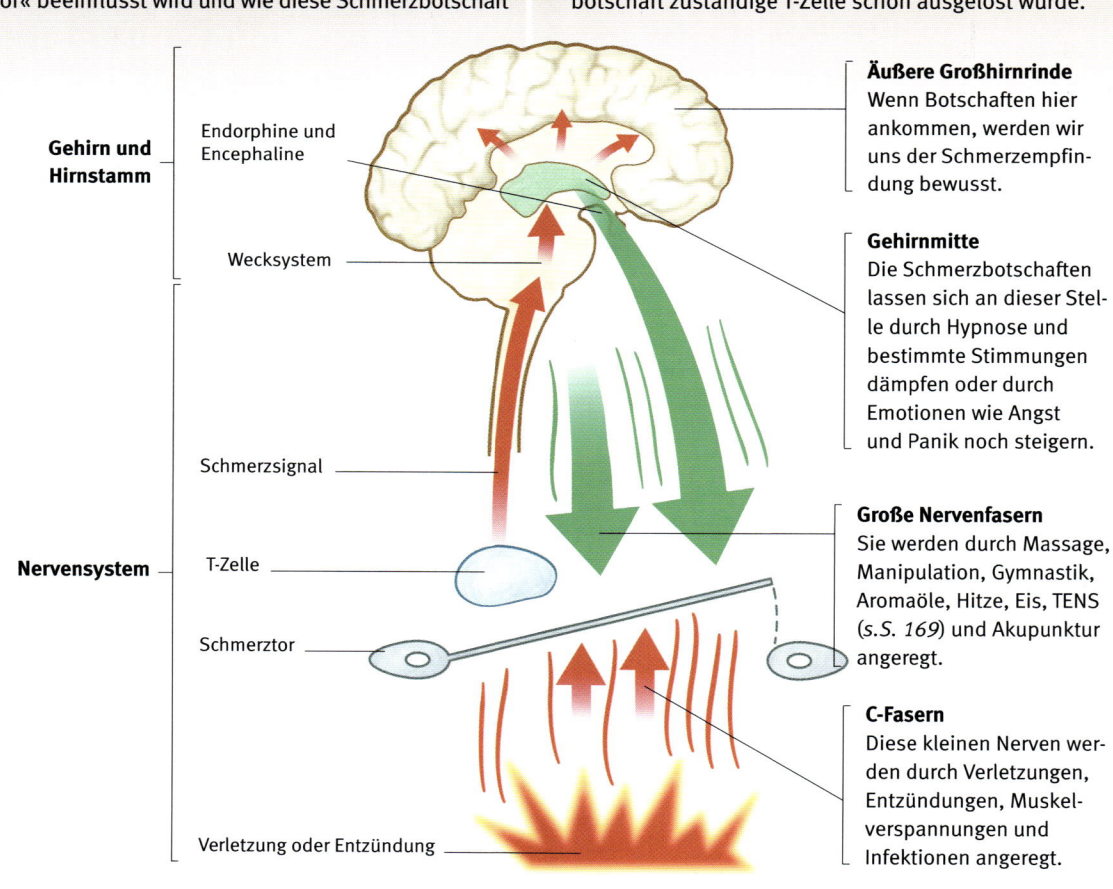

Gehirn und Hirnstamm

Endorphine und Encephaline

Wecksystem

Schmerzsignal

Äußere Großhirnrinde
Wenn Botschaften hier ankommen, werden wir uns der Schmerzempfindung bewusst.

Gehirnmitte
Die Schmerzbotschaften lassen sich an dieser Stelle durch Hypnose und bestimmte Stimmungen dämpfen oder durch Emotionen wie Angst und Panik noch steigern.

Nervensystem

T-Zelle

Schmerztor

Verletzung oder Entzündung

Große Nervenfasern
Sie werden durch Massage, Manipulation, Gymnastik, Aromaöle, Hitze, Eis, TENS (s.S. 169) und Akupunktur angeregt.

C-Fasern
Diese kleinen Nerven werden durch Verletzungen, Entzündungen, Muskelverspannungen und Infektionen angeregt.

Faktoren des Schmerzempfindens

Wenn das Gehirn hochaktiv oder das Wecksystem inaktiv ist, steigt das Schmerzempfinden. Sowohl eine gedämpfte Gehirntätigkeit als auch eine erhöhte Aktivität des Wecksystems lindern die Schmerzen. Die rechts aufgelisteten geistigen und körperlichen Zustände beeinflussen das Schmerzempfinden – einige dämpfen die Schmerzen, andere steigern sie noch.

schmerzlindernd:

- emotionale Ruhe
- Schlaf
- Hypnose
- Hyperventilation (mit reduziertem Kohlendioxid)
- starker Alkoholkonsum
- geistige Ablenkung
- Adrenalinzufuhr
- Medikamente wie Valium oder Morphin

schmerzsteigernd:

- Besorgnis und Unsicherheit
- Angst
- Depressionen
- geistige Konzentration auf den Schmerz
- Konsum von Kaffee, schwarzem Tee und Alkohol in geringen Mengen
- Medikamente wie Amphetamine und Barbiturate

Nervenimpulse

Das Schmerztor wird von kleinen C-Faser-Nerven aufgestoßen, die Botschaften vom Ort der Verletzung oder Entzündung hereintragen. Massagen und andere Therapien reizen die größeren Fasern und tragen dazu bei, das Tor wieder zu schließen, wodurch der Schmerz nachlässt. Wenn die Botschaften der kleineren Fasern die der größeren überschwemmen, öffnet sich das Tor wieder. Eine T-Zelle löst eine Kettenreaktion im Nervensystem aus, durch Hirnstamm und Gehirn bis zur Großhirnrinde, wo sie dann als bewusstes Schmerzempfinden registriert wird. Schmerzbotschaften lassen sich in jeder Phase blockieren.

Das Wecksystem

Der Hirnstamm steuert Nervenfunktionen, die kollektiv als Wecksystem bezeichnet werden. Wenn Sie in ruhiger Stimmung oder durch Beruhigungsmittel sediert sind, lässt das System Schmerzbotschaften verstummen, ehe sie das Gehirn erreichen. Das System wird unterdrückt, wenn das Gehirn besonders aktiv ist (etwa bei Sorge- oder Angstempfindungen) oder wenn Barbiturate eingenommen wurden. In diesem Zustand wird der Schmerz stärker.

Schmerzstillende Hormone

Auch das Gehirn selbst kann das Schmerztor schließen. Kurz vor dem bewussten Schmerzempfinden bewirkt es die Ausschüttung von Encephalinen und Endorphinen, die die Schmerzempfindung vermindern. Medikamente wie Valium oder Morphin ergänzen die Hormonwirkung. Auch Akupunktur kann durch Anregung der Endorphinproduktion zur Schmerzkontrolle beitragen.

DIE INNERE EINSTELLUNG

Schmerzbotschaften können zwischen dem Mittelpunkt und der Großhirnrinde blockiert werden. Das Allgemeinbefinden, die persönlichen Erwartungen,

Ängste und Stimmungen, der Genesungswille und die Fähigkeit, sich auf andere Dinge zu konzentrieren, sind dabei entscheidend. Schmerzkontrolltherapien wie Hypnose oder Placebo-Effekt blockieren die Schmerzen vermutlich in dieser Phase. Unserem Gehirn steht ein ganzes Arsenal bewusster und unbewusster Waffen zur Verfügung, die die Schmerzintensität dämpfen oder verstärken können.

Motivation

Selbstverständlich ist nicht jeder Betroffene gleich motiviert, sich rasch wieder zu erholen. Wer ein reiches Sozialleben und einen erfüllenden Beruf hat, hat ein größeres Interesse daran, bald wieder zum normalen Lebensstil zurückzukehren.

Wirkung auf die Umgebung

Ihre Schmerzen können die Stimmung und das Verhalten der Menschen in Ihrer Nähe ebenso beeinflussen wie Sie selbst. Wer sich um Sie sorgt, kann durch Ihre Schmerzen genauso deprimiert werden wie Sie. Die beste Art und Weise, sich um jemanden mit chronischen Schmerzen zu kümmern, besteht darin, ihn in seinen normalen Tätigkeiten zu unterstützen und ihn zu möglichst großer Unabhängigkeit zu ermutigen, während man dennoch auf seine Schmerzen Rücksicht nimmt.

Ihre Erkrankung kann Ihren Partner oder Ihre Partnerin ernsthaft belasten, besonders, wenn Sie im Alltag Hilfe brauchen. Diese Situation ist für Sie beide nicht leicht. Sprechen Sie über das Thema und versuchen Sie gemeinsam eine Lösung zu finden.

Den Schmerz bewältigen

Wer lange Zeit unter Rückenschmerzen leidet, bekommt eventuell emotionale und psychische Probleme, die ihm bisher fremd waren und mit denen er nur schwer umgehen kann. Wenn es

unwahrscheinlich ist, dass Ihre Schmerzen auch nach weiteren Behandlungen nachlassen, sollten Sie sich bei der Schmerzbewältigung helfen lassen.

Wenn Sie den Schmerz nicht beseitigen können, versuchen Sie, seinen Einfluss auf Ihr Leben zu vermindern, und arbeiten Sie dennoch weiter daran, den Schmerz selbst zu reduzieren. Der Erfolg von Schmerzbewältigungstherapien hängt in erster Linie von Ihrer aktiven Kooperation ab. Techniken wie Meditation und Entspannung können Ihnen nur Hilfe zur Selbsthilfe bieten – lernen Sie, gegen schädliche Denk- und Verhaltensmuster anzugehen.

Akupunktur

Die alte chinesische Kunst der Akupunktur hat zwei Hauptziele: das energetische Ungleichgewicht zu beseitigen, das die Krankheit verursacht hat, und den Energiefluss so zu verändern, dass ein harmonisches Gleichgewicht wiederhergestellt wird. Im Allgemeinen hilft die Akupunktur, indem sie Muskelverspannungen löst und den Körper wieder beweglicher macht.

Selbst wenn Ihre Wirbelsäulenform für die Akupunktur geeignet ist (*s. rechts*), kann Ihnen niemand Schmerzlinderung garantieren. Wer gut darauf anspricht, muss dagegen nicht zwangsläufig von der Behandlung überzeugt sein – meist sind es aber entscheidungsfreudige, impulsive und kreative Menschen, denen die Akupunktur hilft.

Reizpunktstimulation

Eine wichtige Errungenschaft der Akupunktur ist die so genannte intramuskuläre oder Reizpunktstimulation. Dabei werden Akupunkturnadeln in die Reizpunkte (*s. S. 48*) eingeführt. Hypersensible Bereiche findet man in den straffen Muskelsträngen entlang der Wirbelsäule. So erreicht man sofortige Schmerzlinderung und eine bessere Beweglichkeit.

Erfolgsaussichten der Akupunktur

Mittlerweile wissen wir auch in der westlichen Welt etwas mehr darüber, wie Akupunktur sinnvoll eingesetzt werden kann. Sie hilft gegen bestimmte Rückenbeschwerden besser als gegen andere. Wenn Sie unter einer der hier aufgelisteten Beschwerden leiden und andere Behandlungsmethoden versagt haben, lohnt sich ein Versuch auf alle Fälle. Die Akupunktur sollte allerdings von einem qualifizierten Fachmann ausgeführt werden.

Sehr gute Erfolgsaussichten

- akute Lumbago und akute Nackenstarre wegen Bandscheiben- oder Facettengelenkproblemen
- Verschleißerscheinungen (Osteoarthritis) der Facettengelenke
- akute Schmerzattacken wegen Kreuzschwäche
- Reizpunktschmerzen

Gute Erfolgsaussichten

- milde Ischiasschmerzen ohne Anzeichen von Nervenwurzelschädigung (Schwäche, Taubheit)

- Überlastung der Iliosakralgelenke

Mäßige Erfolgsaussichten

- starke Ischiasschmerzen mit klaren Anzeichen von Nervenwurzelschädigung
- schwere Brachialgie

Keine Erfolgsaussichten

- zentraler Bandscheibenprolaps mit Ischiassymptomen in beiden Beinen oder Blasen- bzw. Verdauungsstörungen

Die Meridiane

Die Akupunktur geht davon aus, dass Energie den Körper auf bestimmten Bahnen durchfließt, die man als Meridiane bezeichnet. Jeder dieser Meridiane steht mit einem Organ und seinen Funktionen in Verbindung. Meridiane sind unterschiedlich lang und besitzen eine ganze Reihe wichtiger Punkte. Der Herzmeridian verläuft beispielsweise von der Achselhöhle bis zur Fingerspitze und hat neun Akupunkturpunkte. Der Blasenmeridian verläuft von der Stirn über den Hinterkopf und den Rücken bis zu den Beinen und in die Füße hinunter. Darauf liegen 67 Akupunkturpunkte.

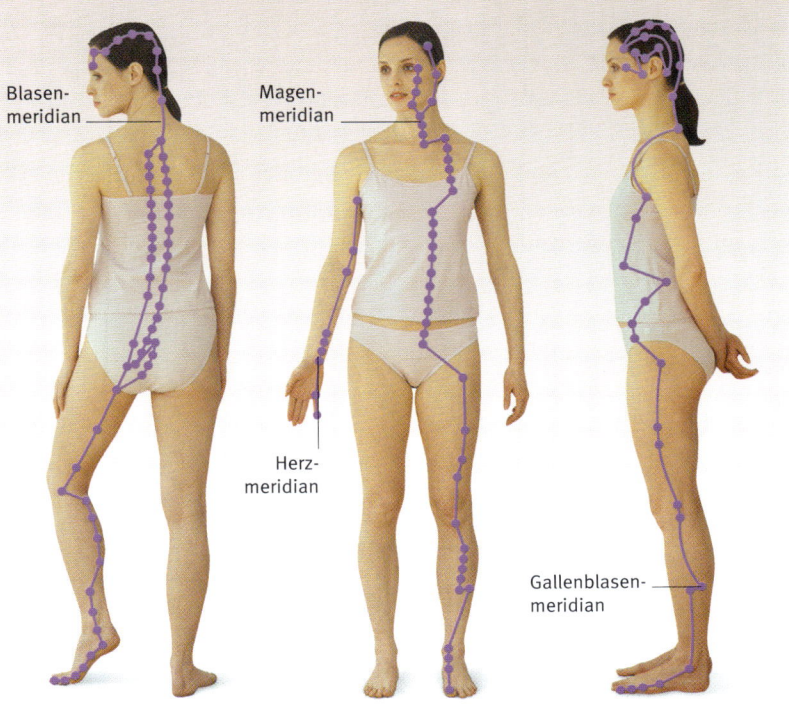

Blasenmeridian

Magenmeridian

Herzmeridian

Gallenblasenmeridian

BEIM AKUPUNKTEUR

Ein Akupunkteur kann Ihnen in jeder Phase Ihrer Rückenbeschwerden helfen, wenn es sich auch immer empfiehlt, zunächst eine schulmedizinische Diagnose einzuholen. Die meisten Betroffenen suchen einen Akupunkteur auf:

● wenn Bettruhe, Physiotherapie, Manipulation und Analgetika bei akuten Schmerzen nicht mehr helfen.

● um durch Osteoarthritis in den Facettengelenken verursachte Schmerzen und Entzündungen zu behandeln, die nicht auf Haltungsschulung, Gymnastik und Traktion ansprechen – oder als Alternative zu Injektionen bzw. Prolotherapie (s. S. 101).

● wenn chronische Rücken- oder Ischiasschmerzen nicht operativ behandelbar sind, nach einer Operation nicht nachgelassen haben oder eine Operation nicht gewünscht wird. Die Akupunktur kann bei Beschwerden wie Reizpunkten (s. S. 48) helfen.

● wenn sich chronische »Schmerzmuster«" durchgesetzt haben. Durch Akupunktur kann dieser Teufelskreis eventuell durchbrochen werden.

Suchen Sie einen Akupunkturspezialisten mit guter Ausbildung und langjähriger Erfahrung auf, der auch medizinische Qualifikationen besitzt.

Meditation

Regelmäßiges Meditieren kann Ihnen helfen, Anspannungen im Körper aufzuspüren und zu verringern. Sie wirken auch den Ängsten entgegen, die

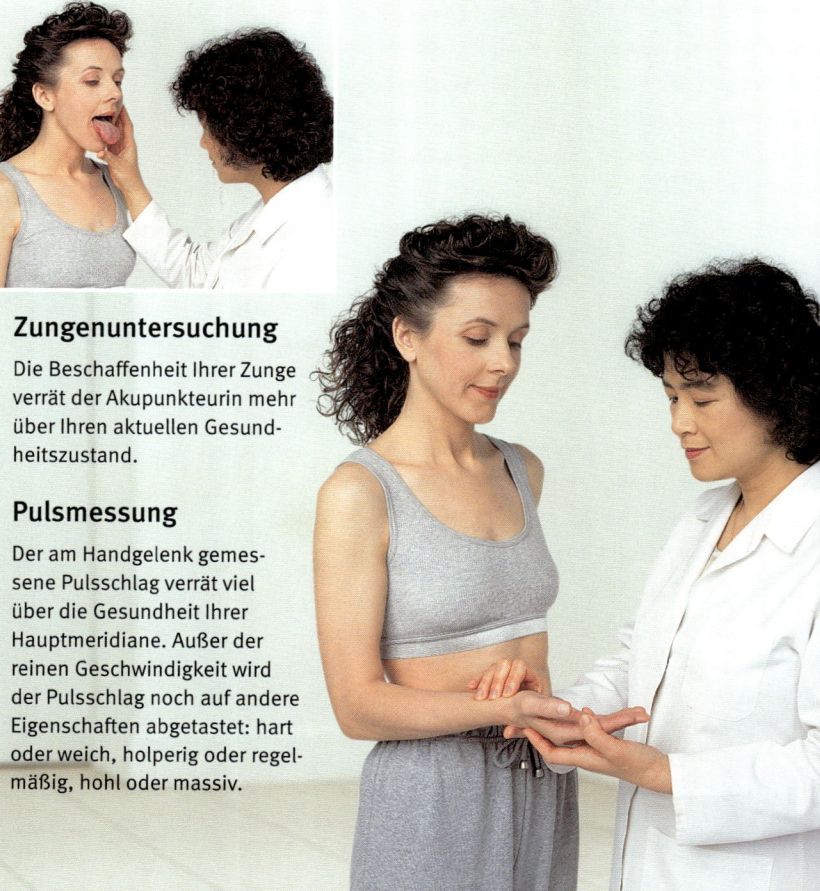

Beim Akupunkteur

Während Ihres ersten Besuchs bei einem Akupunkteur wird eine ausführliche Anamnese Ihrer bisherigen Symptome aufgenommen. Man fragt Sie auch nach Dingen wie Ihrer Reaktion auf Wetterveränderungen und nach Ihren Vorlieben bei Nahrungs- und Genussmitteln. Der Akupunkteur misst den Puls und untersucht Ihre Zunge und Ihren Teint, bevor er mit der Behandlung beginnt.

Zungenuntersuchung

Die Beschaffenheit Ihrer Zunge verrät der Akupunkteurin mehr über Ihren aktuellen Gesundheitszustand.

Pulsmessung

Der am Handgelenk gemessene Pulsschlag verrät viel über die Gesundheit Ihrer Hauptmeridiane. Außer der reinen Geschwindigkeit wird der Pulsschlag noch auf andere Eigenschaften abgetastet: hart oder weich, holperig oder regelmäßig, hohl oder massiv.

diese Verspannungen verursachen. Menschen mit chronischen Schmerzen und Verspannungen, die zu Ängsten neigen, profitieren sicher davon.

Beim Meditieren kann man seine Geisteskräfte sammeln und so konzentrieren, dass belastende Ängste und Sorgen in den Hintergrund treten. Herzschlag- und Atemfrequenz sinken ab. Durch Harmonisierung der Hirnströme können Alphawellen ausgelöst werden, die in Zuständen der Ruhe und Entspannung auftreten.

Wie meditiert man?

Es ist empfehlenswert, das Meditieren unter professioneller Anleitung zu erlernen. Suchen Sie einen Kurs oder eine Gruppe in Ihrer Nähe, wo Sie die Grundtechniken erlernen können; auch manche Arztpraxen bieten solche Kurse an. Oder wenden Sie sich an eine der Anlaufstellen auf S. 162.

Welche Art der Meditation sich für Sie am besten eignet, hängt von Ihrer Persönlichkeit und Ihren Vorlieben sowie dem Zustand Ihres Rückens ab. Für die aktiven Formen wie die dynamische Rajneesh-Meditation muss man bereit zu spontanen Bewegungen, variierenden Körperhaltungen, tiefer Atmung und Gesichtsverrenkungen sein. Bei periodisch wiederkehrenden haltungsbedingten Rückenschmerzen kann das Meditieren Ihnen zur notwendigen physischen und psychischen Entspannung verhelfen. Gegen akute Rückenschmerzen ist es aber nicht das beste Mittel. Zu den passi-

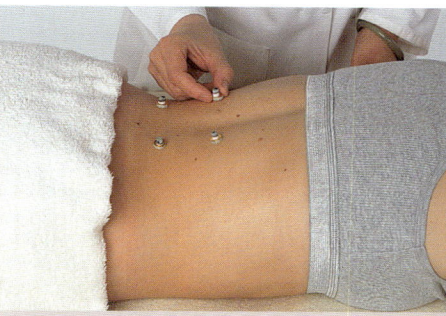

Die Behandlung

Sie liegen auf dem Bauch auf einer Liege, und die Akupunkteurin führt sterilisierte Akupunkturnadeln in bestimmte Körperpunkte ein. Das kann ganz schmerzlos ablaufen, oder Sie spüren kurz einen leichten Stich. Dann können Sie sich 15 Minuten ausruhen.

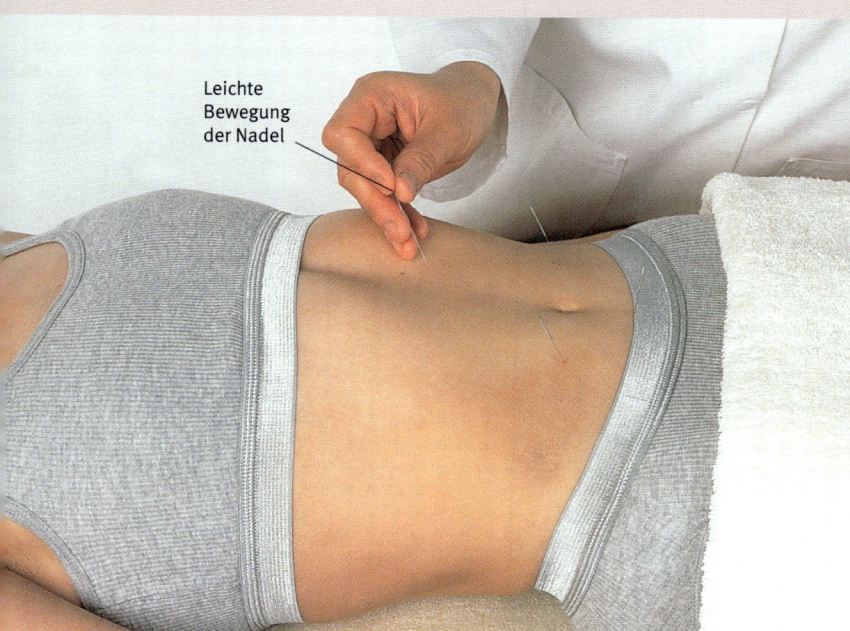

Leichte Bewegung der Nadel

Moxibustion

In die relevanten Akupunkturpunkte werden Nadeln eingeführt und darüber werden Beifußzigarren abgebrannt. Die Asche wird auf Karton aufgefangen. Alternativ hält die Akupunkteurin eine angezündete Moxa-Zigarre über den Akupunkturpunkt, um ihn zu erwärmen.

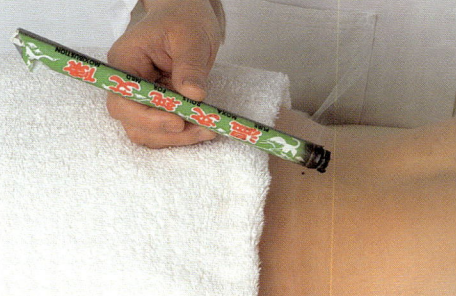

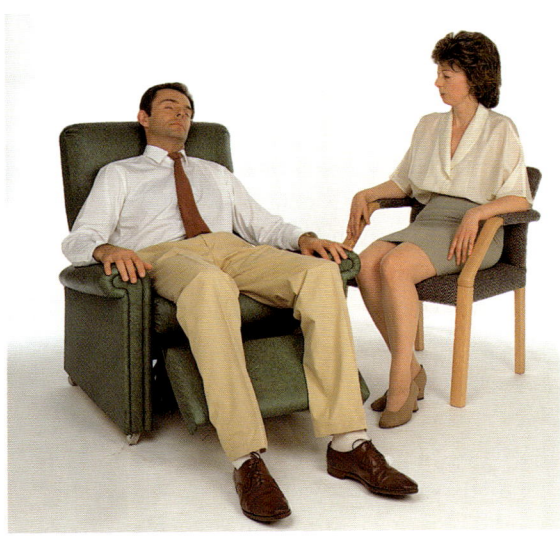

Hypnotherapie
Ein Hypnotiseur kann Ihnen Zugang zu Ihrem Unterbewusstsein verschaffen und Ihnen auf diese Weise zur Kontrolle über Ihr Schmerzempfinden verhelfen.

Nicht alle Betroffenen sprechen gleich gut auf die Hypnose an. Am besten reagieren diejenigen, die loslassen und anderen vertrauen können. Denn der Hypnotisierte muss die Gedanken des Hypnotiseurs auch annehmen. Alternativ sind auch verschiedene Formen von Selbsthypnose möglich.

Entspannung

Entspannungstechniken reduzieren die Schmerzen, indem sie Ihnen zu einer bewussteren Körperbeherrschung verhelfen. Sie werden sich der Verspannungen im Körper bewusst und können die betroffenen Muskeln lockern. Entspannung hat auch eine Wirkung auf das Wecksystem (s. S. 157).

veren Formen der Meditation gehören transzendentale, buddhistische und Yoga-Techniken. Zunächst schärfen Sie Ihr Bewusstsein durch die rhythmische Wiederholung eines bestimmten Wortes oder Klanges, des so genannten Mantras. Bei der buddhistischen und Yoga-Meditation stimmen Sie Ihren Atemrhythmus mit der Konzentration auf bestimmte Gegenstände ab.

Hypnotherapie

Mittels einer Hypnotherapie soll Ihr persönliches Schmerzempfinden beeinflusst werden. Unter Hypnose gibt man die Kontrolle über das Bewusstsein zeitweise auf, so dass unbewusste Gefühle und Erinnerungen zugänglich gemacht werden. Nach der Rückkehr aus der Hypnose ins Bewusstsein kann der Schmerz beträchtlich nachgelassen haben.

Einfache Meditation

Gehen Sie in ein ruhiges Zimmer ohne ablenkende Geräuschkulisse (etwa vom Fernseher oder Radio). Setzen Sie sich in einer Position hin, die Ihnen angenehm ist. Legen Sie sich ein gefaltetes Handtuch unter die Knie und ein Kissen unter den Kopf. Schließen Sie dann die Augen und entspannen Sie alle Muskeln. Machen Sie sich keine Sorgen über die Tiefe Ihrer Meditation – mit der Zeit und mit ein wenig Übung werden Sie sich völlig entspannen.

Elektromyografisches Feedback (EMG)

Dabei werden Sensoren an bestimmten Muskelgruppen angebracht (für gewöhnlich im Nacken- und Schulterbereich oder im Kreuz), die mit einem Gerät verbunden sind, das elektromyografische Signale (Klicken oder Licht) aussendet – je verspannter der Muskel, desto schneller das Signal. Die ersten Anwendungen erfolgen im Liegen, später können Sie den Apparat auch im Sitzen, Stehen oder Gehen verwenden.

Andere Entspannungsmethoden

Techniken wie autogenes Training, progressive Muskelentspannung und Meditation (*s. S. 161*) kann man von einem ausgebildeten Therapeuten oder auch von Trainingskassetten lernen. Autogenes Training ist eine Form der Selbsthypnose, bei der Sie bestimmte Phrasen mit Anweisungen über die zu entspannenden Körperteile (»Mein Arm wird schwer«) wiederholen, bis Sie diese quasi auf Kommando lockern können.

Bei der progressiven Muskelentspannung werden die Muskeln nacheinander kurz stark angespannt und dann wieder ganz entspannt. Der plötzliche Wechsel soll das Bewusstsein dafür schärfen, wie viel Anspannung in jedem Muskel vorhanden ist.

Wenn Sie schon monatelang starke Schmerzen haben, ist es besonders wichtig, sich der großen Anspannung in den Muskeln bewusst zu werden. Das EMG-Gerät bietet dabei eine gute Orientierung.

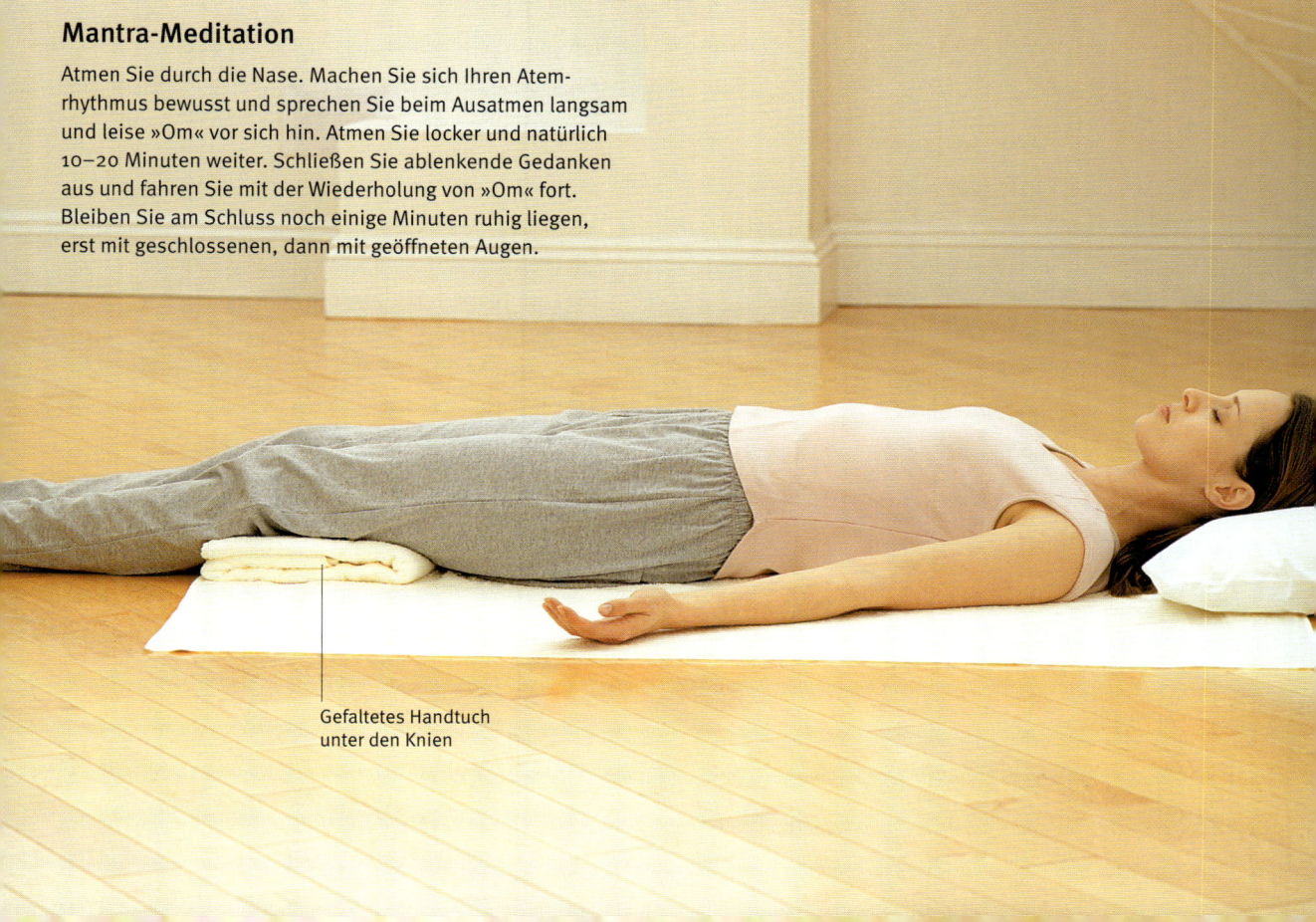

Mantra-Meditation

Atmen Sie durch die Nase. Machen Sie sich Ihren Atemrhythmus bewusst und sprechen Sie beim Ausatmen langsam und leise »Om« vor sich hin. Atmen Sie locker und natürlich 10–20 Minuten weiter. Schließen Sie ablenkende Gedanken aus und fahren Sie mit der Wiederholung von »Om« fort. Bleiben Sie am Schluss noch einige Minuten ruhig liegen, erst mit geschlossenen, dann mit geöffneten Augen.

Gefaltetes Handtuch
unter den Knien

Der Erfolg dieser Methoden hängt vom Ergebnis des ersten Versuchs ab. Wenn Sie beispielsweise tagelang vor Schmerzen nicht schlafen konnten und nach der Entspannungssitzung durchschlafen, werden vermutlich auch die weiteren Sitzungen erfolgreich sein. Man kann die Schmerzintensität vor und nach einer Entspannungssitzung schriftlich festhalten, um die Erfolge vor Augen zu haben.

Stimmungshelfer

Bestimmte psychische Grundstimmungen wie Depressionen und Angstzustände können die Schmerz-

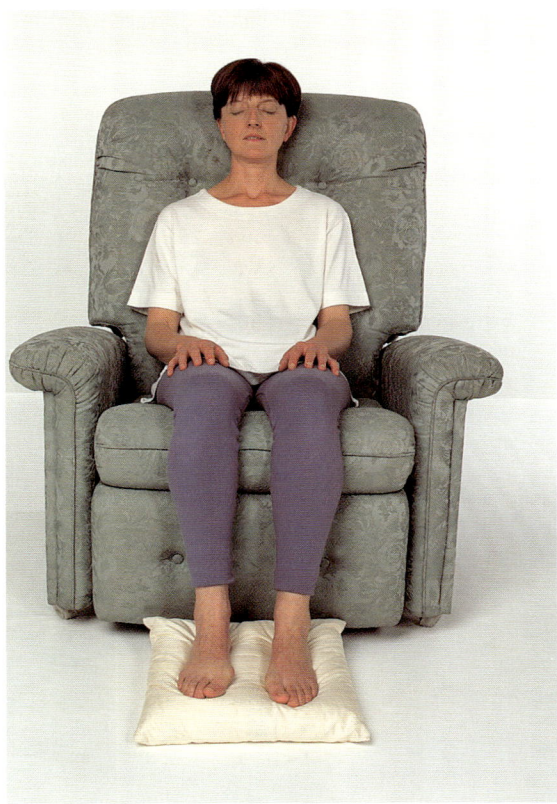

Entspannung
Lehnen Sie sich mit geradem Rücken bequem im Sessel zurück und stellen Sie Ihre Füße auf einem Kissen ab.

empfindlichkeit weiter steigern. Sie wurden häufig erst durch die chronischen Schmerzen ausgelöst, was rasch zu einem wahren Teufelskreis führt, gegen den einzuschreiten sich dringend empfiehlt.

Depressionen

Eine Depression bezeichnet mehr als ein einfaches Stimmungstief, sie bezieht auch physische Veränderungen mit ein. Wenn Sie mehrere der folgenden Symptome an sich feststellen, sollten Sie sich ärztlich untersuchen lassen:

- verminderter oder auffällig verstärkter Appetit und Gewichtsabnahme oder -zunahme
- auffällige Stimmungsschwankungen
- Lethargie und Lustlosigkeit
- Unfähigkeit, Freude zu empfinden
- Schlafstörungen.

Eine Möglichkeit zur Verhinderung von Depressionen ist die Konzentration auf die physischen Ursachen der Schmerzen, aber Ärzte und Therapeuten verschreiben dennoch häufig Antidepressiva. Meist werden so genannte »Trizyklika« verordnet. Deren Wirkung setzt eventuell erst nach zwei bis drei Wochen ein. Befolgen Sie die ärztlichen Anweisungen und brechen Sie die Einnahme nicht ab. Trizyklika sind nicht Sucht erzeugend, aber sie verursachen Schläfrigkeit. Selten kommt es zu Herzrasen, trockenem Mund, Problemen beim Wasserlassen oder eingeschränkter Sehfähigkeit.

Serotonin ist ein wichtiger Botenstoff im Gehirn, der bei Depressionen unterdrückt wird. Moderne Antidepressiva gleichen diese Serotoninverminderung und damit die Stimmung wieder aus. Vielen Patienten mit chronischen Nerven- oder Muskelschmerzen wird der Wirkstoff Amitryptilin in geringer Dosierung (25 mg) verschrieben, was nur etwa einem Sechstel der üblichen Antidepressivadosis entspricht. Es soll die Nervenbahnen direkt anregen, die für die Blockade der zentralen Schmerzübermittlung zuständig sind. Amitryptilin ist für Rückenpatienten besonders empfehlenswert, da es bei nächtlicher Einnahme den Nachtschlaf wesentlich erleichtern kann – ein weiterer wichtiger Faktor für die Bewältigung chronischer Schmerzen.

Angstzustände

Menschen mit chronischen Schmerzen leiden oft ohne ersichtliche Ursache unter Angstzuständen. Beruhigungsmittel wie Valium verschaffen Ihnen ein wenig Erleichterung. Diese Medikamente können aber nicht über einen langen Zeitraum eingenommen werden – sie sind Sucht erzeugend. Behalten Sie Ängste über Ihren Zustand nicht für sich, sondern sprechen Sie mit Ihrem Arzt darüber.

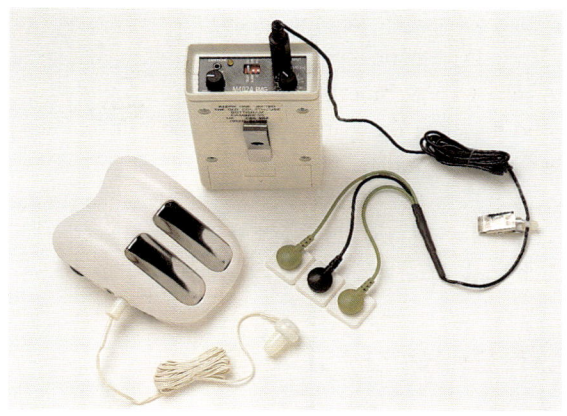

Tragbare Sensoren
Damit Sie Ihr elektromyografisches Feedback (EMG) bestimmen können, wo immer Sie gerade sind, gibt es kleine tragbare Geräte zum Ablesen der Muskeltätigkeit.

Biofeedback-Ausstattung

Sensoren an den Muskeln sind mit einem Gerät verbunden, das elektromyografische Signale über die Verspannung des betroffenen Muskels aussendet.

Interaktive Programme

Eine Elektrode, die am Finger angebracht wird, misst den Stresslevel in Ihrem Körper. Während Sie sich entspannen, empfängt der Computer so den Befehl, beruhigende Bilder zu zeigen, was zur Folge hat, dass Sie sich noch mehr entspannen.

Elektrode

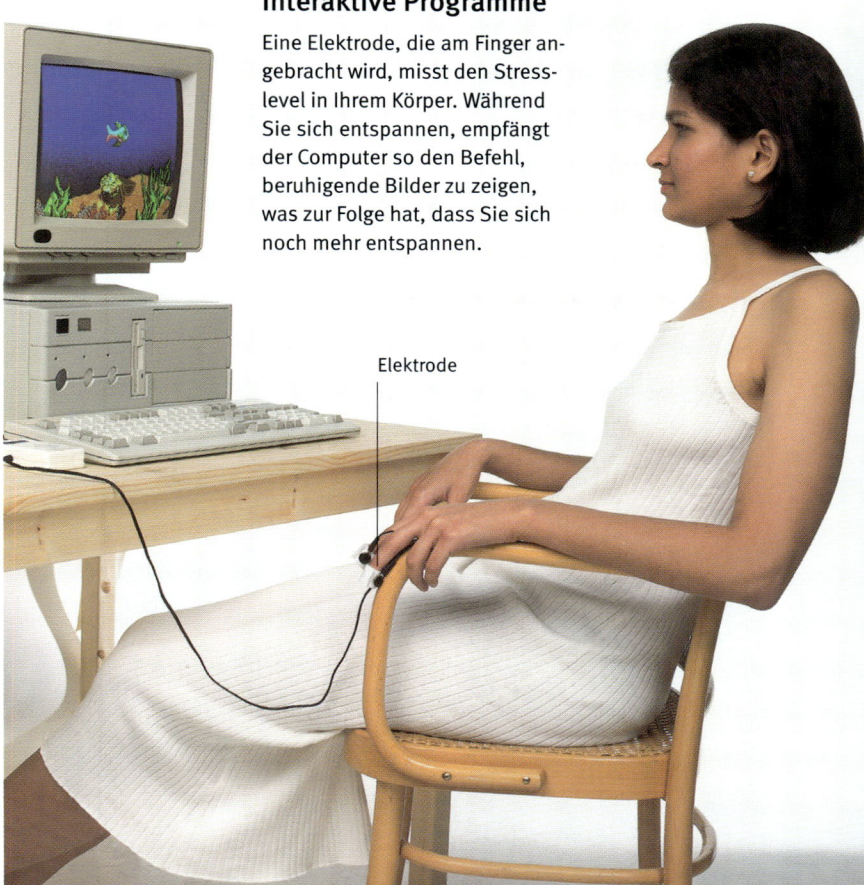

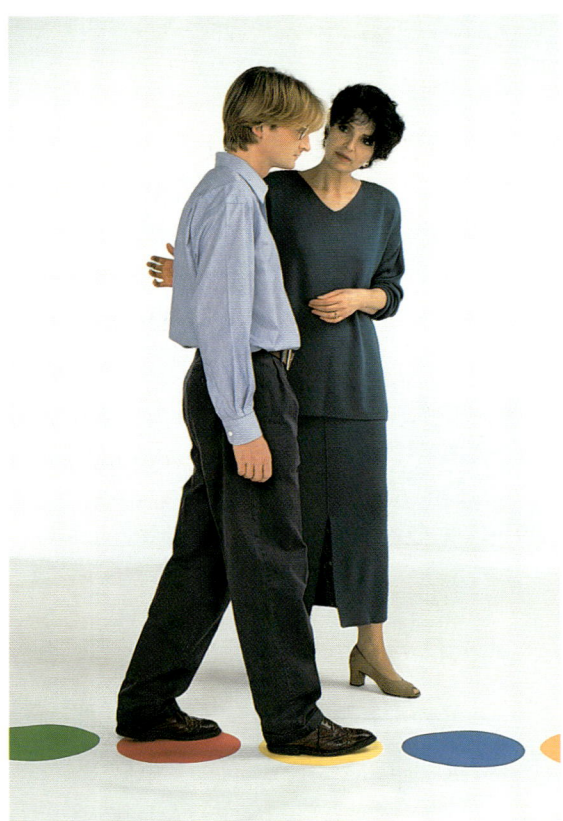

Neurolinguistische Programmierung (NLP)
Diese psychotherapeutische Technik kann die Reaktionen der Patienten auf ihre Schmerzen verändern und ihnen zu einer positiveren Herangehensweise verhelfen.

Manche Betroffene haben heftige Panikattacken – mit Symptomen wie Herzklopfen, Brustschmerzen, Kurzatmigkeit und Keuchen. Einige wenige entwickeln Phobien. Solche Zustände sind für die Patienten und ihre Familien extrem belastend. Manche Medikamente können diese Panikattacken blockieren oder verhindern.

Schmerzverhalten ändern

Betroffene, die nach unzähligen vergeblichen Behandlungsversuchen noch immer an chroni-

schen Schmerzen leiden, geraten leicht in einen wahren Teufelskreis aus Schmerzen, Verzweiflung und Passivität. In diesen Fällen ist eventuell eine kombinierte Therapie notwendig. Moderne Therapieverfahren wie TENS (s. S. 169) oder auch alternative Methoden wie Akupunktur sind auf jeden Fall einen Versuch wert. Morphine bekämpfen starke Schmerzen – mit nur geringen Nebenwirkungen und ohne Suchtgefahr.

Von Rehabilitationsmaßnahmen mit psychologischer Betreuung profitieren Menschen, die durch eingefahrene Schmerzverhalten behindert werden. Man fordert sie auf, sich auf funktionale Bilder zu konzentrieren – anstatt auf den Schmerz und seine Ursachen. Diese Umgewöhnung ist ein langsamer Prozess, den die Betroffenen in Gruppen und mit der Unterstützung von Psychologen, Schmerzspezialisten und Pflegepersonal durchleben. Hier werden erstaunliche Erfolge erzielt, durch die viele Patienten zu einem neuen Lebensgefühl finden.

Schlaflosigkeit überwinden

Mithilfe eines speziellen Reaktionstrainings können Menschen mit chronischen Rückenschmerzen ihre Schlaflosigkeit bekämpfen. Der Therapie zufolge sollte man das Problem direkt in Angriff nehmen, anstatt das Feld einfach dem Schmerz zu überlassen. Es sollen Gewohnheiten vermittelt werden, die einem normalen Schlafrhythmus förderlich sind:

● Legen Sie sich nur dann ins Bett, wenn Sie auch wirklich müde sind.

● Behalten Sie das Bett ausschließlich dem Schlafen (und Sex) vor.

● Wenn Sie nach 15 Minuten noch nicht eingeschlafen sind, stehen Sie auf und verlassen Sie das Schlafzimmer. Gehen Sie erst wieder ins Bett, wenn Sie müde sind.

- Stellen Sie Ihren Wecker immer auf dieselbe Zeit und stehen Sie dann auch auf jeden Fall auf.
- Schlafen Sie nicht tagsüber.
- Trinken Sie keinen Kaffee und schwarzen Tee.

Kognitive Verhaltenstherapie

Hier handelt es sich um eine praktische Therapie, die sich auf die Gegenwart konzentriert und den Patienten von Gedanken an seine Vergangenheit abbringen möchte. Der Therapeut sucht mit dem Patienten gemeinsam nach negativen Denkmustern und irrationalen Ängsten und arbeitet mit ihm daran, diese Muster zu durchbrechen. Das Hauptgewicht liegt auf Schmerzbewältigungsstrategien für die Gegenwart. Sie sollen lernen, Ihre Grenzen anzuerkennen und konstruktiv innerhalb dieser Grenzen an Ihrem Lebensgefühl zu arbeiten.

Neurostimulation

Viele Schmerzkliniken bieten diese Technik zur Bekämpfung von akuten und chronischen Schmerzen an. Die elektrische Stimulation lindert die Schmerzen zumindest teilweise durch eine Reizung der großen Nervenfasern, die die Schmerzbotschaft der C-Fasern unterbrechen (s. S. 156). Sie regt die Produktion der körpereigenen schmerzstillenden Hormone an, die in der Gehirn-Rückenmarksflüssigkeit enthalten sind, die die Nerven im Wirbelkanal umgibt.

Transkutane Nervenstimulation

Über Elektroden, die auf der Haut angebracht werden, werden elektrische Impulse durch den Körper geschickt. Geschwindigkeit und Stärke der Impulse lassen sich je nach Art der Schmerzen variieren. Sie können diese Methode zu Hause anwenden. Die Elektroden dürfen aber nicht in direkter Nähe der Carotisarterie am Hals angebracht werden.

Die Anwendung

Die elektrischen Impulse, die über die am Rücken angebrachten Sensoren geschickt werden, können Sie selbst regulieren. TENS lässt sich im Sitzen, Stehen oder Gehen anwenden.

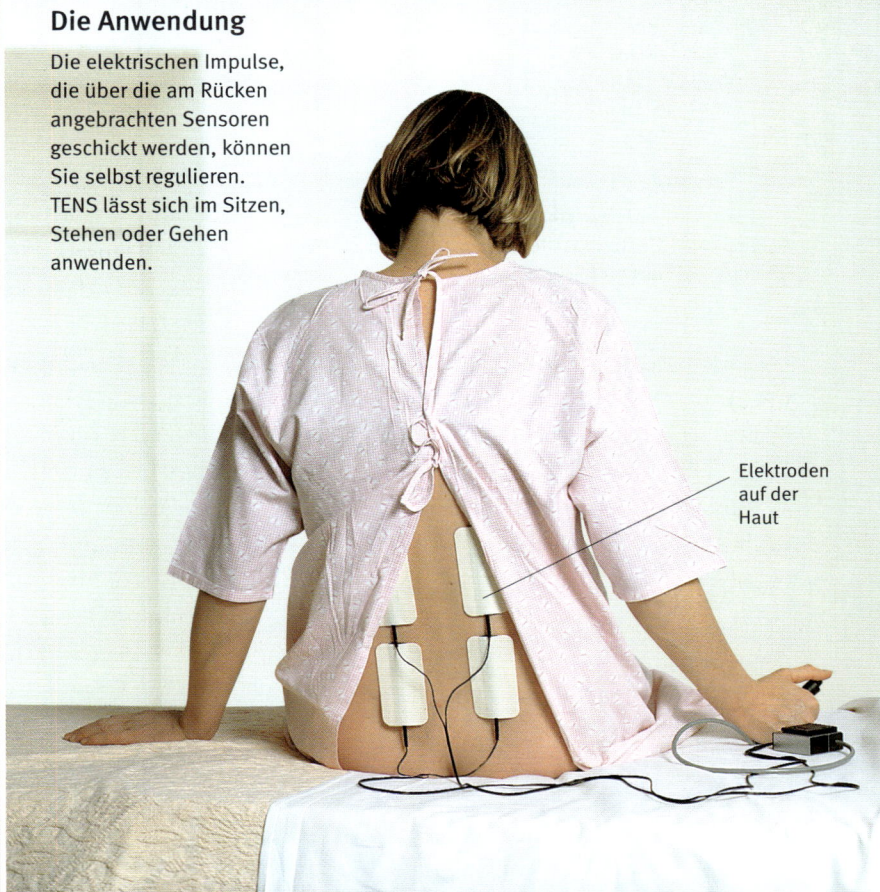

Elektroden auf der Haut

Implantierte Stimulatoren

Elektroden, die über Kabel mit einem Mini-Generator verbunden sind, werden in den Wirbelkanal eingepflanzt. Hier sieht man, wo die Elektroden gegen Nervenschmerzen in den Beinen oder gegen Schmerzen des sympathischen Nervensystems angebracht werden. Bei Armschmerzen sitzen die Elektroden im Nacken.

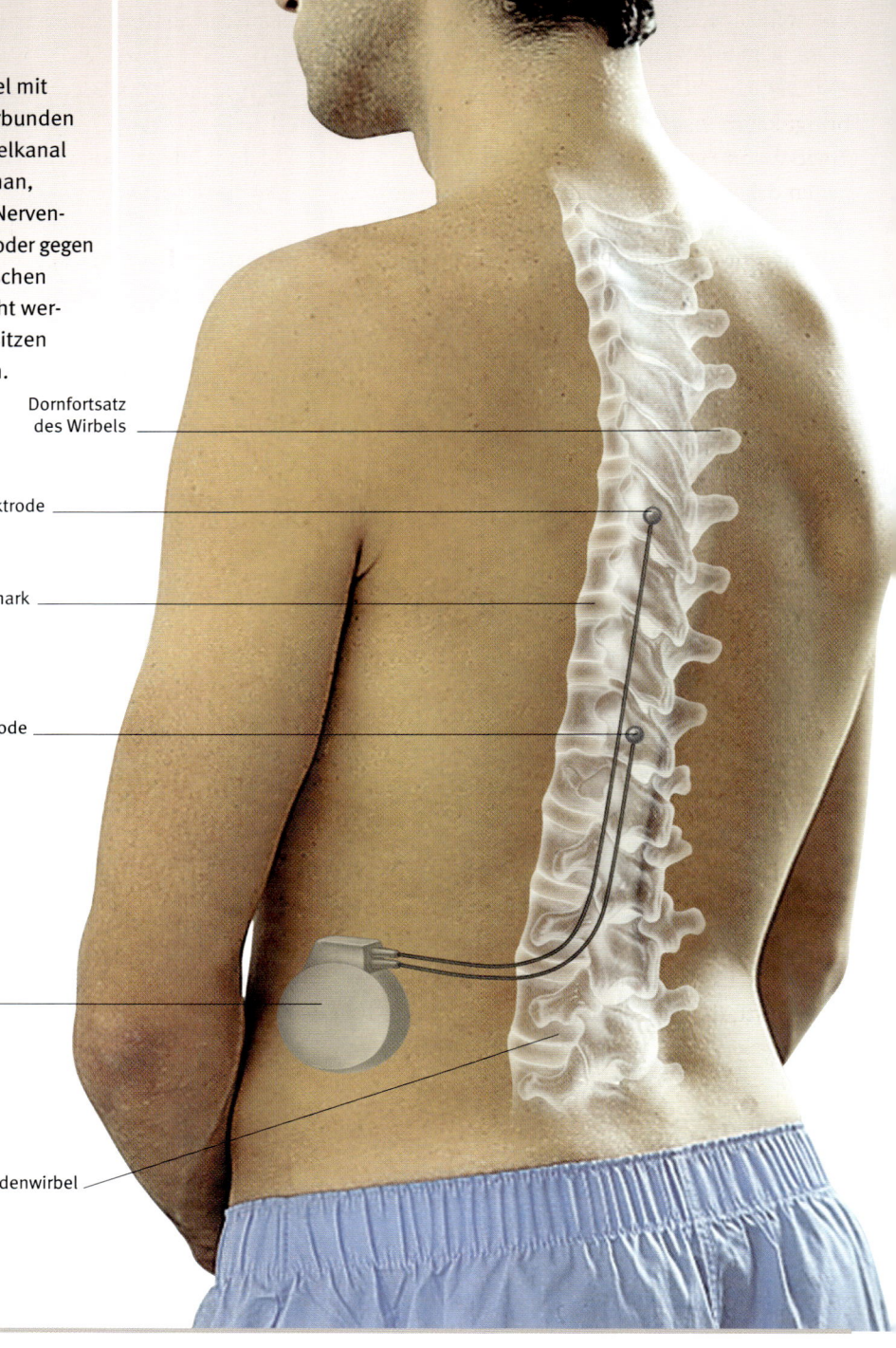

Dornfortsatz des Wirbels

Elektrode

Rückenmark

Elektrode

Steuerung des subkutanen Generators durch einen kleinen Sender knapp über der Haut

Lendenwirbel

Transkutane elektrische Nervenstimulation (TENS)

Diese Methode ist die am weitesten verbreitete Technik der elektrischen Nervenstimulation. Sie bringt kaum Risiken mit sich (wenn auch bei Trägern von Herzschrittmachern und in den ersten drei Schwangerschaftsmonaten Vorsicht geboten ist).

Ungefähr 50% aller Patienten erfahren eine schmerzlindernde Wirkung durch TENS. Teilweise hält sie nicht sehr lange an, doch kann die Anwendung auch langfristig wiederholt werden. Ein Vorteil von TENS ist der geringere Bedarf an Schmerz- und Betäubungsmitteln. Solche Medikamente mögen anfangs recht effektiv sein, aber bei Langzeitanwendung unterdrücken sie die Fähigkeit des Körpers, Endorphine und Encephaline zu produzieren.

Implantierte Neurostimulatoren

Wenn die Schmerzen sehr stark sind, lassen die Nerven sich wirksam durch einen ins Rückenmark implantierten Neurostimulator anregen. Diese Methode wird seltener als TENS angewendet und beschränkt sich auf Fälle, in denen eine operative Therapie versagt hat. Besonders Patienten mit irreparablen Nervenschäden profitieren davon.

Das Implantat stillt nicht alle Schmerzen – örtlich konzentrierte Schmerzen sind immer noch zu spüren. Es wirkt, indem es die großen Nervenfasern reizt, die das Schmerztor schließen (s.S. 156). Ein weiterer Vorteil besteht darin, dass es die Durchblutung eines bis dahin schmerzenden Körperteils anregt, indem es die Gefäße erweitert. Das ist besonders wirksam gegen diffus brennende Schmerzen, die bei Schädigung des sympathischen Nervensystems auftreten. Ein Implantat kann auf diese Weise sogar Geschwüre heilen, die aufgrund von schlechter Durchblutung entstanden sind.

Wer mit einem Implantat weiterhin Narkotika einnimmt, spürt zwar häufig noch die elektrischen Impulse, aber keine schmerzlindernde Wirkung. In diesem Fall werden Nahrungsergänzungen und Antidepressiva verordnet, deren Einnahme die Produktion der körpereigenen schmerzstillenden Hormone anregt.

Andere Implantate

Immer häufiger werden nach fehlgeschlagenen Operationen auch andere Wirbelsäulenimplantate zur Behandlung eingesetzt. Dazu gehören Epiduralkatheter, über die eine ständige Infusion örtlicher Betäubungsmittel verabreicht wird. In einigen Kliniken werden die Katheter mittlerweile für eine Dauer von 120 Tagen implantiert, und die Patienten können mit dem Gerät im Körper sogar nach Hause fahren.

Auch Opiate lassen sich durch so ein Kathetersystem unter der Haut verabreichen – in weit geringeren Dosen als bei oraler Verabreichung. Das ist mit geringeren Nebenwirkungen und einer minimalen Suchtgefahr verbunden. Bei unkontrollierbar starken Schmerzen stellen diese Implantate eine mögliche Langzeitlösung dar.

Gehirnstimulation

Einer Minderheit aller Schmerzpatienten mit extrem starken und weit ausstrahlenden Schmerzsymptomen wird eine Reizelektrode direkt ins Gehirn implantiert. Die Elektrode scheint die Produktion von Endorphinen und Encephalinen anzuregen. Da dabei ein geringes Risiko besteht, das Gehirn zu schädigen, wird diese Operation allerdings nur in Ausnahmefällen vorgenommen.

Derzeit wird auch nach einem Implantat geforscht, das sich je nach Hormongehalt im Blut selbsttätig ein- und ausschaltet und so direkt auf die Bedürfnisse des Körpers reagiert.

Nützliche Adressen

DEUTSCHLAND

Aktion Gesunder Rücken e.V. (AGR)
Postfach 103
27443 Selsingen
Tel.: (07 00) 247 11 111
Fax: (07 00) 247 22 222
www.agr-ev.de
E-Mail: info@agr-ev.de

Bundesarbeitsgemein-schaft für Haltungs- und Bewegungsförderung e.V.
Friedrichstr. 14
65185 Wiesbaden
Tel.: (06 11) 37 42 09
Fax: (06 11) 91 00 706
www.bag-
haltungundbewegung.de
E-Mail:
BAGGesund@aol.com

Bundesverband der deutschen Rückenschulen e.V.
Postfach 1124
30011 Hannover
Tel.: (05 11) 350 27 30
Fax: (05 11) 350 58 66
www.bdr-ev.de
E-Mail: info@bdr-ev.de

Forum: Gesunder Rücken – besser leben e.V.
Postfach 3564
65025 Wiesbaden
Tel.: (06 11) 589 38 36
Fax: (06 11) 589 38 32
www.forum-ruecken.de
info@forum-ruecken.de

Deutsche Gesellschaft für Orthopädie und Orthopädische Chirurgie e.V.
Sektion Wirbelsäule
Orthopädische
Universitätsklinik
Friedrichsheim
Marienburgstr. 2
60528 Frankfurt am Main
Tel.: (069) 6705-377
Fax: (069) 6705-367
www.dgooc.de
E-Mail: dgooc-frankfurt@
t-online.de

Deutscher Verband für Physiotherapie Zentralverband der Physiotherapeuten (ZVK) e.V.
Deutzer Freiheit 72–74
50679 Köln
Tel.: (02 21) 98 10 27-0
Fax: (02 21) 98 10 27-25
www.zvk.org
E-Mail: info@zvk.org

Berufsverband der Fach-ärzte für Orthopädie e.V.
Bismarckstr. 63
12169 Berlin
Tel.: (030) 797 444 44
Fax: (030) 797 444 45
www.bvonet.de
E-Mail: bvo@bvonet.de

Bundesselbsthilfever-band für Osteoporose e.V.
Kirchfeldstr. 149
40215 Düsseldorf
Tel.: (02 11) 31 91 65
Fax: (02 11) 33 22 02
www.bfo-aktuell.de
E-mail: info@bfo-
aktuell.de

Deutsche Vereinigung Morbus Bechterew e.V.
Metzgergasse 16
97421 Schweinfurt
Tel.: (0 97 21) 2 20 33
Fax: (0 97 21) 2 29 55
www.bechterew.de
E-Mail:
DVMB@Bechterew.de

McKenzie Institut Deutschland e.V.
St. Magnusstr. 2
87672 Roßhaupten
Tel.: (0 83 67) 12 99
Fax: (0 83 67) 12 98
www.mckenzie.de
E-Mail: kontakt@
mckenzie.de

Deutsche Schmerzhilfe e.V.
Woldsenweg 3
20249 Hamburg
Tel.: (040) 46 56 46
www.schmerzhilfe.org

**Geschäftstelle für Servicefragen:
Deutsche Schmerzhilfe e.V.** Hamburg
Sietwende 20
21720 Grünendeich
Tel.: (0 41 42) 81 04 34
Fax: (0 41 42) 81 04 35
E-Mail: geschaeftsstelle@
schmerzhilfe.org

ÖSTERREICH

Berufsverband Österreichischer Fachärzte für Physikalische Medizin und Rehabilitation
Postfach 664
A–1210 Wien
Tel.: (01) 272 30 25
Fax: (01) 272 30 23
www.boepmr.at
E-Mail: office@boepmr.at

Österreichische Gesellschaft für Kontrollierte Akupunktur (OGKA)
Kreuzgasse 21
A–8010 Graz
Tel.: (03 16) 37 40 50
www.ogka.at
E-Mail: office@ogka.at

SCHWEIZ

BGB Schweiz Berufsverband für Gymnastik und Bewegung Schweiz
Vogelsangstr. 13 a
CH–5412 Gebenstorf
Tel.: (056) 223 23 71
Fax: (056) 223 23 81
www.bgb-schweiz.ch
E-Mail: info@bgb-schweiz.ch

Schweizerische Gemeinschaft für erweiterte Physiotherapie
Tessinstr. 15
CH–4054 Basel
Tel.: (061) 302 23 69
Fax: (061) 302 23 31
www.sgep.ch
E-Mail: info@sgep.ch

Register

Dank

Dank des Autors

Aufrichtigen Dank schulde ich meinen Kollegen am British Institute of Musculoskeletal Medicine und bei der Physical Medicine Research Foundation für die zahlreichen interessanten und produktiven Gespräche und Treffen in den vergangenen Jahren zum Thema Rückenbeschwerden. Dank auch an die vielen Wissenschaftler in aller Welt, die jeder auf seine Weise dazu beitragen, dass wir die Probleme immer besser verstehen. Besonderen Dank an Dr. Simon Blease und Dr. David Kay, die mir Röntgenaufnahmen zur Verfügung gestellt haben, und an Professor Ian Swain für seinen Beitrag zum Moiré-Effekt. Herzlichen Dank an meine Sekretärin Emma Dodd und an mein ganzes Team für die Hilfe bei diesem Buch.

Dank des Verlages

Der Verlag möchte folgenden Personen danken: Dr. David Lenrow von der Rehabilitationsabteilung der University of Pennsylvania für seine Beratung, Carla Masson für das Korrektorat, Hilary Bird für das Register, Mark Cavanagh für seine gestalterische Hilfe beim Layout und Cathy Meeus für die Nutzung ihres Gartens

Modelle: Christopher James, Sarah Cookson, Amanda Grant, Elizabeth Howells, David Doma.

Make-up: Susie Kennett und Louise Heywood.

Illustrationen: Philip Wilson, Simon Roulstone, John Woodcock and Nick Hall.

Ausstattung: Keith Chittock, Huntleigh Akron, 1 Farthing Rd, Ipswich, Suffolk IP1 5AP Michael Calver at The Back Shop, 14 New Cavendish St, London W1M 7LJ.

Bildnachweis

Bildrechte: Anna Bedewell
Bildarchiv: Claire Bowers, Romaine Werblow.

Der Verlag dankt für die freundliche Genehmigung zum Abdruck von Fotografien:
S. 54: Institute of Orthopaedics UCL (o.). Science Photo Library/Zephyr (u.). S. 58: Institut of Orthopaedics UCL (r.). S. 78: Science Photo Library/Sovereign, ISM (l.). S. 79: Medical Physics Dept. Salisbury, UK (u.). S. 79: Dietrich Graf von Schweinitz
Alle anderen Abbildungen © Dorling Kindersley
Weitere Informationen: www.dkimages.com